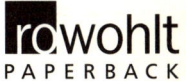

Dr. Gisela Krause-Fabricius
Gisela Südbeck

HANDBUCH
FRAUEN-
GESUNDHEIT

Wohlbefinden und richtige Ernährung
in allen Lebensphasen

Rowohlt Taschenbuch Verlag

Wichtiger Hinweis

Die Ratschläge in diesem Buch sind zwar nach bestem Wissen und Gewissen sorgfältig erwogen und geprüft worden, die Informationen und Ratschläge stellen jedoch keinen Ersatz für die medizinische Betreuung dar. Eine Haftung für den Eintritt des Erfolges oder eine Haftung für Personen-, Sach- oder Vermögensschäden, die sich aus dem Gebrauch oder Missbrauch der in diesem Buch dargestellten Methoden oder sonstigen Hinweise ergibt, ist für den Verlag, Autor und/oder deren Beauftragte ausgeschlossen.

Originalausgabe
Veröffentlicht im Rowohlt Taschenbuch Verlag,
Reinbek bei Hamburg, September 2004
Copyright © 2004 by Rowohlt Verlag GmbH,
Reinbek bei Hamburg
Lektorat Martina Behrens
Umschlaggestaltung ZERO Werbeagentur/München
(Foto: Francis G. Mayer/Corbis)
Satz Minion PostScript, QuarkXPress,
bei KCS GmbH, Buchholz/Hamburg
Druck und Bindung Druckerei C. H. Beck, Nördlingen
Printed in Germany
ISBN 3 499 61671 8

Inhalt

Teil 2:
Die einzelnen Lebensphasen

Teil 3:
Beschwerden, Krankheiten
und deren Vermeidung

**Teil 4:
Riskante Lebensstilfaktoren**

Anhang

Einleitung

Ein Frauenleben ist geprägt von immer wiederkehrenden Hormonschwankungen, die dazu beitragen, dass sich Männer und Frauen sowohl im körperlichen als auch im seelischen Bereich stark voneinander unterscheiden. Eine erfolgreiche Frauenmedizin wird es daher ohne Berücksichtigung des Hormonhaushaltes und dessen Einfluss auf den weiblichen Stoffwechsel nicht geben können. Das gilt für *alle* medizinischen Bereiche, von Autoimmunerkrankungen bis zur Zuckerkrankheit. Darin eingeschlossen sind natürlich auch Erkrankungen der weiblichen Fortpflanzungsorgane. Alle übrigen Körperteile verlangen zudem eigene Beachtung. Engagierte Ärzte und besonders Ärztinnen fordern deshalb ein Umdenken und eine Neuorientierung in der heute noch männerdominierten Medizin sowie eine gründliche Aufklärung der Frauen über Krankheitsrisiken und ihre ganz spezifischen, «weiblichen» Symptome. Gleichzeitig sollten Präventionsmaßnahmen gezielt auf Frauen abgestimmt werden. Diese haben zwar ein deutlich größeres Gesundheitsbewusstsein als Männer, beziehen aber einige Risiken, Krankheiten und deren Symptome nur selten auf sich selbst.

Genau hierin sehen wir das Ziel unseres Buches: Es soll Frauen helfen, sich und ihren Körper kennen zu lernen, durch gezielte Maßnahmen wie Ernährung und Verhalten Krankheiten gar nicht erst entstehen zu lassen und Symptome frühzeitig deuten zu können.

Wir schließen uns der Definition der Weltgesundheitsorganisation (WHO) an, die sagt:

Gesundheit ist nicht nur Abwesenheit von Krankheit und Gebrechen, sondern ein Zustand vollkommenen körperlichen, geistigen und sozialen Wohlbefindens.

TEIL 1:
FRAUENGESUNDHEIT

Der kleine Unterschied, größer als gedacht?

Das Geschlecht eines Menschen wird mit dem Zeitpunkt der Zeugung festgelegt; nämlich dann, wenn das männliche Spermium die weibliche Eizelle trifft und die beiden miteinander zu einer einzigen Zelle, der Zygote, verschmelzen. Jede Samen- oder Eizelle hat 22 Chromosomen, auf denen das Erbgut in den Genen festgelegt ist. Außerdem besitzt jede von ihnen die Geschlechtschromosomen. Weibliche Eizellen haben nur X-Chromosomen, während die männlichen Samen entweder ein X- *oder* ein Y-Chromosom enthalten. Je nachdem, ob die Samenzelle, die die Eizelle trifft, ein X oder ein Y besitzt, entsteht aus der befruchteten Eizelle ein Junge (XY) oder ein Mädchen (XX).

Bei jedem Geschlechtsverkehr werden mindestens 40 Millionen Spermien auf einen beschwerlichen Weg gebracht, von denen bei einer Befruchtung aber nur eine einzige in die mütterliche Eizelle dringt. Beide vereinigen sich zu einer gemeinsame Zelle (Zygote). Diese teilt sich bereits nach kurzer Zeit zum ersten Male, und damit sind zwei identische Tochterzellen entstanden. Je zur Hälfte enthalten sie die väterlichen und mütterlichen Chromosome sowie die Geschlechtschromosomen XX oder XY. Diese beiden Zellen teilen sich etwa alle 2 Stunden weiter und wandern gleichzeitig in die Gebärmutter.

Bis zum 43. Tag verläuft die Entwicklung beider Geschlechter identisch, dann werden die geschlechtsbestimmenden Gene des Y-Chromosoms aktiv: die SRY Gene (sex determinierende Region auf dem Y-Chromosom) sorgen mit Hilfe des TDF (testis determinating factor) für die Entwicklung des männlichen Embryos. Es bilden sich die Hoden, die im weiteren Verlauf der Entwicklung die männlichen Geschlechtshormone (Androgene, besonders Testosteron) und Inhibin produzieren. Allein durch diese Hormone bilden sich die äußeren und inneren Genitalien des Jungen, während gleichzeitig die Entwicklung der weiblichen Geschlechtsorgane unterdrückt wird. Der Höhepunkt der fetalen Testosteronsynthese liegt in der 17.–18. Schwangerschaftswoche: Es können Konzentrationen erreicht werden, die denen in der Pubertät oder während des Erwachsenseins entsprechen.

Die Entwicklung der weiblichen Geschlechtsorgane vollzieht sich etwas langsamer und läuft ohne hormonellen Einfluss ab. Sie wird sozusagen durch sich selbst gesteuert. Ab dem 65. Tag etwa lassen sich die Eierstöcke erkennen, ab dem 67. sind Klitoris, große und kleine Schamlippen sichtbar. Erst jetzt bilden sich ebenfalls Hormone: Die Eierstöcke produzieren Östrogene und Progesteron sowie in kleinen Mengen Testosteron.

In der 29. Woche haben sich beim weiblichen Fötus die Primärfollikel ausgebildet. Bereits im 7. Schwangerschaftsmonat ist die maximale Zahl an Eizellen ausgebildet, die jemals im Leben einer Frau vorhanden sein werden. Allerdings geht ein Großteil davon wieder zugrunde, sodass bei der Geburt die beiden Ovarien etwa 1–2 Millionen primäre Ovozyten enthalten, von denen wiederum ein großer Teil bis zur Pubertät verschwinden wird. Mit Beginn der Geschlechtsreife sind noch etwa 400 000 bis 500 000 Eizellen in den Eierstöcken vorhanden. Zur vollen Ausreifung kommen etwa 400–500 Ovozyten im Laufe des Lebens.

Bei beiden Geschlechtern «ruht» die weitere Geschlechtsentwicklung von der Geburt bis zum Einsetzen der Pubertät. Von diesem Zeitpunkt an bis zu den Wechseljahren ist das Leben einer Frau viel mehr von den Geschlechtshormonen bestimmt als das eines Mannes.

Hormone – Winzlinge mit überragender Wirkung

Vom Beginn der Pubertät bis zu den Wechseljahren unterliegen wir dem Einfluss der Geschlechtshormone, aber auch andere Hormone spielen in unserem Leben eine wichtige Rolle. Was sind Hormone, und was bewirken sie?

Hormone (aus dem Griechischen horman: erregen, antreiben) sind chemische Botenstoffe, die es ermöglichen, dass auch weit auseinander liegende Organe und Gewebe miteinander korrespondieren können.

Die Oberaufsicht über die Bildung der Hormone hat der Hypothalamus (Teil des Zwischenhirns), wo alle Informationen aus der Außenwelt und dem Innern des Körpers wie Reize, Sinneseindrücke, Gefühle und Gedanken ebenso wie Wärme- und Kälteempfindungen, Versorgungsmängel usw. zusammenlaufen. Der Hypothalamus gibt an die Hirnanhangsdrüse (Hypophyse) Signale, je nach Bedarf bestimmte Hormone zu bilden. Diese gelangen mit dem Blutstrom zu so genannten Zielorganen, z. B. der Schilddrüse, und veranlassen dort die Bildung der organspezifischen Hormone wie in diesem Beispiel der Schilddrüsenhormone. Ihr Zielorgan finden die Hormone durch das so genannte Schlüssel-Schlüsselloch-Prinzip: Die Zielorgane besitzen an ihrer Oberfläche Rezeptoren mit ganz speziellen Strukturen. Diese erkennen «ihre» Hormone, denn der Rezeptor und «sein» Hormon passen zusammen, wie ein Schlüssel ins Schlüsselloch. Erst wenn das Hormon seinen Rezeptor gefunden hat, der Schlüssel also im Schloss steckt, kann das Hormon aktiv werden. Sind alle Rezeptoren durch die passenden Hormone besetzt, benötigt das Organ keine weiteren mehr, und die überzähligen Hormone bleiben im Blut. Übersteigt diese Blutkonzentration eine bestimmte Schwelle, bedeutet dieses für den Hypothalamus, dass die Produktion des Hormons (vorübergehend) eingestellt wird. Dieser Rückkopplungsmechanismus (Feedback) ist für den Körper von großer Bedeutung, denn schon kleinste Schwankungen in der Hormonkonzentration können zu schwerwiegenden Folgen für den Menschen führen, wie z. B. eine Über- oder Unterfunktion der Schilddrüse. Die Hormonproduktion unterliegt allerdings auch einem normalen, periodischen Wechsel. Sie kann von der Tages- oder Jahreszeit abhängig sein, wie z. B. beim Melatonin, das durch die Hell-Dunkel-Phasen beeinflusst wird. Andere, wie die Hormone Adrenalin und Noradrenalin, werden bei Stress vermehrt ausgeschüttet und versetzen Nerven und Gehirn in Alarmbereitschaft. Endorphine (natürliches Opium) werden bei Schmerzen gebildet und entfalten ihre schmerzstillenden und sogar euphorisierenden Effekte besonders im Gehirn. Kalzitonin und Parathormon regulieren den Knochenauf- und -abbau.

Ganz besonders die weiblichen Geschlechtshormone sind zyklischen Schwankungen unterworfen, während die männliche Hormonproduktion azyklisch verläuft. Dabei produzieren der männliche und der weibliche Organismus die gleichen Sexualhormone, die deshalb als geschlechtsunspezifisch bezeichnet werden. Erst wenn sie ihr Zielorgan, nämlich Hoden oder Eierstöcke, erreicht haben, entwickeln sie unterschiedliche Wirkungen. Initiator für die Bildung ist wieder der Hypothalamus, der über das GnRH (Gonadotropin Releasing Hormon) an die Hypophyse den Impuls gibt, das luteinisierende Hormon (LH) sowie das follikelstimulierende Hormon (FSH) auszuschütten. Beide fasst man unter dem Namen Gonadotropine zusammen, weil ihr Zielorgan die Keimdrüsen (Gonaden) sind.

Unter dem Einfluss dieser Hormone bilden die Hoden bzw. Eierstöcke ihrerseits Hormone, nämlich Androgene (besonders Testosteron*), Östrogene (besonders Östradiol*) und Gestagene (besonders Progesteron). Auch diese Hormone bilden *beide* Geschlechter, allerdings ist die Konzentration bei Mann und Frau unterschiedlich: Die Hoden bilden vornehmlich Androgene, die als männliche Hormone bezeichnet werden, während die Eierstöcke hauptsächlich Östrogene und Gestagene bilden, die daher als weibliche Hormone gelten.

Auch Prolaktin wird von beiden Geschlechtern gebildet. Bei der Frau bewirkt es, dass im Falle einer Schwangerschaft die Brustdrüsen wachsen und Milch produziert wird. Beim Mann wirkt Prolaktin vermutlich auf die Fruchtbarkeit.

Das periodische Auf und Ab dieser Hormone bestimmt von der Pu-

---

* Es gibt viele verschiedene Androgene und Östrogene. Wir werden uns im Folgenden auf die Begriffe Östrogene und Gestagene als Sammelbegriff für die weiblichen Geschlechtshormone beschränken und für die männlichen Testosteron verwenden, wie es im deutschen Sprachgebrauch üblich ist.

bertät bis zu den Wechseljahren das Leben einer Frau, deren Organismus sich in dieser Zeitspanne allmonatlich auf eine Schwangerschaft vorbereitet und jedes Mal aufs Neue optimale Bedingungen dafür schafft. Hat keine Befruchtung stattgefunden, wird das unbefruchtete Ei möglichst schnell entsorgt, um Platz und Gelegenheit für eine spätere Befruchtung zu machen. Dieser Monatszyklus verläuft in 4 hormonell gesteuerten Phasen:

1. Mit dem ersten Tag der Monatsblutung beginnt der Zyklus. Die oberste Schicht der Gebärmutterschleimhaut wird abgestoßen. Dabei zieht sich die Gebärmutter manchmal krampfartig zusammen, was zu Unterleibsschmerzen führen kann. Gleichzeitig wird von der Hypophyse FSH gebildet, das die Follikel in den Eierstöcken reifen lässt.

2. Die Follikel bilden Östrogen, dessen Konzentration bis zur Mitte des Zyklus stetig ansteigt. Es bewirkt, dass die Schleimhaut der Gebärmutter wieder aufgebaut wird. Der Anstieg der Östrogenkonzentration gibt dem Hypothalamus den Impuls, die FSH-Produktion in der Hypophyse zu drosseln und stattdessen LH herzustellen.

3. Die LH-Konzentration erreicht um die Zyklusmitte ihren Höhepunkt und bewirkt den Eisprung. Gleichzeitig wird Progesteron im Gelbkörper des Eierstocks gebildet, das sowohl dort als auch im Hypothalamus wirksam wird: In den Eierstöcken stoppt es die Reifung weiterer befruchtungsfähiger Eier, für den Hypothalamus bedeutet Progesteron, die Hormonproduktion zu drosseln.

4. Hat keine Befruchtung stattgefunden, bildet sich der Gelbkörper zurück und stoppt damit die Bildung von Progesteron. Die Gebärmutterschleimhaut wird mit der Regelblutung abgestoßen. Jetzt haben Östrogen- und Progesteronspiegel ihr Minimum erreicht: Signal für den Hypothalamus, die Hypophyse zur Produktion von FSH zu veranlassen. Mit dem ersten Tag der Regelblutung beginnt der Zyklus erneut (s. S. 72).

Bei jedem Zyklus reifen mehrere Eizellen heran, sodass nach etwa 35 fruchtbaren Jahren die etwa 300 bis 500 Eizellen (Ovozyten) fast aufgebraucht sind. Dadurch nimmt die Konzentration an Östrogen und Progesteron ab. Das registriert der Hypothalamus wie jede andere Hormonschwankung auch und veranlasst die Hypophyse, vermehrt

FSH zu bilden. Damit sollen die Eierstöcke und Follikel angeregt werden, wieder mehr Hormone, besonders Östrogen zu produzieren. Das ist aus Mangel an Follikeln aber nicht mehr möglich. Dennoch versucht der Hypothalamus mit Hilfe anderer Botenstoffe (Neurotransmitter) wie Noradrenalin, den Hormonhaushalt zu normalisieren. Diese Schwankungen in den Hormonkonzentrationen sind es, die die unangenehmen Begleiterscheinungen in den Wechseljahren hervorrufen (s. S. 119).

Hormone, die für Frauen von besonderer Bedeutung sind

Ein Organ entzieht sich der Oberaufsicht durch den Hypothalamus: die Bauchspeicheldrüse (Pankreas). Sie produziert die Hormone Insulin und Glucagon, die beide zur Regulierung des Blutzuckers gebraucht werden. Ihre Produktion wird von der Höhe des Blutzuckers bestimmt, der wiederum durch die Nahrungsaufnahme beeinflusst wird. Insulin senkt, während umgekehrt Glucagon den Blutzuckerspiegel erhöht. Insulin als «Wächter» über den Blutzuckerspiegel hat dadurch großen Einfluss auf den Kohlenhydratstoffwechsel, aber auch auf den Fett- und Eiweißstoffwechsel. Da überall im Körper diese Stoffe gebraucht und verarbeitet werden und fast alle Organe des Menschen Rezeptoren für Insulin besitzen, wirken sich Störungen, die durch Insulin verursacht werden, verheerend auf den ganzen Körper aus (s. S. 204).

Hormone, die für Frauen von besonderer Bedeutung sind

Name	Aufgaben (Auswahl)
	Geschlechtshormone (Steroidhormone)
FSH (follikelstimulierendes Hormon)	Bildung im Hypophysenvorderlappen, unterstützt Bildung von Östrogen und Reifung der Eizellen
LH (luteinisierendes Hormon)	Bildung im Hypophysenvorderlappen, unterstützt Eireifung, Eisprung und Bildung des Gelbkörpers
GnRH	Hormon des Zwischenhirns, veranlasst die Hypophyse (Hirnanhangsdrüse), LH und FSH zu bilden
Östrogen	Wird im wachsenden Eibläschen (Follikel) im Eierstock produziert, lässt die Gebärmutterschleimhaut wachsen und bereitet alles auf eine Schwangerschaft vor, in deren Verlauf die Östrogenausschüttung besonders hoch ist. Hemmt den Knochenabbau, beeinflusst den Fettstoffwechsel positiv, schützt vor Herz-Kreislauf-Erkrankungen und Insulinresistenz, sorgt für den typischen weiblichen Körperbau und für eine ausgeglichene Stimmungslage
Oxytocin	Bildung im Hypothalamus, löst die Wehentätigkeit aus und sorgt für das Einschießen der Muttermilch
Progesteron	Bildung in der zweiten Zyklushälfte im Gelbkörper des Eierstocks (Gelbkörperhormone). Ermöglicht und erhält die Schwangerschaft, erhöht die Basaltemperatur während der Schwangerschaft und bereitet die Brustdrüsen auf Milchproduktion vor
Prolaktin	Bildung im Hypophysenvorderlappen, steuert indirekt den Zyklus und im Falle einer Schwangerschaft den Milcheinschuss
Testosteron	Männliches Geschlechtshormon, in geringen Mengen auch bei Frauen in den Eierstöcken gebildet, steigert Libido. Bei erhöhtem Spiegel können vermehrter Haarwuchs, unreine Haut oder sogar Vermännlichung die Folgen sein

Andere Hormone	Aufgaben (Auswahl)
Adrenalin und Noradrenalin	Bildung im Nebennierenmark, «Stresshormone», versetzen den Körper in Alarmbereitschaft: steigern Herzfrequenz und Blutdruck, erhöhen den Blutzuckerspiegel, mobilisieren Energiereserven (z. B. Fett), verstärken Durchblutung der Muskulatur
Cholecalciferol	(Vitamin D_3) fördert den Einbau von Calcium in die Knochen und die Bildung von Knochengewebe
Endorphine	Bildung in Hypophyse und Nervensystem, wirken stark schmerzstillend, sind an vegetativen Prozessen wie Regelung der Körpertemperatur beteiligt und vermitteln Glücksgefühle (Glückshormon)
Calcitonin	Bildung in der Schilddrüse, Gegenspieler des Parathormons: *senkt* den Calciumspiegel im Blut, verringert die Calciumresorption aus dem Darm und erhöht die Ausscheidung durch die Niere, lagert Calcium in die Knochen ein
Parathormon	Bildung in der Nebenschilddrüse, Gegenspieler des Calcitonins: *erhöht* den Calciumspiegel im Blut, verstärkt die Resorption von Calcium aus dem Darm, senkt die Ausscheidung von Calcium durch die Nieren, verstärkt die Abgabe von Calcium aus den Knochen
Serotonin	Bildung im Gehirn und verschiedenen Geweben, wirkt auf die Stimmungslage (Glückshormon), den Schlaf-Wach-Rhythmus, Schmerzwahrnehmung, Körpertemperatur und Nahrungsaufnahme
Trijodthyronin (T3)	Bildung in der Schilddrüse, hat Einfluss auf nahezu alle Stoffwechselvorgänge wie Kohlenhydrat-, Fett- und Eiweißmetabolismus, beeinflusst Wasserhaushalt und Knochenstoffwechsel. Thyroxin (T4) hat die gleiche, aber geringere Wirkung wie T3
Glucagon	Hormon der Bauchspeicheldrüse, lässt den Blutzuckerspiegel steigen
Insulin	Hormon der Bauchspeicheldrüse, senkt den Blutzuckerspiegel

Die Medizin entdeckt die Frau

Der «Bericht zur gesundheitlichen Situation von Frauen in Deutschland» aus dem Jahre 2002 betont, dass «Frauen und Männer sich hinsichtlich der Krankheiten und gesundheitlichen Einschränkungen, unter denen sie leiden, unterscheiden ...» und fragt, «... ob diagnostische und therapeutische Verfahren in der Medizin geeignet sind, den Gesundheitszustand von Frauen und Männern in gleicher Weise und Qualität zu untersuchen und zu verbessern ...».

Dieses sind grundsätzlich neue Ansätze in der Medizin, denn die geschlechtsspezifische Gesundheitsforschung beginnt erst langsam aus ihrem Schattendasein zu treten. So gelten Herz-Kreislauf-Erkrankungen häufig immer noch als «Männerkrankheiten», während «Frauenkrankheiten» weiterhin mit den Geschlechtsorganen in Verbindung gebracht und damit auf typisch weibliche Beschwerden reduziert werden.

Die Ursache dafür liegt in der Medizingeschichte. Das Wissen um Anatomie und physiologische Vorgänge im menschlichen Körper war lange Zeit ungenau und diffus. So glaubte man z. B. bis ins 17. Jahrhundert, dass die Menstruation den weiblichen Körper in einer Art Selbstreinigung von schlechten oder überflüssigen Säften befreite. Es gab aber auch die Vorstellung, dass Frauen über Samen verfügen, der allerdings aufgrund der geringeren Hitze des weiblichen Körpers schwächer entwickelt sein sollte. Dennoch galt der Mann als Maßstab und Ideal für den Menschen an sich. Da jeder Organismus vollkommen sein will, «strebt auch die weibliche Entwicklung der männlichen Seinsweise» zu, lehrte der griechische Philosoph Aristoteles (384–322 v. Chr.), und diese Denkweise führte noch in der Renaissance zu dem Idealbild der «Virago», der männlichen, heldenhaften Frau. Im Zuge der Aufklärung im 18. Jahrhundert veränderte sich das allgemeine Weltbild, und es wurde der Weg für eine objektive, wissenschaftliche Betrachtungsweise bereitet. Mit dem Beginn der Industrialisierung und der Technisierung im 19. Jahrhundert begann auch der Aufstieg der naturwissenschaftlich orientierten Medizin. Man entdeckte die völlige Andersartigkeit von Mann und Frau, was zu der Auffassung führte, dass die Fortpflanzungsorgane und besonders der Uterus Frauen in ihrer Art und Denkungsweise maßgeblich beeinflussten. Die Geschlechtsorgane waren von nun an Grund und Erklärung für *alle* Arten von weiblichen Beschwerden, und die neu etablierte Gynäkologie war für jegliche Beschwerden von Frauen zuständig. Alle psychischen und physischen Probleme der Frau hatten danach ihren Ursprung in den Eierstöcken (Ovarien), die nicht selten, obwohl gesund, operativ entfernt wurden, was einer «Kastration der Weibes» gleichkam. Die Aussage des Arztes Achille Chéreau (1817–1885) «nur wegen des Eierstocks ist die Frau, was sie ist» fand allgemeine Beachtung. Man befürchtete, dass geistige Anstrengungen das weibliche Gehirn übermäßig wachsen und gleichzeitig die Fortpflanzungsorgane schrumpfen ließen, was wiederum Unfruchtbarkeit, Krankheit und Verwirrung oder gar Wahnsinn nach sich zöge. Noch um 1900, als Frauen in Deutschland um den Zugang zum Medizinstudium kämpften, schrieb der Arzt P. J. Möbius in seinem Buch «Über den physiologischen Schwachsinn des Weibes», dass die Frau körperlich und geistig ein Mittelding zwischen Kind und Mann sei. Ferner würde sie nur aus ihrem Instinkt heraus leben, weshalb sie unselbständig und weder urteils- noch kritikfähig sei.

Grundsätzlich galt der Körper der Frau als schwach und zerbrechlich, sodass sie nicht Sport treiben oder sich körperlich anstrengen durfte. Das damals modische Korsett, mit dem Brust und Taille fest eingeschnürt wurden, verursachte zudem häufig Ohnmachten, sodass sich das Bild der «schwachen Frau» einmal mehr bestätigte.

Noch der Arzt und Sozialwissenschaftler Rudolf Virchow formulierte Ende des 19. Jahrhunderts: «Die Frau ist ein Paar von Eierstöcken, an denen ein Mensch dranhängt, während der Mann ein Mensch ist, der über ein Paar Hoden verfügt.»

Bis in die jüngere Vergangenheit wurden Krankheiten an dem Modell Mann gemessen, selbst wenn es sich um geschlechtsspezifische Beschwerden handelte. Nicht selten wurde bei jungen Mädchen eine Entzündung am Blinddarm diagnostiziert und dieser infolgedessen operativ entfernt, obwohl die beginnende Geschlechtsreife oder der Eisprung die Unterleibsschmerzen verursacht hatten. Auch andere Organe entfernten Ärzte bei Frauen oftmals ohne Notwendigkeit, weil das «Modell Mensch» männlich war. Als Ursache für Blasenentzündungen, die bei Frauen häufiger auftreten, wird auch heute noch die weibliche Anatomie verantwortlich gemacht: Die Harnröhre ist zu kurz und die anatomische Lage der Blase ungünstig – im Vergleich zum Mann!

Zu den körperlichen Verschiedenheiten zwischen Männern und Frauen kommen die vermutlich entwicklungsbiologisch bedingten Unterschiede im Denken und in der Wahrnehmung hinzu. So fühlen und erleben Frauen Krankheiten ganz anders als Männer, weshalb sie häufiger selbst bei ausschließlich körperlichen Beschwerden Psychopharmaka (s. S. 33) verordnet bekommen. Auch werden Frauen öfter in die Psychiatrie eingewiesen als Männer. Der Begriff der Hysterie (abgeleitet von Hystera = Gebärmutter) spricht für sich.

Mit Beginn der Frauenbewegung Mitte des 19. Jahrhunderts bekamen Frauen zwar Zugang zu den Universitäten und erhielten mehr Rechte, medizinisch blieben sie jedoch auf die Gynäkologie und damit die klassischen Frauenkrankheiten reduziert. Erst in den vergangenen 20 bis 30 Jahren begann sich eine Frauengesundheitsforschung zu etablieren, die nicht zuletzt durch die Frauenbewegung der 70er Jahre des 20. Jahrhunderts initiiert wurde.

Inzwischen hat auch die Wissenschaft erkannt, dass sich Frauen und Männer grundlegend unterscheiden und Frauen nicht nur «andere» Männer sind. Frauen haben andere gesundheitliche Bedürfnisse, und viele Krankheiten äußern sich auch anders.

Das Thema Frauengesundheit kann nicht nur die Geschlechtsorgane und die damit verbundenen Beschwerden betreffen. Es müssen *alle* Erkrankungen, auch solche, die als typische Männerkrankheiten gelten, bedacht werden. Die Therapie ist nicht vom «Normmodell Mann» auf die Frau übertragbar, sondern muss den geschlechtsspezifischen Unterschieden gerecht werden.

Die andere Gesundheit – Mann und Frau im Vergleich

Die Statistik zeigt: Frauen haben eine höhere Lebenserwartung als Männer. Ein Mädchen, das 2001 geboren wurde, darf statistisch mit einem Lebensalter von 80,3 Jahren rechnen, ein Junge mit 74,0 Jahren. Allerdings ist die Lebenserwartung von Frauen durch den Rückgang der Müttersterblichkeit erst in den vergangenen 100 Jahren stärker angestiegen als die der Männer.

Lässt sich daraus ableiten, dass Frauen in der Regel heute gesünder sind als Männer? Bei einer genauen Analyse der Statistik stellt sich die Situation etwas anders dar:

Schon vor und während der Geburt zeigen sich geschlechtsspezifische Unterschiede: Fast überall auf der Welt ist die Säuglingssterblichkeit der Jungen um 25 Prozent höher als die der Mädchen. Als Ursache wird vermutet, dass das Hormon Testosteron während der Embryonal- und Fetalentwicklung die Lungen der männlichen Feten langsamer reifen lässt; auch ein Einfluss des Testosterons auf das Immunsystem wird diskutiert. Jungen werden zudem häufig früher geboren als Mädchen, doch die damit verbundenen Risiken werden durch ihr generell höheres Geburtsgewicht wieder etwas ausgeglichen. Von Geburt an bis zum Alter von etwa zehn Jahren sind Jungen das schwächere Geschlecht. Sie sind häufiger krank, zeigen öfter Verhaltensauffälligkeiten und sterben eher aufgrund von Verletzungen, Vergiftungen oder Unfällen.

Mit dem Beginn der Pubertät ändern sich die Verhältnisse: Jetzt sind Mädchen öfter krank und müssen ärztlich behandelt werden. Ganz deutliche Unterschiede zwischen den Geschlechtern finden sich bei psychosomatischen Beschwerden und Erkrankungen. Mädchen leiden ungleich mehr als Jungen unter Kopf- und Bauchschmerzen sowie Schlafstörungen als Ausdruck seelischer Probleme. Depressionen treten bei Mädchen sogar zwei- bis dreimal häufiger auf als bei gleichaltrigen Jungen.

Jungen und junge Männer sind aggressiver, konsumieren mehr Drogen, und ihr risikoreiches Verhalten führt im Straßenverkehr oft zu tödlichen Unfällen. Besonders betroffen sind junge Männer bis zu einem Alter von 24 Jahren.

Im Erwachsenenalter leiden Männer nicht zuletzt durch eigenes gesundheitliches Risikoverhalten verstärkt an todbringenden Krankheiten. In der Altersgruppe der 45- bis 65-Jährigen sterben mehr als doppelt so viele Männer wie Frauen. Für Frauen ist Brustkrebs im mittleren Lebensalter die häufigste Krankheitsursache, allerdings beginnt sich das Bild zu ändern: Besonders die unter 50-Jährigen leiden zunehmend an chronischen Erkrankungen, die noch vor kurzem als typische Männerkrankheiten galten, wie Lungen- und Bronchialkrebs (s. S. 228) sowie Herz-Kreislauf-Erkrankungen (s. S. 193).

Das stärkere Immunsystem schützt Frauen zwar vor Infektionen, dafür sind sie aber häufiger von so genannten Autoimmunerkrankungen, wie z. B. Rheuma, Hashimoto-Threoditis (eine Schilddrüsenerkrankung) oder Lupus erythematodes (Erkrankung, die sich besonders an der Haut zeigt) betroffen. Diese Autoimmunerkrankungen entstehen, weil das Immunsystem überreagiert und nicht nur gegen eindringende Fremdstoffe kämpft, sondern auch gegen körpereigene Stoffe, mit anderen Worten: gegen sich selbst.

Trotz ihrer guten Abwehrkräfte sind Frauen zudem doppelt gefährdet, sich mit Geschlechtskrankheiten zu infizieren, da die Vaginalschleimhaut eine große Angriffsfläche für Krankheitserreger bietet.

Im Alter schließlich leiden Frauen häufiger als Männer unter chronischen Erkrankungen mit allen üblen Begleiterscheinungen, sodass die höhere Lebenserwartung der Frauen wenig beneidenswert erscheint. Berücksichtigt man die Zeit, die bei guter Gesundheit verlebt wurde, so zeigt sich: Frauen werden zwar älter, aber leiden mit höherem Lebensalter verstärkt unter Behinderungen durch Krankheit und anderen gesundheitlichen Einschränkungen. Erschwerend kommt noch die in der Regel schlechtere finanzielle Situation der Frau hinzu. Soziologen gehen jedoch davon aus, dass sich die Situation von Frauen im Alter in Zukunft verbessern wird, da die kommenden Frauengenerationen besser ausgebildet, selbständiger und finanziell unabhängiger sein werden als die jetzigen.

Auch im Umgang mit Gesundheitsvorsorge oder Krankheit unterscheiden sich die Geschlechter. Im Vergleich zu Frauen gehen Männer eher rücksichtslos und nachlässig mit ihrem Körper und ihrer Gesundheit um, versäumen Vorsorgeuntersuchungen und regelmäßige Arztbesuche. Gesundheitliche Probleme werden verdrängt, während Frauen ein größeres Interesse an ihrer Gesundheit haben und ihren Körper aufmerksamer beobachten. Innerhalb sozialer Netze finden Frauen in belastenden Situationen Hilfe durch Gespräche und Kommunikation. Auch an Kursen zur Gesundheitsförderung nehmen deutlich mehr Frauen teil, und sie sind besser über Fragen zu Gesundheit und Ernährung informiert als Männer. Zudem gehen Frauen bei Beschwerden eher zum Arzt. Allerdings werden bei ihnen ungleich häufiger als bei Männern psychische oder psychiatrische Krankheiten gesucht und auch gefunden sowie entsprechend mit Psychopharmaka behandelt (s. u.).

Der Körper – Mann und Frau im Vergleich

Geschlechtsspezifische Unterschiede sind bereits äußerlich zu erkennen. In der Regel ist der Mann größer als die Frau, und die Körperproportionen sind anders: Männer haben breitere Schultern und längere Arme, Frauen rundere, breitere Hüften, dazu hat der weibliche Körper einen größeren Anteil an Fett. Junge Männer haben einen Körperfettanteil von 20 Prozent, junge Frauen von 25 Prozent. Umgekehrt haben Männer mehr Muskelmasse (45 Prozent vom Körpergewicht) als Frauen (35 Prozent vom Körpergewicht) und 11 Prozent mehr Wasser. Frauen haben weniger rote Blutkörperchen (Männer: 5 Millionen/µl Blut, Frauen: 4,5 Millionen/µl Blut), die eine Lebensdauer von nur 100 Tagen haben, während die «männlichen» Erythrozyten 120 Tage alt werden. Das Herzvolumen, womit die Größe des Herzens bemessen wird, beträgt bei untrainierten Männern 700 bis 800 ml, bei Frauen 400 bis 600 ml. Auch ihr Lungenvolumen ist geringer, gleichzeitig ist aber die Atemfrequenz höher (s. S. 243).

Das Schmerzempfinden ist bei Männern und Frauen ebenfalls unterschiedlich. Frauen haben eine niedrigere Schmerzschwelle, die sich allerdings innerhalb des Zyklus hormonabhängig verändert. Mit zunehmendem Alter – und sinkendem Östrogenspiegel – lässt das Schmerzempfinden nach. Der weibliche Organismus kann sich aber auch sehr effizient gegen Schmerzen schützen, um z. B. Wehen und Geburtsschmerzen erträglich zu machen. Verantwortlich dafür ist das Progesteron, das u. a. die körpereigene Endorphinbildung fördert.

Auch im Denken und Wahrnehmen unterscheiden sich Männer und Frauen, was wahrscheinlich entwicklungsbiologisch bedingt ist. Männer haben ein besseres, räumliches Vorstellungsvermögen, während Frauen größere sprachliche Fähigkeiten haben und, vermutlich durch den Einfluss der Östrogene, seltener an Lese-Rechtschreib-Schwäche (Dyslexie) leiden. Insgesamt ist das Gehirn der Frauen zwar kleiner als das der Männer, in Intelligenztests schneiden jedoch beide Geschlechter gleich ab. Es scheint, dass Frauen die geringere Hirnsubstanz besser nutzen als Männer.

Die gravierendsten und folgenreichsten Unterschiede zwischen Mann und Frau zeigen sich jedoch im Zusammenhang mit ihrer biologischen Aufgabe: der Fortpflanzung. Der Mann ist – zumindest theoretisch – ab der Geschlechtsreife jederzeit, sogar bis ins hohe Alter, zeugungsfähig. Spermien werden immer wieder neu gebildet, und dazu sind keine großen Hormonumstellungen nötig. Anders verhält es sich bei der Frau: Sie kann etwa 35 Jahre ihres Lebens schwanger werden und ein Kind austragen. Darauf bereitet sich der Körper jeden Monat aufs Neue vor, was mit enormen Schwankungen des Hormonspiegels verbunden ist (s. S. 18). Diese wiederum wirken sich sowohl auf die Geschlechtsorgane als auch auf den gesamten Körper aus. Selbst Organe, die gar nichts mit der Vorbereitung einer möglichen Schwangerschaft zu tun haben, werden von den hormonellen Veränderungen beeinflusst, wie z. B. der Darm. Ebenso verändert sich der Wasserhaushalt mit der Hormonkonzentration, so lagert der Körper vor der Menstruation vermehrt Wasser ein.

Da nur ein gesunder Körper problemlos schwanger werden und ein Kind austragen kann, wachen die Östrogene nicht nur über die Fruchtbarkeit, sondern schützen den Körper auch vor Krankheiten. Das betrifft z. B. das Herz-Kreislauf-System oder den Fett- und Knochenstoffwechsel. Sie können sogar die Bildung der Stresshormone Adrenalin und Cortison drosseln und damit die Auswirkungen von Stress reduzieren.

Kommt eine Frau in die Wechseljahre, verändert sich die Produktion der Geschlechtshormone, und ihr gesamter Körper muss sich von nun an auf diese neue Situation einstellen (s. S. 119). Gleichzeitig verliert die Frau mit dem Nachlassen der Östrogenproduktion den Schutz vor den o. g. Krankheiten.

Medikamentenverträglichkeit bei Frauen

Bevor ein Medikament auf den Markt kommt, also als Arzneimittel zugelassen wird, muss es eine ganze Reihe von Untersuchungen durchlaufen. Das sind zunächst Tests, die im Reagenzglas, in Zellkulturen und schließlich mit Tieren durchgeführt werden. Sie dauern zwischen 4 und 6 Jahren und sind gesetzlich vorgeschrieben. Erst dann wird das Medikament an Menschen getestet, zunächst an gesunden Versuchspersonen und erst später, wenn es sich als verträglich erwiesen hat, an Kranken. Diese klinischen Studien durchlaufen insgesamt 4 Phasen, bis die Zulassung durch das Bundesinstitut für Arzneimittel und Medizinprodukte (BfArM) erfolgt. Für die Durchführung dieser Studien gibt es nationale und internationale Bestimmungen, die streng einzuhalten sind. Sie legen fest, wie die Untersuchungen dokumentiert werden müssen, wer daran teilnehmen darf und wie Kontrollen durchgeführt werden usw.

Allerdings bestimmt weder in Deutschland noch in Europa die Arzneimittelgesetzgebung, ob oder dass Frauen in die Tests einbezogen werden müssen. Die Pharmaindustrie kann nach eigenem Ermessen entscheiden, ob Frauen als Testpersonen eingesetzt werden. Hauptargument *gegen* die Teilnahme von Frauen an Arzneimitteltests ist die Furcht, Frauen könnten während der Testphase schwanger werden und das Ungeborene damit gefährden. Die schrecklichen Erfahrungen, die man mit Thalidomid (Contergan) gemacht hat, das bei Tausenden von Babys Missbildungen verursacht hatte, führten dazu, dass in den Jahren 1977 bis 1992 Frauen im gebärfähigen Alter von klinischen Studien ganz ausgeschlossen wurden.

Ab 1992 wurden wieder Frauen in Studien einbezogen, aber nur in seltenen Fällen sind die Daten geschlechtsspezifisch ausgewertet worden. Im Jahr 2003 schließlich hat das Europäische Parlament angeregt, in der neuen, überarbeiteten EG-Arzneimittelgesetzgebung ausdrücklich die Unterschiede zwischen den Geschlechtern bei klinischen Prüfungen zu berücksichtigen. Der Vorschlag wurde mit der Begründung abgelehnt, dass dieser Gesichtspunkt bereits in den international geltenden, wissenschaftlichen Leitlinien enthalten sei. Ab 2004 muss wenigstens angegeben werden, wie viele Männer und Frauen an einer klinischen Studie beteiligt gewesen sind. Es ist nämlich wichtig zu wissen, ob die Zahl der beteiligten Frauen groß genug ist, um überhaupt geschlechtsspezifische Unterschiede feststellen zu können. Ob die Studien aussagefähig genug sind, muss die Zukunft zeigen.

Der «Verband forschender Arzneimittelhersteller» in Deutschland versichert, dass heutzutage Frauen in ausreichender Zahl an klinischen Studien für neue Wirkstoffe teilnehmen und eine einfache Übertragung der Ergebnisse von männlichen Probanden auf Frauen nicht stattfindet. Dennoch fordern Ärzte und Wissenschaftler eine noch intensivere Berücksichtigung von Frauen bei der klinischen Forschung. Bisher gilt immer noch der 75-Kilo-Mann als Normmensch, unabhängig davon, wer schließlich die Arznei einnimmt: alte oder junge Menschen, Männer oder Frauen, Menschen mit deutlich mehr oder weniger Gewicht als 75 kg.

Die besonderen Bedürfnisse von Frauen werden, außer in Schwangerschaft und Stillzeit, bis heute bei der Dosierung von Medikamenten überhaupt nicht beachtet. Auch gibt es im Beipackzettel keine besonderen Hinweise für Frauen. Dabei sind Unterschiede in Aufnahme, Verteilung, Speicherung und Ausscheidung (Pharmakokinetik) sowie Wirkungsmechanismus, Toxikologie und Nebenwirkungen (Pharmakodynamik) von Medikamenten durch die physiologischen Unterschiede von Mann und Frau vorprogrammiert. Damit ein Medikament überhaupt wirken kann, muss es erst einmal resorbiert werden. Das bedeutet, dass die Substanz durch die Darmwand in die Blutbahn gelangen muss, damit es mit dem Blutstrom zu seinem Wirkungsort transportiert werden kann. Nicht die geschluckte Dosis ist also für die Wirksamkeit eines Arzneimittels ausschlaggebend, sondern die Konzentration, die das Ziel tatsächlich erreicht.

- Der weibliche Verdauungstrakt arbeitet langsamer als der männliche, daher werden manche Medikamente verzögert resorbiert. Auch innerhalb des Zyklus gibt es Schwankungen: In der Zyklusmitte ist die Magenentleerung am schnellsten, während der Schwangerschaft entleert sich der Magen am langsamsten.
- Frauen haben meist ein geringeres Körpergewicht, für sie genügt in vielen Fällen deshalb eine niedrigere Dosierung.
- Frauen haben einen höheren Körperfettanteil, Medikamente verteilen sich daher im Frauenkörper anders als bei Männern. So können

sich fettlösliche Medikamente im Fettgewebe ablagern, dadurch sind sie zunächst einmal dem Blutkreislauf entzogen und können nicht wirksam werden. Später, wenn die gespeicherten Substanzen wieder freigesetzt werden, kann die Konzentration des Medikaments im Blut sprunghaft steigen.

- Der Wassergehalt des Frauenkörpers schwankt während eines Zyklus, sodass auch die Konzentration wasserlöslicher Arzneimittel im Körper schwanken kann.
- Die Ausscheidungsrate durch die Nieren ist bei Mann und Frau unterschiedlich. Manche Medikamente werden von Frauen langsamer ausgeschieden, sodass die Blutkonzentrationen höher als bei Männern sein können.
- Das weibliche Enzymsystem in der Leber reagiert schneller. Viele Medikamente werden daher zügiger abgebaut und verlieren ihre Wirkung.
- Frauen haben eine höhere Empfindlichkeit gegenüber Insulin, d. h., bei gleicher Dosis sinkt der Blutzucker bei Frauen stärker.
- Das weibliche Hormonsystem ist einem dauernden Auf und Ab unterworfen, die Hormonkonzentrationen ändern sich ständig und haben Einfluss auf den gesamten Stoffwechsel. Damit verändert sich die Wirksamkeit von Medikamenten, die an einigen Tagen stärker, an anderen Tagen schwächer sein kann.
- Hormone zur Empfängnisverhütung verändern den Hormonhaushalt noch einmal und damit die Wirkung verschiedener Medikamente. Umgekehrt können Arzneimittel die Wirkung der Pille reduzieren. Das können Antibiotika, Sulfonamide, Schmerz- oder Schlafmittel sein, ebenso wie Medikamente gegen Epilepsie, Tuberkulose, Blasen- und Nierenentzündungen, Durchfall oder Allergien.

All dies gilt nicht nur für verschreibungspflichtige, sondern ebenso für frei verkäufliche und pflanzliche Medikamente. Die Wirkung der Pille kann durch Johanniskrautpräparate verringert werden, sodass ein ausreichender Schutz vor einer Schwangerschaft nicht mehr gegeben ist. Den gleichen Effekt können einige Medikamente gegen Anfallsleiden (sog. Anticonvulsia oder Antiepileptika) haben, allerdings sind diese Wechselwirkungen im Beipackzettel vermerkt.

Verschiedene Betablocker wirken bei Frauen stärker, weil bei Männern die Substanzen durch den Einfluss des Testosterons um 30 bis 40 Prozent schneller abgebaut werden. Die Pille verdoppelt die Wirksamkeit sogar noch, sodass Frauen mit einer niedrigeren Dosierung auskommen. Bei der «männerüblichen» Dosierung leiden sie hingegen oft unter unangenehmen Nebenwirkungen wie Schwindel bis hin zu Ohnmacht.

Acetylsalicylsäure (ASS, z. B. Aspirin) wird eingesetzt, um ein Aneinanderklumpen der Blutplättchen zu verhindern. Sie wird im weiblichen Organismus langsamer abgebaut als im männlichen, allerdings hebt «die Pille» den Unterschied wieder auf. Die Wirkung von ASS ist im männlichen Organismus jedoch stärker, vermutlich, weil weibliche und männliche Blutplättchen unterschiedlich auf ASS reagieren.

ACE-Hemmer, die gegen Bluthochdruck verordnet werden, haben bei Frauen eine geringere Wirksamkeit, und bei ihnen tritt häufig Husten als eine üble Nebenwirkung auf. Amlodipin, ebenfalls ein Mittel gegen hohen Blutdruck, wirkt dagegen bei Frauen besser. Kalziumantagonisten, die bei koronaren Herzerkrankungen eingesetzt, und Kortisone, die z. B. bei Asthma oder rheumatischen Erkrankungen verordnet werden, baut ein Frauenkörper schneller ab, sodass deren Wirkungsdauer verkürzt ist. Digitalispräparate wurden jahrzehntelang Männern und Frauen in gleicher Dosierung bei Herzerkrankungen gegeben. Erst 2002 wurde im Rahmen einer Digitalis-Überlebensstudie beobachtet, dass bei Frauen viel niedriger und vorsichtiger dosiert werden muss als bei Männern.

Nitrate, die bei Herzerkrankungen verordnet werden, können bei Frauen Migräne auslösen. Migränemittel zusammen mit Nitraten können allerdings zu Krämpfen in den Herzkranzgefäßen führen, die ursprünglich behandelt werden sollten.

Das Schmerzmittel Ibuprofen ist bei Männern wirksamer, sodass bei Frauen höher dosiert werden muss. Paracetamol, ebenfalls ein Schmerzmittel, wird durch die Pille schneller abgebaut, sodass seine Wirkungsdauer verkürzt ist.

Im Vergleich zu Männern werden Frauen doppelt so oft Beruhigungs- und Schlafmittel verschrieben, weil bei ihnen Depressionen und Angststörungen häufiger diagnostiziert werden. Allerdings werden auch unklare Symptome und Krankheitsbilder bei Frauen schneller auf vermeintlich psychische Ursachen geschoben. Nicht selten bekommen sie in Ermangelung anderer Hilfen diese Medikamente ohne klaren Befund. Beruhigungsmittel, z. B. mit Wirkstoffen aus der Gruppe der Benzodiazepine, werden langsamer aus dem weiblichen Körper ausgeschieden und wirken daher entsprechend länger als bei Männern. Obwohl sie deshalb niedriger dosiert werden könnten, sind die Verordnungen bei Mann und Frau gleich. Deshalb sind Frauen besonders gefährdet, tablettensüchtig zu werden: Von den 1,2 Millionen Menschen, die in Deutschland von Tranquilizern abhängig sind, sind zwei Drittel Frauen.

Auch opiatähnliche Schmerzmittel mit Nalbuphin, Pentazocin oder Butorphanol sind bei Frauen wirksamer als bei Männern, vermutlich aufgrund der unterschiedlichen Verteilung der Schmerzrezeptoren im Gehirn. Wird mit der für Männer notwendigen Dosis therapiert, besteht für Frauen eher die Gefahr, in eine Abhängigkeit zu geraten. Auch bei Appetitzüglern, die Ephedrin oder Amphetamine enthalten, besteht die Gefahr zur Abhängigkeit, da diese Substanzen die Stimmung und die Leistungsfähigkeit verbessern. Besonders häufig benutzen Frauen sie zur Unterstützung bei der Gewichtsreduktion. Die Mittel verlieren allerdings bereits nach vier Wochen ihre Wirksamkeit.

Für die Wirksamkeit von Medikamenten ist es wichtig, sich an die Dosierungsanleitungen zu halten. Das betrifft nicht nur die Dosis, sondern auch den Zeitpunkt der Einnahme, z. B. ob eine Tablette vor oder zum Essen eingenommen werden muss, denn auch die Nahrung hat Einfluss auf die Resorption oder Wirkung von Arzneimitteln. Es können sich aber auch, wie oben gesagt wurde, Medikamente gegenseitig beeinflussen und in ihrer Wirkung verstärken oder mindern.

Daher sollten Sie sich eine Liste anfertigen, auf der Sie alle Mittel, die Sie einnehmen, aufführen. Dazu gehören auch rezeptfreie Arzneimittel wie Johanniskraut oder Nahrungsergänzungsmittel. Anhand dieser Aufstellung können Ihre Ärzte entscheiden, welches Medikament für Sie das richtige ist. Doppelverschreibungen oder unerwünschte Interaktionen von Medikamenten, die zu unangenehmen Nebenwirkungen führen können, werden damit vermieden.

Frauengesundheit und Ernährung

Wenn wir heute von Ernährung sprechen, denken die meisten von uns an Energie (Kalorien), Gewicht und überflüssige Pfunde. Nur die wenigsten verbinden mit dem Wort Nahrung Gesundheit oder eine lebenswichtige Notwendigkeit. Geht man dem Ursprung des Wortes «nähren» nach, finden sich entsprechende Bedeutungen: genesen machen, heilen, retten, am Leben erhalten. Unter diesen Gesichtspunkten bekommt die Ernährung ein ganz anderes Gewicht, sie kann nämlich Mittel sein, um vor Krankheit zu schützen (Prävention), die Lebensqualität zu verbessern und sogar als unterstützende Therapie bei Erkrankungen eingesetzt werden. Gerade für Frauen ist dieses «alte» Wissen hinsichtlich der Gesundheit sehr wichtig, denn sie sind, wie erst jüngste Studien ergeben haben, für bestimmte ernährungsbedingte Krankheiten, wie z. B. für Diabetes oder Herz-Kreislauf-Erkrankungen, anfälliger als Männer.

Aufgrund der hormonellen Schwankungen durch den Zyklus, Schwangerschaft, Stillzeit oder die Wechseljahre verändern sich die körperlichen Bedürfnisse von Frauen in den jeweiligen Lebensphasen. Auch Beschwerden treten in diesen Zeiten unterschiedlich auf, werden persönlich anders wahrgenommen und haben Einfluss auf die Lebensqualität. Da bei Frauen z. B. die Nahrung länger im Verdauungstrakt bleibt als bei Männern, leiden sie öfter unter Völlegefühl und Blähungen. Die periodischen Hormonschwankungen verstärken diese Beschwerden noch und können darüber hinaus Verstopfungen oder Durchfälle bewirken. Inwieweit die hohe Rate der Darmkrebserkrankungen bei Frauen damit zu tun hat, bedarf noch der Forschung.

Viele Frauen fühlen sich dem Schönheitsideal «schlank sein» verpflichtet und haben daher ein gestörtes Verhältnis zum Essen. Schlemmen und Genießen bei Tisch ist vielen nicht möglich, weil sie sich davor fürchten zuzunehmen. Daher unterwerfen sie sich öfter Diätanweisungen, die zu einer Unterversorgung an Nährstoffen führen und in schlimmen Fällen sogar in Essstörungen enden können. In vielen Familien sind außerdem Qualität und Quantität der zubereiteten Speisen immer noch dem Geschmack des Mannes angepasst.

Eine gesunde Ernährung für Frauen hat also folgende Ziele:

- den Nährstoffbedarf in jeder Lebenssituation zu decken,
- vor Krankheiten zu schützen,
- frauentypische Beschwerden und Erkrankungen zu lindern,
- dem Verdauungssystem der Frau angepasst zu sein,
- Wohlfühlen und Akzeptanz des eigenen Körpers zu ermöglichen und
- einfach in der Umsetzung im Alltag zu sein.

Frauen wissen, wie Studien gezeigt haben, mehr über Ernährung als Männer. Die meisten dieser Informationen betreffen allerdings das Schlanksein, Schlankwerden oder Diäten zum Abnehmen. Diese Fragen werden im Folgenden weitgehend außer Acht gelassen. Sie werden stattdessen erfahren, welche Lebensmittel speziell für Frauen und ihre Gesundheit wichtig sind. Konkrete Tipps zu einzelnen Beschwerden oder zur Krankheitsverhütung finden Sie in den entsprechenden Kapiteln.

Nährstoffbedarf von Frauen

Energiebedarf

Um alle Aufgaben des Organismus verrichten zu können und sowohl geistige als auch körperliche Arbeit zu leisten, benötigt der Körper Energie. Allein die Unterschiede in Größe und Statur lassen darauf schließen, dass Mann und Frau nicht den gleichen Bedarf haben.

Schon der Grundumsatz (GU) ist bei Männern ungefähr 10 Prozent höher als bei Frauen. Er bezeichnet die Energiemenge, die der Körper in 24 Stunden nüchtern und bei absoluter Ruhe verbraucht. Damit wird die Körpertemperatur von ca. 37° C aufrechterhalten, selbst wenn die Umgebungstemperatur viel kälter ist. Die einzelnen Organe werden mit Energie versorgt; die Arbeit von Leber und Muskeln machen schon je 26 Prozent des GU aus, das Gehirn allein verbraucht 18 Prozent.

Beeinflussung des GU durch

Kälte	↑	10 %
Sport	↑	10 %
Fieber	↑	10–15 % je Grad Temperaturanstieg
Schwangerschaft	↑	15–25 %
Stillen	↑	30 %
Überfunktion der Schilddrüse	↑	bis zu 100 %
Blutvergiftung	↑	bis über 100 %
Verbrennungen	↑	bis über 100 %
Unterfunktion der Schilddrüse	↓	bis zu 40 %
Fasten	↓	bis zu 40 %
Alter	↓	minus 50 % bei einer 60-jährigen Frau im Vergleich zu einer 30-jährigen

Der GU lässt sich mit folgender Formel berechnen: 24 (für 24 Stunden) x kg Körpergewicht. Allerdings variiert er von Mensch zu Mensch und verändert sich im Laufe des Lebens. Je mehr Muskelmasse ein Mensch besitzt, desto höher ist sein Grundumsatz. Umgekehrt lässt ein höherer Fettanteil den Grundumsatz sinken. Auch Alter, Hormone und sogar der Monatszyklus haben Einfluss: Kurz vor der Periode ist der GU am höchsten, währenddessen am niedrigsten. Daher haben viele Frauen kurz vor der Monatsblutung mehr Appetit und großen Hunger.

Auch Verdauungsarbeit kostet Energie, die als postprandiale Thermogenese bezeichnet wird. Das bedeutet nichts weiter als die Steigerung des Energieumsatzes nach dem Essen (postprandial). Diese Energie wird für die Verdauung der Nährstoffe, ihre Resorption sowie den Transport durch den Körper gebraucht und ist nicht alters- oder geschlechtsabhängig, sondern hängt nur von Art und Menge der Lebensmittel ab. Etwa 8 bis 15 Prozent des täglichen Energieumsatzes werden so «verheizt», was für den Körper einen Verlust und für Abnehmwillige eine willkommene Gelegenheit bedeutet, Energie zu «verpulvern». Eine eiweißreiche Mahlzeit hat mit 18 bis 25 Prozent den größten Effekt.

Der Leistungsumsatz (LU) ist diejenige Energie, die für Muskelarbeit zusätzlich zum Grundumsatz verbraucht wird.

Schwere und Dauer der Aktivität bestimmen den Wert – allerdings wird der Energieverbrauch durch Sport meistens überschätzt. Dennoch wird körperliche Aktivität von Medizinern als Schutzmaßnahme vor Krankheiten und nicht zuletzt auch zum gesunden Abnehmen dringend empfohlen. Der Grund ist einfach: Durch die körperliche Aktivität wird zwar der Leistungsumsatz nur gering erhöht, aber auch der Grundumsatz steigt, und das gleich zweimal: Zum einen wird der Stoffwechsel kräftig angekurbelt und bleibt auch nach Ende des Sports erhöht, erkennbar durch Nachschwitzen, zum anderen wird Körperfett im Laufe der Zeit durch Muskelmasse ersetzt, die ihrerseits (s. o.) den GU erhöht.

100 kcal werden verbraucht bei	
Tennis	ca. 10 min
Laufen	ca. 10 min
Fußball	ca. 10 min
Rudern	ca. 10 min
Radfahren	ca. 12 min
Treppensteigen	ca. 12 min
Tanzen	ca. 15 min
Schwimmen	ca. 15 min
Gymnastik	ca. 20 min
Gehen, Wandern	ca. 25 min
Gartenarbeit	ca. 30 min
Staubsaugen	ca. 60 min

Wie berechne ich meinen Energiebedarf?

Der Energiebedarf setzt sich zusammen aus dem Grundumsatz plus Leistungsumsatz. Dieser ist keine feste Größe, sondern variiert aufgrund innerer – physiologischer – und äußerer Einflüsse. Sie können mit Hilfe von Rechner und Kalorientabellen Ihren Verbrauch und die dazu passende, optimale Kalorienmenge erarbeiten. Leider gehen Kalorienbeschränkungen aber häufig auf Kosten von Qualität und Geschmack, z. B. durch rigoroses Streichen von Fetten (s. S. 40). Viel einfacher ist es, wenn Sie sich über einen Zeitraum von etwa 2 Monaten beobachten: Nehmen Sie zu, essen Sie zu viel (oder bewegen sich zu wenig), bleibt Ihr Gewicht konstant, ist alles im Lot. Nehmen Sie ab, essen Sie weniger, als Sie im Moment benötigen.

Kleine Schwankungen von 2 bis 3 Kilo nach oben oder unten sind im Monatsverlauf normal.

Viel wichtiger als Kalorienzählen ist, dass Sie das Richtige essen und Ihren Körper für jede Lebenssituation optimal versorgen.

Kohlenhydrate, Proteine und Fette

Diese Nährstoffe nennt man Makroelemente (makro = groß), weil sie im Vergleich zu den Vitaminen und Mineralstoffen in größeren Mengen verzehrt werden.

Kohlenhydrate

Über 50 Prozent der Energiemenge, die man täglich über die Nahrung aufnimmt, sollten aus Kohlenhydraten stammen, die in allen pflanzlichen Lebensmitteln, außer Ölen, enthalten sind: Getreide, Gemüse, Salat, Obst, Reis, Zucker etc. Diese Nahrungskohlenhydrate bestehen aus mehr oder weniger langen Ketten aneinander gereihter Zuckermoleküle. Im Darm wird mit Hilfe von Enzymen der Zucker Molekül für Molekül abgespalten, die durch die Darmwand ins Blut gelangen. Je länger die Kette ist, umso mehr Zeit wird für das Zerlegen benötigt. Auch andere Substanzen, die zusammen mit den Kohlenhydraten im Lebensmittel vorhanden sind, wie z. B. Ballaststoffe, beeinflussen die Geschwindigkeit beim Spalten. Wenn eine Mahlzeit viel Zucker bzw. leicht verdauliche Kohlenhydrate, wie z. B. weißes Brot, enthält, wandert die abgespaltene Glukose sehr schnell ins Blut. Die Qualität der Kohlenhydrate wird außerdem danach beurteilt, ob sie essenzielle Nährstoffe wie Vitamine, Mineralstoffe oder auch Ballaststoffe mitbringen. Während Gemüse, Obst oder Vollkornprodukte reichlich davon liefern, enthalten Zucker oder Stärke nur leere Kalorien.

Da gerade Frauen nicht nur eher an Diabetes erkranken als Männer, sondern Diabetes für sie auch gefährlicher ist (s. S. 204), ist es besonders wichtig, Lebensmittel mit den *richtigen* Kohlenhydraten zu essen: Vollkornprodukte oder Müsli, Gemüse, Obst, Salat.

Ballaststoffe (unverdauliche Faserstoffe)

Der Name ist irreführend: Ballaststoffe sind kein unnutzer Ballast, sondern wichtige Nahrungsbestandteile, deren Wirkung lange Zeit verkannt wurde. Je nach Herkunft unterscheiden sie sich in ihrer Struktur und ihren Eigenschaften. Vollkornprodukte oder Hülsenfrüchte enthalten vorwiegend wasserunlösliche Faserstoffe wie Lignin, Zellulose und Hemizellulose, während die wasserlöslichen, wie z. B. Pektin, hauptsächlich in Obst und Gemüse vorkommen. Sie alle können vom menschlichen Enzymsystem nicht aufgespalten werden, sodass sie lange im Magen-

Ballaststoffreiche Lebensmittel g/100g	
Weizenkleie	42
Leinsamen	37
Roggenflocken	14
Weizen- und Gerstenflocken	10
Müsli im Durchschnitt	6–8
Weizen- u. Roggenvollkornbrot	8
Hülsenfrüchte, gekocht	4–5
Pilze	2–7
Nüsse im Durchschnitt	6
Wurzel- und Kohlgemüse	3–5
Vollkornnudeln, gekocht	3,5
Obst	1–6

Darm-Trakt bleiben. Dort erfüllen die Faserstoffe wichtige Aufgaben: Sie vermitteln ein langes Sättigungsgefühl und helfen gegen Verstopfung und Darmerkrankungen wie Divertikulose und vermutlich auch gegen Darmkrebs. Außerdem dienen sie den Darmbakterien, unseren lebensnotwendigen «Untermietern», als Nahrung. Durch deren Stoffwechsel entstehen optimale Bedingungen im Darm. Da das Immunsystem im engen Kontakt dazu steht, kann man mit Hilfe der Faserstoffe sogar die Abwehrkräfte stärken. Auch auf andere Organe und Stoffwechselvorgänge haben die Ballaststoffe Einfluss: Sie schützen vor Gallensteinen, Diabetes, Fettstoffwechselstörungen, Arteriosklerose und Übergewicht. Die Deutsche Gesellschaft für Ernährung (DGE) empfiehlt etwa 30 g Ballaststoffe täglich. Die Hälfte davon sollte möglichst aus Getreideprodukten bestehen.

Das erreicht man z. B., wenn man täglich 3 Scheiben Vollkornbrot, eine Portion Müsli mit ein paar Nüssen und ein bis 2 Teelöffel Leinsamen, eine Portion Kartoffeln, Reis oder Vollkornnudeln sowie 5-mal am Tag je eine Hand voll Obst, Gemüse und Salat isst.

Proteine (Eiweiße)

Ohne Proteine kann kein Lebewesen existieren, daher auch ihr Name: protos (griechisch) «der Erste». Sie sind aus 20 verschiedenen Aminosäuren aufgebaut, von denen der Körper 8 (Kinder 9) nicht selbst herstellen kann und die deswegen essenzielle (lebensnotwendige) Aminosäuren genannt werden. Je nach Art und Konzentration der Aminosäuren, die ein Lebensmittel enthält, bekommt es eine biologische Wertigkeit: Milch, Milchprodukte und Eier haben ebenso wie Fleisch und Fisch eine hohe biologische Wertigkeit, bei pflanzlichen Proteinen liegt sie niedriger. Isst man pflanzliche und tierische Lebensmittel zusammen in einer Mahlzeit, kann man ideale Kombinationen schaffen, wie z. B. mit Kartoffeln und Quark.

Frauen benötigen 0,8 g Eiweiß pro kg Körpergewicht, das bedeutet etwa 46 g/Tag. Bei Schwangeren steigt der Bedarf ab dem 4. Monat auf 58 g/Tag, Stillende brauchen 63 g/Tag. Säuglinge (2,7 g/kg im ersten Monat) und Kinder (ca. 1g/kg) haben einen höheren Bedarf, da sie noch wachsen, also mehr körpereigenes Eiweiß aufbauen müssen. Erwachsene sind mit einer normalen, üblichen Mischkost in jedem Fall gut versorgt.

Fette

Alle Fette haben mit ca. 9 kcal/g etwa doppelt so viel Kalorien wie Kohlenhydrate oder Proteine. Darum hat man in der Vergangenheit vielfach den Fehler gemacht, Fett fast ausschließlich als Energieträger darzustellen und seine wichtigen Aufgaben im Stoffwechsel zu ignorieren. Inzwischen betrachtet man die Fette differenzierter: nicht mehr als dick machende Verursacher von Fettstoffwechselstörungen und Herz-Kreislauf-Erkrankungen, sondern sogar als Schutzfaktor vor ebendiesen Krankheiten. Es sind die Bestandteile der Fette, die Fettsäuren, die diese Wirkungen ausmachen, gute wie schlechte.

Zunächst ein kurzer Ausflug in die Chemie, um die Fette und ihren Aufbau besser verstehen zu können. Nahrungs- oder «Neutralfette» bestehen aus Glyzerin, das mit drei Fettsäuren verbunden ist. Diese drei Fettsäuren sind es, die seine Eigenschaften, ob z. B. ein Fett flüssig oder fest ist, ausmachen. Im Körper verschwindet das Glyzerin im Kohlenhydratstoffwechsel, während die Fettsäuren eigene Aufgaben im Metabolismus haben. Ihre Struktur bestimmt, ob es gesund oder unge-

	Fettgehalt g/100g	Linolsäure in %	Alpha-Linolensäure in %	Omega-3-Fettsäuren in %
Leinöl	99,5	14	55	
Hanföl	99,5	49	23	
Walnussöl	99,5	58	14	
Rapsöl	99,5	20	9	
Sojaöl	99,9	54	8	
Maiskeimöl	99,9	52	0,9	
Sonnenblumenöl	99,8	63	0,5	
Distelöl		74	0,5	
Lachs	14			4
Thunfisch	15			4
Hering	18			3
Makrele	12			2
Forelle	2,7			2
Kabeljau	0,6			0,2

sund für den Menschen ist. Ausschlaggebend ist, ob eine Fettsäure gesättigt oder ungesättigt ist. Das bedeutet, ob einzelne Bestandteile der Fettsäuren (die Kohlenstoffatome) einfach oder doppelt aneinander gebunden sind. Einfache Verbindungen kann der Körper problemlos selbst herstellen, einige doppelte Verbindungen dagegen nicht. Fettsäuren mit diesen Doppelbindungen sind daher essenziell. Je nachdem, an welcher Stelle sich im Molekül die Doppelbindungen befinden, werden sie mit griechischen Buchstaben und Zahlen bezeichnet.

Grob unterscheidet man je nach ihrer Herkunft in tierische und pflanzliche Fette. Pflanzliche gelten allgemein als gesund, tierische als ungesund, aber so einfach ist das nicht. Tierische Fette muss man noch weiter in Schlachtfett, Milchfett und Fischfett unterscheiden.

Schlachtfett ist mit dem Schlachttier verwachsen, gut sichtbar etwa bei durchwachsenem Speck. Diese Schlachtfette gehören zu jenen ungesunden Fetten, die Mitverursacher von Krankheiten wie Fettstoffwechselstörungen, Arteriosklerose, Diabetes und Herz-Kreislauf-Erkrankungen sind. Auch für verschiedene Krebserkrankungen wie Brust- oder Darmkrebs werden sie mitverantwortlich gemacht.

Auch die generell als gesund bezeichneten pflanzlichen Fette haben ungesunde Vertreter wie z. B. Kokosfett oder Palmfett. Diese enthalten zwar wie alle pflanzlichen Fette kein Cholesterin, erhöhen aber aufgrund ihrer vielen gesättigten Fettsäuren den Cholesterinspiegel.

Anders Fette von Kaltwasserfischen und pflanzliche Öle: Sie enthalten einfach und mehrfach ungesättigte Fettsäuren, die sogar Schutzwirkung vor Fettstoffwechselstörungen haben. Die wichtigsten *mehrfach* ungesättigten Fettsäuren heißen Linolsäure, Omega(Ω)3-Fettsäuren, Alpha(α)-Linolsäure und Gamma (γ)-Linol*en*säure.

Die Omega-3-Fettsäuren, die sich untereinander durch kleine, chemische Abweichungen unterscheiden, findet man in fetten Kaltwasserfischen. Das Plankton, das sie fressen, enthält Alpha-Linol*en*säure, aus der im Fischorganismus Omega-3-Fettsäuren entstehen. Je kälter das Wasser ihres Lebensraumes, umso mehr Omega-3-Fettsäuren werden gebildet, denn diese gewährleisten, dass auch bei niedrigen Temperaturen die Körpersäfte der Fische flüssig und die Zellwände elastisch bleiben. Genau das sollen sie auch im menschlichen Organismus bewirken, nämlich die Fließeigenschaft des Blutes und die Elastizität der Arterienwände verbessern. Alpha-Linolensäure hat für den menschlichen Stoffwechsel eine ähnliche Schutzwirkung.

Omega-3-Fettsäuren und Alpha-Linol*en*säure haben noch eine weitere, wichtige Aufgabe in unserem Stoffwechsel: Sie können verhindern, dass eine Fettsäure mit dem Namen Arachidonsäure entsteht. Daraus werden im menschlichen Stoffwechsel Prostaglandine gebildet, die die Blutgefäße verengen, Verklumpungen der Blutplättchen bewirken und Entzündungen hervorrufen können. An zahlreichen Krankheiten, die mit Entzündungen einhergehen wie Arteriosklerose, rheumatische Erkrankungen oder Psoriasis (Schuppenflechte) ist Arachidonsäure beteiligt. Damit sie gar nicht oder nur zu einem geringen Teil entstehen kann, sollten wir ihre Vorstufe, die Linolsäure, weitgehend aus unserem Speiseplan streichen – nicht völlig, denn sie gehört auch zu den essenziellen Fettsäuren. Linolsäure (auch Omega-6-Fettsäure) befindet sich in fast allen Ölen, besonders in Distelöl und Sonnenblumenöl. Was sich so kompliziert anhört, bedeutet in die Praxis umgesetzt: weniger Sonnenblumen-, Distel- oder Maiskeimöl, stattdessen mehr Lein-, Hanf-, Walnuss- oder Rapsöl und mindestens ein bis zwei Fischmahlzeiten pro Woche.

Ebenso wie im menschlichen wird auch im Säugetierorganismus Arachidonsäure gebildet, sodass wir sie mit jeder Fleischmahlzeit zu uns nehmen. Die bei uns übliche, normale Ernährung enthält etwa 200 bis 400 mg Arachidonsäure/Tag, der Körper selbst hat ca. 30 g gespeichert. Davon baut der Körper nur etwa 0,001g/Tag ab. Das bedeutet, dass Symptome und Beschwerden, wie sie z. B. bei Rheuma auftreten, selbst bei einer vorwiegend vegetarischen, also arachidonarmen Ernährung, nur sehr langsam verschwinden. Man muss daher zunächst viel Geduld aufbringen.

Noch vor nicht allzu langer Zeit galten Öle mit hochungesättigten Fettsäuren wie z. B. Distelöl als besonders cholesterinsenkend. Heute weiß man, dass *einfach* ungesättigte Fettsäuren wie z. B. in Olivenöl

	Fettgehalt g/100g	Einfach ungesättigte Fettsäuren g/100g
Olivenöl	100	73
Rapsöl	100	55
Sesamöl	100	40
Mandeln	54	37
Pistazien	51	35
Maiskeimöl	100	29
Kürbiskernöl	100	24
Butter	83	23
Erdnüsse	48	22
Sonnenblumenöl	100	21
Avocado	24	17
Walnussöl	100	16
Weizenkeimöl	100	15
Distelöl	100	12

oder Rapsöl eine bessere Wirkung besitzen. Sie gehören im Gegensatz zu den o. g. nicht zu den essenziellen Fettsäuren, d. h., der Körper kann sie selbst bilden. Dennoch sollten wir sie mit der Nahrung zu uns nehmen, denn sie bieten Schutz vor Fettstoffwechselstörungen (s. S. 210) sowie vor Brustkrebs (s. S. 228). Damit all die gesunden Fette ihre Schutzwirkung entfalten können, müssen wir sie *anstelle* der ungesunden Schlachtfette essen und nicht zusätzlich.

Wasser

Wasser ist mit 50 bis 60 Prozent der Hauptbestandteil des Körpers: Ohne Wasser können wir nicht leben. Es ist Lösungs- und Transportmittel und verantwortlich für den Wärmehaushalt. Die chemische Struktur des Wassers macht viele Vorgänge und Reaktionen im Körper überhaupt erst möglich.

Ernährung besteht aus Essen *und* Trinken, aber gerade Letzteres kommt besonders bei Frauen oft zu kurz. Sie haben sich das Trinken buchstäblich abgewöhnt, vielleicht aus Gewohnheit oder aus Angst, zu viel zu schwitzen oder aber, weil der Gang zur Toilette lästig ist. Aufgrund dessen leiden Frauen häufiger als Männer unter Blasenentzündungen durch eingewanderte Bakterien (s. S. 179). Fehlt Wasser, wird außerdem das Blut dickflüssig und die Durchblutung der Organe, besonders des Gehirns, lässt nach. Daher kann es zu Konzentrationsschwäche, Schwindel und Herz-Kreislauf-Beschwerden kommen. Die Folgen von langfristigem Flüssigkeitsmangel führen zu schweren Nierenschädigungen und nicht zuletzt auch zu frühzeitiger Faltenbildung. Eine gesunde Nierenfunktion mit reichlich Flüssigkeit reguliert außerdem das Säure-Basen-Verhältnis des Stoffwechsels.

Die Angst, mehr zu schwitzen, die viele Frauen haben, ist ganz unbegründet. Schwitzen ist eine lebensnotwenige Reaktion des Körpers: Durch die Verdunstung des Schweißes auf der Haut entsteht Kälte, die den Organismus vor Überhitzung schützt. Diese Flüssigkeit, die durch Schwitzen verloren geht, muss aber unbedingt wieder ersetzt werden, sonst kommt es zu den oben genannten Schädigungen.

Hunger ist ein Hinweis des Körpers, dass man bald wieder etwas essen sollte; *Durst* hingegen ist bereits ein Zeichen des Mangels. Daher ist es ganz wichtig, schon bevor der Durst sich meldet, etwas zu trinken.

Am besten eignen sich Mineralwässer, Leitungswasser, Saftschorlen oder ungesüßte Kräutertees. Auch saftige Früchte und Gemüse wie Melonen oder Gurken tragen zur Wasserversorgung des Körpers bei. Anders als oft behauptet wird, gehören Kaffee und schwarzer Tee ebenfalls zu den Flüssigkeitslieferanten. Dagegen zählen Milch und Milchprodukte oder Suppen und Brühen nicht zu den Getränken, sondern sind kleine Mahlzeiten. Auch Alkohol ist kein geeigneter Durstlöscher. Ideal sind etwa 2 Liter Wasser pro Tag; bei Sport, während der Menstruation oder bei Durchfällen sollte man mehr trinken. Außerdem kann Wasser beim Abnehmen helfen: Es hat keine Kalorien, aber es füllt den Magen und gibt damit ein gewisses Sättigungsgefühl.

Vitamine, Mineralstoffe und Spurenelemente

Diese Mikronährstoffe (mikro = klein), die ganz unterschiedlichen Stoffklassen angehören, können vom Körper nicht selbst hergestellt werden, sie sind daher essenziell. Nicht *ein* Vitamin oder *ein* Mineralstoff trägt zum Gesundbleiben bei, sondern der Körper benötigt alle Vitamine und Mineralien, die in einem komplizierten Zusammenspiel für Gesundheit und Wohlbefinden sorgen. Die offiziellen Organisationen für Ernährung aus Deutschland, Österreich (Austria) und der Schweiz (Conföderatio Helvetica) haben im Jahre 2000 die neuen «DACH-Referenzwerte für die Nährstoffzufuhr» erarbeitet:

Bedarf pro Tag

Substanz		Schwangerschaft	Stillzeit
Energie*	2300 kcal	+ 255 kcal	+ 635 kcal
Protein	48 g/Tag bei 60 kg Körpergewicht	58 g/Tag	63 g/Tag
Fett	30% der Energie	30–35% der Energie	30–35% der Energie
Vitamin A	0,8 mg	1,1 mg	1,5 mg
Vitamin D	5 µg	5 µg	5 µg
über 65 Jahre	10 µg		
Vitamin E (Schätzwert)	12 mg-Äquivalent	13 mg-Äquivalent	17 mg-Äquivalent
Vitamin B1	1,0 mg	1,2 mg	1,4 mg
Vitamin B2	1,2 mg	1,5 mg	1,6 mg
Niacin	13 mg-Äquivalent	15 mg-Äquivalent	17 mg-Äquivalent
Vitamin B_6	1,2 mg	1,9 mg	1,9 mg
Folsäure	400 µg	600 µg	600 µg
Pantothensäure	6 mg	6 mg	6 mg
Vitamin B12	3 µg	3,5 µg	4 µg
Vitamin C	100 mg	110 mg	150 mg
Calcium	1000 mg	1000 mg	1000 mg
Phosphor	700 mg	800 mg	900 mg
Magnesium	300 mg	310 mg	390 mg
Eisen (jünger als 50 Jahre)	15 mg	30 mg	20 mg
über 50 Jahre	10 mg		
Jod	200 µg	230 µg	260 µg
Zink	7 mg	10 mg	11 mg

*Der Energiebedarf verändert sich im Alter und durch Sport

Frauen scheinen bis auf wenige Ausnahmen einen geringeren Vitamin- und Mineralstoffbedarf zu haben als Männer, vermutlich aufgrund des normalerweise niedrigeren Körpergewichts. Nur während Schwangerschaft und Stillzeit ist der Bedarf höher als der von Männern.

Der Mehrbedarf an den meisten Vitaminen und Mineralstoffen ist während der Schwangerschaft und Stillzeit gedeckt, weil die Mutter in dieser Zeit ohnehin mehr essen soll und darf. Zu achten ist auf eine ausreichende Versorgung mit Folsäure, Jod und Eisen: Zusammen mit Calcium und Vitamin D sind dies die Mikronährstoffe, die besonders für Frauen während ihres ganzen Lebens wichtig sind.

Folsäure

Folsäure gehört zur Gruppe der B-Vitamine und ist in grünem Blattgemüse (Folio = Blatt), Getreidekeimlingen, Nüssen und Samen sowie Hülsenfrüchten reichlich enthalten. Dennoch ist ein Mangel nicht selten, denn Folsäure ist hoch empfindlich gegenüber Licht, Sauerstoff und Hitze: Selbst schonendes Kochen zerstört 50 Prozent der Folsäure. Lagerung bei Zimmertemperatur reduziert den Folsäuregehalt innerhalb weniger Tage sogar um mehr als $2/3$. Außerdem werden nur etwa 50 Prozent der in der Nahrung enthaltenen Folsäure resorbiert, während synthetische Folsäurepräparate (z. B. in Tablettenform) eine bessere Resorptionsrate haben. In den DACH-Ländern liegt die tägliche Folsäureaufnahme bei Frauen mit 168 bis 214 µg (Männer 197 bis 235 µg) deutlich unter dem Soll von 400 µg, sodass die «DACH-LIGA Homocystein» zumindest für Risikogruppen eine Ergänzung mit 400 µg/Tag für sinnvoll hält.

Zu den Risikogruppen zählen Schwangere und Frauen, die in absehbarer Zeit ein Kind bekommen wollen: Ein Mangel an Folsäure schon in der Frühschwangerschaft lässt das Risiko für eine Spina bifida (Neuralrohrdefekt, offener Rücken) des Ungeborenen steigen. Diese entsetzliche Fehlbildung entsteht bereits vier Wochen nach der Befruchtung (s. S. 119)

Folsäurereiche Lebensmittel (Auswahl) 100 g

	frisch µg	gegart µg
Kresse	110	
Fenchel	100	56
Brokkoli	90	48
Wirsing	90	46
Spinat	78	39
Grünkohl	60	27
Porree	56	31
Eisbergsalat	53	
Endiviensalat	49	
Stangenbohnen, grün	44	19
Brombeeren	34	
Weizenkeimflocken	520	
Nüsse	169	
Kalbsleber		247
Rinderleber		226
Weichkäse	50–85	

Durch eine ausreichende Folsäureversorgung der Mütter sind 70 bis 100 Prozent der Neuralrohrdefekte zu vermeiden. Auch andere Fehlbildungen, wie Lippen-Kiefer-Gaumenspalten, Anomalien der Harnwege sowie der Herz- und Blutgefäße kann Folsäure verhindern. Mit der Nahrung alleine lässt sich der Bedarf allerdings nicht decken. Junge Frauen, die jetzt oder später ein Kind haben wollen, sollten daher frühzeitig, d. h. noch vor der Empfängnis, mit einer medikamentösen Folsäure-Supplementation von 400 bis 600 µg Folsäure beginnen.

Folsäure spielt außerdem bei der Prävention von Herz-Kreislauf-Erkrankungen eine Rolle, denn sie baut das Homocystein ab, das beim Stoffwechsel von Eiweiß entsteht. Homocystein verursacht schwere Schäden an den Blutgefäßen und verstärkt die Blutgerinnung, wodurch das Blut verklumpt und die Gefahr von Infarkten steigt. Einseitige Ernährung (viel Fleisch, wenig Gemüse) und Rauchen sind Ursachen für einen erhöhten Homocysteinspiegel. Allerdings kann Folsäure *allein* das Homocystein nicht abbauen. Die Vitamine B_6 und B_{12} sind dabei dringend erforderlich. Es ist also notwendig, alle 3 Vitamine durch Bluttests zu kontrollieren und dann gegebenenfalls medikamentös zu substituieren.

Jod

Jod wird zur Bildung der Schilddrüsenhormone T3 (Trijodthyronin) und T4 (Thyroxin) gebraucht. Die Zahlen 3 und 4 geben an, wie viel Jodatome das Hormon besitzt. Vom T4, das weniger wirksam als das T3 ist, werden täglich etwa 80 bis 100 µg gebildet, vom T3 nur etwa 3 bis 10 µg. Das Verhältnis von T4 zu T3 wird vom Jodangebot bestimmt. Fehlt Jod, bekommt die Schilddrüse von der Hypophyse durch TSH (Thyroidea-stimulierendes Hormon) den Befehl, mehr hormonproduzierende Zellen zu bilden, wodurch im Laufe der Zeit ein Kropf (Struma) entstehen kann, der zunächst keine Beschwerden verursacht. Wächst er durch den Jodmangel weiter, kann sich der Kropf so vergrößern, dass er Druck auf Luft- und Speiseröhre ausübt. Die Betroffenen verspüren dann ein Engegefühl mit Schluckbeschwerden oder Atemnot. Bei länger andauerndem Jodmangel können sich später so genannte heiße Knoten bilden, die völlig ungehemmt (autonom) Hormone bilden und alle Symptome einer Schilddrüsenüberfunktion (Hyperthyreose) verursachen können wie Unruhe, Reizbarkeit, Gewichtsabnahme, Herzrasen, Menstruationsstörungen oder Augenprobleme.

Die Hormone der Schilddrüse haben Einfluss auf fast alle Körperfunktionen: Energiestoffwechsel, Herz und Kreislauf, Wärmeregulation, Wachstum, Leistungsfähigkeit und Sexualität. Schwerer Jodmangel betrifft umgekehrt ebenfalls fast alle Körperregionen und äußert sich in Gewichtszunahme, erhöhten Blutfettwerten, Müdigkeit, verlangsamtem Puls, Verstopfung usw. Allerdings ist das Beschwerdebild von Mensch zu Mensch sehr unterschiedlich, und nicht alle Symptome müssen gleichzeitig auftreten. Jodmangel bzw. der dadurch verursachte Kropf kann zu Schilddrüsenkrebs führen, wovon Frauen dreimal häufiger betroffen sind als Männer.

Jodgehalt in Lebensmitteln

	µg/ 100g*
Seelachs	156–250
Schellfisch	190–250
Kabeljau	120–140
Miesmuschel	130
Krabben, Garnelen	130
Rotbarsch	80
Lachs, geräuchert	40
Bachforelle	2–4
Käse	30–40
Milch	9
Hühnerei	10
Feldsalat	35
Pilze	19
Spinat	15
Radieschen	8
Kartoffeln	4
Haferflocken	4

*die Werte unterliegen starken Schwankungen, je nach Düngung und Fütterung

Deutschland gehört nach einer Definition der WHO zu den Jodmangelgebieten, in denen Kropf und Kretinismus (Entwicklungsstörung des kindlichen Organismus im Mutterleib durch Jodmangel, s. u.) überdurchschnittlich häufig auftreten. Der Grund dafür liegt in der Verarmung der Böden an Jod, das während der letzten Eiszeit aus Gesteinen und Böden ausgewaschen und ins Meer geschwemmt wurde.

Daher sind das Meer und seine Bewohner jodreich, während die Böden, die Pflanzen, die darauf wachsen und die Tiere, die diese Pflanzen fressen, nur wenig Jod enthalten. Um Schilddrüsenerkrankungen, die durch Jodmangel verursacht sind, einzudämmen, wird in Deutschland seit 1989 Kochsalz mit Jod versetzt. Durch dieses jodierte Speisesalz und Produkte, die damit hergestellt sind, bekommen Frauen im Mittel täglich 111 µg Jod (Männer 126 µg).

Um den Jodbedarf von 200 µg zu decken, sollte man täglich jodiertes Speisesalz und Lebensmittel, die mit jodiertem Speisesalz hergestellt wurden, verwenden wie Brot, Backwaren, Wurst und Käse. Außerdem sind 2 Mahlzeiten pro Woche mit Seefisch empfehlenswert. Während Schwangerschaft und Stillzeit steigt der normale Bedarf an 200 µg Jod noch einmal um 30 bis 60 µg. Bereits ab der 10. Schwangerschaftswoche arbeitet die kindliche Schilddrüse selbständig, die das Jod dafür dem mütterlichen Organismus entzieht.

Bis zu 70 Prozent aller Schwangeren haben am Ende der Schwangerschaft eine vergrößerte Schilddrüse, was auf einen Jodmangel schließen lässt. Der mütterliche Jodmangel birgt, wenn er nicht behoben wird, Gefahren für das Kind: Fehl- und Todgeburten, Fehlbildungen, gestörte Hirnentwicklung, verzögerte Lungenreifung oder Wachstumsstörungen können die Folgen sein. Nicht immer lässt sich der Bedarf allein durch die Nahrung decken, besonders dann, wenn man nicht gern Fisch isst oder sogar eine Fischeiweißallergie hat. In solchen Fällen, bestimmt aber während Schwangerschaft und Stillzeit, empfiehlt es sich, nach Rücksprache mit dem Arzt zusätzlich Jod in Tablettenform einzunehmen.

Eisen

Die wichtigste Aufgabe von Eisen ist, Sauerstoff und Kohlendioxid durch den Körper zu transportieren. Daher sind über 60 Prozent des Eisens im Körper im Hämoglobin gebunden, dem roten Farbstoff der Erythrozyten (rote Blutkörperchen). Diese transportieren den Sauerstoff mit Hilfe des Eisens von der Lunge zu den verschiedenen Organen und nehmen auf dem Rückweg das Kohlendioxid wieder mit zurück zur Lunge. Frauen haben 12 bis 16 g Hämoglobin/dl, Männer 14 bis 18 g/dl. Weitere 15 Prozent des Eisens sind im Myoglobin (roter Muskelfarbstoff) und in Enzymen gebunden; der Rest ist als Reserve gespeichert.

Fehlt Eisen, wird weniger Hämoglobin gebildet, was im schlimmsten Fall zu einer Anämie (Blutarmut) führt, mit der Folge, dass nicht genügend Sauerstoff transportiert werden kann. Allerdings werden auch Folsäure und Vitamin B_{12} zur Bildung von Hämoglobin gebraucht, sodass ein Mangel an diesen Vitaminen ebenfalls zu einer Anämie führen kann.

Generell zeigt sich Eisenmangel durch Erschöpfung, Müdigkeit, Konzentrationsschwäche, Kopfschmerzen, Leistungsminderung, Herzklopfen, Atemnot, Zungenbrennen und Verstopfung.

Schwerer Eisenmangel kommt in Europa, außer bei bestimmten Erkrankungen, nur sehr selten vor. Allerdings leiden Frauen (6,4 Prozent) häufiger als Männer (1,2 Prozent) unter einer latenten Eisenunterversorgung, denn durch die Menstruation und den damit verbundenen Blutverlust gehen monatlich etwa 20 mg Eisen, bei starken Blutungen sogar 40 bis 60 mg Eisen verloren.

Eisenreiche Lebensmittel

	µg/ 100g
Schweineleber	15
Kalbsleber	8
Rindfleisch	2,2
Schweinefleisch	1,1
Putenfleisch	1,4
Hafer	5,8
Weizen	3,3
Linsen	7,5
Spinat	4,1
Schwarzwurzel	3,3
Fenchel	2,7
Feldsalat, Mangold	2,0
Grünkohl	1,9

Eisen aus der Nahrung wird aktiv durch die Darmschleimhaut transportiert, dazu ist ein bestimmtes Transporteiweiß nötig. Fehlt dieses, z. B. nach Operationen, kann Eisen nicht resorbiert werden. In diesem Fall helfen nur Injektionen, um einem Eisenmangel vorzubeugen.

Bei gesunden Menschen ist die Aufnahme von Eisen aus dem Darm abhängig vom tatsächlichen Bedarf: Sind die Eisenspeicher gefüllt, ist die Resorptionsrate niedrig, sie kann aber, wenn ein größerer Bedarf besteht, auf über 80 Prozent steigen. Allerdings spielt es eine Rolle, ob das Eisen aus pflanzlichen oder tierischen Lebensmitteln stammt, wie z. B. Fleisch. Eisen ist nicht gleich Eisen, sondern kann seine Wertigkeit ändern. In tierischen Lebensmitteln ist es zweiwertig (Fe^{2+}, Hämeisen) und kann besser resorbiert werden als das dreiwertige Eisen (Fe^{3+}) aus pflanzlichen Lebensmitteln.

Kombiniert man in einer Mahlzeit Fleisch (also Hämeisen) mit Gemüse (Nicht-Hämeisen) verdoppelt sich dadurch die Resorptionsrate des Nicht-Hämeisens. Auch Vitamin C oder Zitronensäure verbessern die Resorptionsrate. Umgekehrt wird die Aufnahme durch Tannine (schwarzer Tee), Phytin (Getreide), Oxalsäure (Spinat) oder Phosphat (Wurstwaren) verschlechtert. Calcium (Milchprodukte) kann die Eisenaufnahme sogar um 50 bis 60 Prozent verringern.

Eine Überdosierung durch die Nahrung ist bei normaler Ernährung nicht zu befürchten. Eisentabletten sollte man jedoch nur auf ärztlichen Rat einnehmen, denn ein Zuviel an Eisen kann an der Entstehung von Herz-Kreislauf- und Tumorerkrankungen beteiligt sein. Als Grund wird oxidativer Stress, also die Bildung freier Radikale vermutet.

Calcium und Vitamin D

Mehr als 99 Prozent des Körperbestandes an Calcium (Frauen 750 bis 1100 g, Männer 900 bis 1300 g) sind zusammen mit Phosphor im Skelett und in den Zähnen gebunden. Das Skelettsystem stützt den Körper, es ist wichtig für die Fortbewegung und schützt die inneren Organe. Die Knochen bestehen zu etwa 50 Prozent aus Mineralien, davon ist der größte Teil Calcium, 25 Prozent sind Wasser und weitere 25 Prozent organisches Material. Sie sind keine statischen Gebilde oder tote Gewebe, die, einmal gebildet, für die Lebenszeit eines Menschen bestehen bleiben. Im Gegenteil: Das Knochengewebe besteht aus lebenden Zellen (Osteozyten), wird ständig auf- und abgebaut und hat sogar ein eigenes Blutsystem zu seiner Versorgung. Verantwortlich für diesen Umbau sind bestimmte Zellarten des Knochens: die Osteoblasten, die für den Knochenaufbau

Calciumreiche Lebensmittel	
	µg/ 100g
Hartkäse	800–1300
Sahne	80–120
Weichkäse	400
Schafskäse	450
Milch, Joghurt, Buttermilch	160
Quark	120
Fisch	20–40
Fleisch	5–45
Haselnüsse	225
Grünkohl	210
Leinsamen	198
Fenchel	109
Brokkoli	105
Hülsenfrüchte	70–140
Nüsse	30–130
Vollkornbrot	95

sorgen, und die Osteoklasten, die für den Abbau stehen. Normalerweise halten sich Knochenaufbau und -abbau die Waage; überwiegt der Abbau, führt das zu Osteoporose (s. S. 182).

Daneben erfüllt Calcium wichtige Funktionen im Stoffwechsel, etwa bei der Muskelkontraktion, der Nervenreizleitung, der Gerinnung, sowie als Bestandteil von Enzymen, die beispielsweise beim Kohlenhydratstoffwechsel eine Rolle spielen. Fehlt dafür Calcium, wird den Knochen Calcium entzogen: Der Körper bedient sich sozusagen aus den Knochen, als seien sie Vorratslager für Calcium, mit der Folge, dass die Knochensubstanz abnimmt.

Dieser Metabolismus des Calciums wird von den Hormonen Parathormon Calcitonin und Östrogenen (s. S. 20) sowie Vitamin D gesteuert.

Um einen Knochenabbau möglichst zu verhindern und damit der Osteoporose vorzubeugen, ist es wichtig, ausreichend Calcium zu sich zu nehmen. Das gilt nicht erst für Erwachsene, sondern bereits im Kindesalter und ganz besonders für junge Mädchen und Frauen.

Der Bedarf an Calcium beträgt 1000 mg/Tag. Lebensmittel mit dem höchsten Calciumgehalt sind Milch und Milchprodukte, sodass damit ein großer Teil des Calciumbedarfs gedeckt werden kann. Mineralwässer und Obstsäfte, die mit Calcium angereichert sind, können eine gute Ergänzung sein, besonders für Frauen mit einer Milcheiweißallergie.

Calcium aus der Nahrung wird zu etwa 20 bis 35 Prozent resorbiert, abhängig vom Körperbestand. Allerdings kann das Calcium mit anderen Bestandteilen der Nahrung Verbindungen eingehen, die die Resorption verschlechtern: Oxalsäure (Spinat, Rhabarber), Phytine (Getreide) und Phosphate (Wurstwaren, Schmelzkäse, Cola). Umgekehrt wird die Aufnahme durch Zucker und Milchsäure (Joghurt) verbessert.

Vitamin D, ebenfalls wichtig zum Knochenaufbau, enthalten nur wenige Lebensmittel wie Lebertran, fette Fische, Leber oder Eigelb. Viel wichtiger ist jedoch die Eigensynthese, denn es ist das einzige Vitamin, das der Körper selbst bilden kann, nämlich aus Sonnen(UV-)licht und Cholesterin.

Überdosierungen

So wichtig es ist, den täglichen Bedarf an Vitaminen oder Mineralien zu decken, so unangenehm können die Folgen durch ein Zuviel dieser Mikronährstoffe sein. Mit einer normalen Ernährung kann man zwar in der Regel Vitamine oder Mineralien nicht überdosieren, es gibt aber Ausnahmen.

Schwindel, Erbrechen, Schmerzen, Ausbleiben der Menstruation und Knochenbrüche können die Folgen einer Überdosierung von Vitamin A sein. Im Falle einer Schwangerschaft können sogar Missbildungen auftreten. Schwangere sollten daher nicht mehr als maximal 3 mg pro Tag zu sich nehmen und besonders in den ersten 4 Schwangerschaftsmonaten ganz auf den Verzehr von Leber verzichten, die häufig ein Vielfaches dieser Dosis enthält. Auch in den folgenden Schwangerschaftsmonaten ist Zurückhaltung geboten: alle 2 Wochen höchstes 100 g Leber. Lebensmittel mit ß-Carotin, der Vorstufe des Vitamin A, kann man jedoch unbedenklich essen.

Auch zu viel Jod kann zu gesundheitlichen Problemen führen. Mehr als 500 μg Jod/Tag sollten Gesunde nicht zu sich nehmen, für Schilddrüsenkranke gelten andere Grenzwerte. Durch Algen, z. B. in asiatischen Gerichten, kann dieser Wert schon mit einer einzigen Mahlzeit weit überschritten werden: Je nach Sorte enthalten Algen zwischen 5 und 4600 μg Jod/g Trockensubstanz. Auch innerhalb einer Sorte können die Konzentrationen stark schwanken, abhängig von Lagerung, Erntezeit usw. In Deutschland müssen Algen mit einem Jodgehalt von mehr als 20 μg Jod/g mit einem Warnhinweis versehen werden, allerdings wird diese Bestimmung nicht immer korrekt befolgt. Japaner und andere Asiaten, die sich zeitlebens jodreich ernähren, können gefahrlos diese Algen essen, denn ihre Schilddrüse ist an die hohen Konzentrationen gewöhnt. Keine Gefahr besteht für europäische Sushi-Liebhaber: Die Blätter der Nori-Alge, in die Sushi gewickelt werden, enthalten nur wenig Jod. Auch durch die Verwendung von Jodsalz ist eine Überdosierung nicht zu befürchten.

Das Spurenelement Selen hat in den vergangenen 50 Jahren eine vollkommen neue Geltung bekommen: Aus einer Substanz, die man für hochgiftig hielt, wurde aufgrund neuer Erkenntnisse ein essenzielles Spurenelement, das eine wichtige Rolle als Teil von Enzymen und als Antioxidans spielt und bei Untervorsorgung schwere Mangelerscheinungen nach sich zieht. Aus diesem Grund wird Selen zur Prävention von Krebs, Herz-Kreislauf-Erkrankungen und zur Stärkung des Immunsystems besonders in der Naturheilkunde eingesetzt. Allerdings gibt es bisher weder Studien, die die Wirksamkeit von hohen Dosen belegen, noch solche, die Nebenwirkungen untersucht haben. Die Empfehlungen reichen von 30 bis 70 μg pro Tag (DACH-Kommission) bis zu 100 bis 200 μg pro Tag zur Prävention. Nach heutigem Wissenstand scheinen 200 bis 400 μg Selen pro Tag ungefährlich zu sein, mehr als 800 μg können zu einer chronischen Selenvergiftung führen, die sich durch Verdauungsstörungen, Hautausschläge, Verlust von Haaren und Nägeln, Müdigkeit und Reizbarkeit äußert. Hohe Dosen können durch Wechselwirkung mit Jod außerdem zu einer Schilddrüsenunterfunktion führen. Ein erster Hinweis auf eine zu hohe Seleneinnahme ist ein knoblauchartiger Mundgeruch.

Sekundäre Pflanzenstoffe

Sekundäre Pflanzenstoffe, auch bioaktive Substanzen, gehören nicht zu den essenziellen Nährstoffen wie Vitamine und Mineralstoffe, dennoch können sie erheblich zu Gesundheit und Wohlbefinden beitragen. Erst Mitte der achtziger Jahre ist die Forschung auf sie aufmerksam geworden – wieder, müsste man streng genommen sagen. Denn die Kenntnis von den Heilkräften verschiedener Pflanzen ist viel älter als das Wissen über Kohlenhydrate, Eiweiß oder Fett. Bereits der Ägypter Imhotep, der als erster Arzt überhaupt gilt, kannte die Heilkraft der Pflanzen, ebenso wie später Galen, Paracelsus oder Hildegard von Bingen. Wahrscheinlich hat die Kunst, Krankheiten zu heilen und Schmerzen zu lindern, überhaupt erst mit der Kenntnis der Pflanzenheilkräfte begonnen.

Nicht nur Heilpflanzen, sondern auch pflanzliche Lebensmittel enthalten wirksame und heilende Inhaltsstoffe. Als Beispiel sei Knoblauch erwähnt, der seit Tausenden von Jahren als Heilmittel mit bakterien- und pilztötenden Eigenschaften eingesetzt wird. Auch die verdauungsfördernde Wirkung der Artischocke ist bereits seit dem 16. Jahrhundert bekannt.

Der Gebrauch bestimmter Nahrungsmittel als natürliche Arznei beruhte auf Erfahrung und Beobachtung mit zum Teil beachtlichen Erfolgen. Aber erst durch die Fortschritte in der Analysentechnik konnten die Inhaltsstoffe der längst bekannten Pflanzenheilkräfte bestimmt und zugeordnet werden. Nicht selten werden sie inzwischen in Labors synthetisiert und als eigenständiges Medikament verkauft.

Diese feineren Möglichkeiten in der Analytik brachten noch andere, überraschende Erkenntnisse zutage. Auch in normalen Lebensmitteln, wie Gemüse und Obst, gibt es medizinisch wirksame Substanzen, und eine ganz neue Wissenschaft entwickelte sich: die Ernährungs*pharmakologie*. Sie versucht zu klären, welchen Einfluss einzelne Bestandteile der täglichen Nahrung auf die Gesundheit haben können.

Inzwischen sind Tausende (die Angaben schwanken zwischen 10 000 bis 40 000) solcher Substanzen bekannt, und man fasst sie unter dem Namen sekundäre Pflanzenstoffe im Gegensatz zu den primären, wie Kohlenhydrate, Proteine usw. zusammen.

Diese sekundären Pflanzenstoffe gehören chemisch ganz unterschiedlichen Stoffgruppen an, wie z. B. Flavonoide, Carotinoide, Terpene, Phytosterine oder Isothiozyanate. Jede dieser Substanzen hat unterschiedliche Wirkungen im Organismus, z. B. können sie die Entstehung von Krebs hemmen und das Immunsystem stimulieren; sie haben antibiotische und entzündungshemmende Wirkung oder Einfluss auf die Östrogensynthese. Einen Überblick gibt die Tabelle:

Substanz	Wirkung	Vorkommen
Carotinoide, (z. B. Lycopin)	Wirken antioxidativ, vermutlich mit größtem Einfluss während der Promotionsphase, stimulieren das Immunsystem, Radikalfänger, schützen vor Arteriosklerose	Sind als natürlicher Farbstoffe in fast allen Obst- und Gemüsesorten enthalten, v. a. in roten und gelben Obst- und Gemüsesorten, auch in Brokkoli, Fenchel, Spinat
Glucosinolate (Senföle) Substanzen: Isothiozyanate, Thiozyanate und Indole.	Wirken krebsvorbeugend und antioxidativ, stimulieren das Immunsystem	In allen Kohlarten und scharf schmeckenden Gemüsen wie Meerrettich, Rettich, Kresse oder Senf
Phytoöstrogene (z. B. Isoflavonoide, Lignane)	Phytoöstrogene besetzen die Östrogenrezeptoren. Da sie aber eine viel geringere Wirkung als die menschlichen Östrogene haben, ist die Wirkung des Phytoöstrogen/Östrogen-Rezeptors niedriger. Dadurch kommt die krebsschützende Wirkung zustande.	Sojabohnen, Hülsenfrüchte, Leinsamen
Phytosterine	Wirken cholesterinsenkend, schützen vor Darmkrebs	Sonnenblumenkerne, Sesam, Nüsse, natives Sojaöl

Substanz	Wirkung	Vorkommen
Polyphenole (unter diesem Begriff sind verschiedene Substanzen ähnlicher Struktur zusammengefasst, die bekanntesten: Flavonoide)	Wirken antioxidativ und stimulieren das Immunsystem, wirken gegen Bakterien und Viren, schützen vor Speiseröhren-, Magen- und Darmkrebs und vor Herz-Kreislauf-Erkrankungen	Besonders in den Randschichten gelber Gemüse (flavus = gelb), aber auch in roten Trauben, Auberginen, Grünkohl, Weizenvollkorn
Protease-Inhibitoren	Wirken hemmend auf das Wachstum von Krebszellen und als Antioxidantien	In Hülsenfrüchten, Rote Bete, Soja- und Limabohnen
Saponine	Hemmen die Cholesterinrückresorption aus dem Darm und wirken daher cholesterinsenkend, reduzieren das Darmkrebsrisiko und stärken das Immunsystem	Hülsenfrüchte, besonders Kichererbsen, Sojabohnen (enthalten 5 verschiedene Saponine)
Sulfide – schwefelhaltige Substanzen	Wirken antimikrobiell, antioxidativ, beeinflussen die Blutgerinnung sowie die Fließeigenschaft des Blutes und stärken das Immunsystem, verdauungsfördernd	Knoblauch, Zwiebel, Lauch
Terpene – Aromastoffe	Wirken krebsvorbeugend, verhindern Bildung von Nitrosaminen, regen Appetit und Verdauung an, fördern den Gallefluss	In Obst, Kräutern und Gewürzen, Menthol aus Pfefferminze, Carvon aus Kümmel oder Limonen aus Zitronen
Ballaststoffe	Verdauungsfördernd, helfen gegen Übergewicht, normalisieren Blutzucker- und Cholesterinspiegel, schützen vor Darmkrebs	Vollkornprodukte, Hülsenfrüchte

Viele der sekundären Pflanzenstoffe, so viel ist heute bekannt, wirken als Antioxidantien bzw. Radikalfänger. Das bedeutet, dass sie unerwünschte, aggressive Substanzen im Stoffwechsel unschädlich machen und so vor Fettstoffwechselstörungen, Herz-Kreislauf-Erkrankungen oder Krebs schützen. Auch die Vitamine C und E sowie ß-Carotine, von denen allein 600 verschiedene bekannt sind, gehören dazu, ebenso das Spurenelement Selen. Allerdings konnte bis heute der genaue Wirkungsmechanismus noch nicht geklärt werden, sodass für einzelne Substanzen keine Dosisempfehlungen gegeben werden können.

Vermutlich ist auch nicht ein *einzelner* Stoff für die präventive Wirkung verantwortlich, sondern ein ganzer Cocktail mehrerer, bioaktiver Substanzen, die in Wechselwirkung miteinander stehen, wie am Beispiel von Lycopin bewiesen werden konnte. Lycopin gehört zu den Carotinoiden und findet sich hauptsächlich in Tomaten. In isolierter, also in Pillenform, entwickelt das Lycopin kaum seine antioxidative Wirkung. Isst man jedoch die ganze Tomate, entwickelt sich die volle, krebsschützende Kraft.

Nahrungsergänzungsmittel

Schenkt man den Aussagen der Werbung und populärwissenschaftlicher Zeitschriften Glauben, ist eine gesunde Ernährung ohne Nahrungsergänzungsmittel nicht möglich. Demnach enthalten Lebensmittel nicht mehr genügend Nährstoffe, da die Böden überdüngt oder ausgelaugt seien. Wissenschaftler haben aber keine derartigen Nährstoffverluste feststellen können, im Gegenteil, durch bessere Verarbeitungs- und Lagerungsbedingungen, z. B. durch Tiefgefrieren, sind Minderungen der Nährstoffkonzentrationen sogar reduziert worden. Hinzu kommt die größere Lebensmittelauswahl, z. B. durch exotische Obst- und Gemüsesorten.

Auch die Behauptungen, dass Präparate mit Vitaminen, Mineralstoffen, Radikalfängern oder bioaktiven Substanzen vor Krankheiten schützen, Beschwerden heilen, die Fitness stärken und als Mittel für das Anti-Aging unerlässlich sind, erweisen sich bei wissenschaftlicher Betrachtung als nicht stichhaltig. Die DGE warnt vor der unkontrollierten Einnahme solcher Produkte, da in vielen Fällen die Empfehlungen der Hersteller wissenschaftlich nicht korrekt oder irreführend sind.

Untersuchungen haben inzwischen sogar gezeigt, dass Megadosen nicht die erhoffte Schutzwirkung hatten, sondern in manchen Fällen sogar starke Schäden provozierten.

Es gibt jedoch Situationen, in denen es nötig und richtig ist, Mikronährstoffe zu ergänzen, z. B. bei Krankheiten, in der Rekonvaleszenz, während Schwangerschaft und Stillzeit, bei schwerer Erschöpfung und in Situationen, in denen man sich aus unterschiedlichen Gründen nicht entsprechend ernähren kann. Niemals sollte das jedoch nach dem Gießkannenprinzip – viel hilft viel – erfolgen. Die Dosierungen müssen mit dem Arzt genau besprochen und Wechselwirkungen mit anderen Medikamenten ausgeschlossen werden.

Die Frage nach Dosis und Wirkung wird von der orthomolekularen (ortho = richtig, gut) Medizin etwas anders beantwortet. Bei der orthomolekularen Therapie werden Substanzen wie Vitamine und Mineralstoffe eingesetzt, die natürlicherweise im Körper vorkommen und die für seine Gesunderhaltung erforderlich sind. Sie müssen in optimaler Konzentration vorhanden sein, die aber von Mensch zu Mensch und je nach Krankheitsbild unterschiedlich sein kann. Im Rahmen einer solchen Therapie kann es Dosierungsanleitungen geben, die die DACH-Werte weit übersteigen. Auch hier gilt: Niemals sollte man allein, ohne qualifizierte Beratung, Dosierungen ändern oder Nährstoffe zuführen.

Am besten nutzt man jedoch das gesundheitliche Potenzial der sekundären Pflanzenstoffe, indem man sich aus dem Garten der Natur bedient und reichlich Obst, Gemüse und Salat isst. Die DGE empfiehlt daher, täglich etwa 400 g Gemüse und 250 bis 300 g Obst zu essen.

Ernährungsverhalten – Mann und Frau im Vergleich

Studien haben gezeigt, dass es Unterschiede beim Ernährungsverhalten der Geschlechter gibt. Frauen essen häufiger Gemüse und Obst sowie weniger Fett und verhalten sich insgesamt gesundheitsbewusster. 66 Prozent der Frauen essen täglich frisches Obst, aber nur 45 Prozent der Männer. Auch bei der Auswahl anderer Lebensmittel spiegelt sich ein Geschlechterverhalten wider: Männer essen «männlich», z. B. gilt Fleisch als Symbol für Kraft, Virilität und Dominanz. Frauen essen hingegen «weiblich», z. B. Gemüse, Obst, Quark, die mehr den Gesundheits- und Wohlfühlaspekt repräsentieren. Das zeigt sich besonders deutlich im Restaurant, wenn das Essen frei gewählt werden kann. Die genauen Gründe für dieses Verhalten sind nicht bekannt, denn es gibt keine biologische Notwendigkeit dafür. Vielmehr scheinen soziologische Faktoren wie Tradition, Erziehung und Geschlechtsidentität die Ursache zu sein.

Trotz der unterschiedlichen Vorlieben richten sich in Ehe und Partnerschaften immer noch 90 Prozent der Frauen nach dem Mann und kochen nach seinen Vorlieben. Das bedeutet, dass Frauen weder ihren eigenen Wünschen noch ihren körperlichen Bedürfnissen nach bestimmten Nahrungsmitteln nachkommen. Da die weiblichen Verdauungsorgane langsamer arbeiten, müssten Frauen zudem öfter kleinere Mahlzeiten essen als Männer – ganz besonders vor und während der Periode, wenn sich Verstopfung und Durchfälle abwechseln können.

Frauen halten öfter Diät als Männer, allerdings haben beide dabei unterschiedliche Ziele: Frauen wollen abnehmen, um sich schlank und wohl zu fühlen und um dem gesellschaftlichen Schönheitsideal zu entsprechen. Die wenigen Männer, die eine Diät durchführen, legen mehr Wert auf den Gesundheits- und Fitnessaspekt. Überhaupt hat das Wohlbefinden im Verständnis von Gesundheit bei Frauen aller Altersgruppen den größten Stellenwert.

Schließlich spielt die Psyche bei der Auswahl der Lebensmittel eine nicht unerhebliche Rolle. Öfter als Männer greifen Frauen bei Stress zu Schokolade sowie anderen Süßigkeiten und haben beim Naschen gleichzeitig ein schlechtes Gewissen. Auch nach üppigen Essenseinladungen fühlen sich Frauen eher schuldig und versuchen, durch Essensverzicht oder Sport die «Sünden» wieder auszugleichen.

Frauengesunde Ernährung – praktische Tipps

Die Regeln für eine gesunde Ernährung sind einfach, und jeder kennt sie: Obst, Gemüse und Salat zum Sattessen, am besten über den Tag verteilt in 5 kleinen Mahlzeiten. Dazu 2- bis 3-mal pro Woche Fleisch, ebenso oft Fisch, täglich Vollkornbrot und Vollkornprodukte und besonders für Frauen nicht zu vergessen: Milch und Erzeugnisse daraus. Unverständlich ist, warum gerade die gut informierten Frauen sich so wenig vor ernährungsbedingten Krankheiten wie Adipositas (Übergewicht), Diabetes oder Herz-Kreislauf-Erkrankungen schützen können. Liegt es vielleicht daran, dass Frauen zwar Karriere im Beruf machen wollen, gleichzeitig aber auch die Versorgung des Haushaltes mit Kindererziehung und Kochen übernehmen (müssen)? Soziologische Studien zeigen, dass Frauen immer noch verantwortlich sind für Kindererziehung und Haushaltsführung, selbst wenn sie vollzeiterwerbstätig sind. Das bedeutet Stress und Zeitmangel, der sich nicht zuletzt bei der Nahrungszubereitung auswirkt, wodurch die Qualität der Ernährung unter Umständen leidet und nicht den Bedürfnissen des weiblichen Körpers entspricht.

Hier ein paar Tipps, die Regeln der DGE bzw. die gesunde mediterrane Ernährung leichter in den Alltag einzubauen:

Täglich frisches Obst und Gemüse, am besten 5 Portionen am Tag: Essen Sie abwechslungsreich alle Obst- und Gemüsesorten, die der Markt bietet. Sie können sogar Gemüse mit Obst zusammen zubereiten, das gibt interessante neue Geschmackserlebnisse. Wählen Sie «bunte» Sorten und zaubern Sie mit der Vielfalt der Möglichkeiten einen Regenbogen auf Ihren Teller. Aber: Einkaufen, Gemüse waschen und putzen kosten viel Zeit, außerdem ist Gemüse besonders im Winter teuer. Was tun? Verwenden Sie tiefgekühltes Gemüse: Die Qualität ist sehr gut, Putzen entfällt, und man kann es leicht bevorraten. Berücksichtigt man den Abfall, ist Tiefkühlgemüse nicht teurer als frisches. Vorbereitetes Obst beim Fernsehen isst jeder gern – anstelle von Chips. Ein Glas Gemüse- oder Fruchtsaft zählt als eine Portion von den empfohlenen 5.

Getreideprodukte – mehrmals am Tag: Vollkornprodukte versorgen Sie mit den wertvollen Ballaststoffen. Deutschland ist das Land der vielen Brotsorten – probieren Sie neue Vollkornbrote, die man zur besseren Bekömmlichkeit kurz toasten kann. Verwenden Sie Leinsamen, die versorgen Sie mit gutem Fett, Phytoöstrogenen und Ballaststoffen. Rühren Sie Müsli oder Getreideflocken in Ihren Joghurt. Das eignet sich, zusammen mit Obst, gut als Zwischenmahlzeit!

2- bis 3-mal pro Woche Fleisch: Wenn Sie weniger Fleisch essen wollen, Ihre Familie aber auf einer Fleischmahlzeit besteht, bereiten Sie das Fleisch getrennt von Gemüse und Beilagen zu. Sie können sich dann daran satt essen und das Fleisch den anderen überlassen. Viele meinen fälschlicherweise, dass es schneller geht, ein Stück Fleisch zu braten, als Gemüse zuzubereiten: Denken Sie an die Fettspritzer und die Bratpfanne, die gereinigt werden müssen. Ein Gemüsetopf ist schnell wieder sauber.

2-mal pro Woche Fisch: Wenn Sie keinen frischen Fisch bekommen, ist auch tiefgefrorener gut geeignet. Um dem Körper die gesunden Omega-3-Fettsäuren zuzuführen, ist es gleichgültig, ob Sie geräucherten Fisch essen oder frischen Fisch zubereiten. Wichtig ist, dass Sie dazu das richtige Fett, wie z. B. Olivenöl, verwenden: Sahnesoße zum Lachs macht die günstige Wirkung des Fischfettes wieder zunichte.

Wenig Fett und fettreiche Lebensmittel: Verwenden Sie zur Essenszubereitung hochwertige Öle, z. B. kaltgepresstes Olivenöl (s. o.) oder das geschmacksneutrale Rapsöl. Es gibt heute sehr gute und preiswerte Öle in den großen Supermärkten. Sparen Sie Bratfett, pinseln Sie die Pfanne mit Öl aus, das genügt in den meisten Fällen. Gehen Sie sparsam mit Sahne um, verwenden Sie stattdessen Milch und geben zum Schluss einen Schuss Sahne zu dem Gericht. Sparen Sie Streichfette auf dem Brot, essen Sie stattdessen Tomaten, Gurken usw. dazu. Das Butterflöckchen auf dem Auflauf ist in den meisten Fällen überflüssig. Als Alternative zu Wurst eignet sich Quark, z. B. herzhaft angemacht mit Gurke oder Tomate. Es gibt auch sehr wohlschmeckende, vegetarische Brotaufstriche. Verwenden Sie mindestens einmal am Tag unerhitztes, also frisches Öl, z. B. zum Salat.

Täglich Milch- und Milchprodukte: Joghurt, Buttermilch und andere gesäuerte Milchprodukte sind oft besser verträglich als Milch. Quarkspeisen mit Obst oder herzhaft angemachter Quark mit Pellkartoffeln kombinieren ideal die für Frauen wichtigen Nährstoffe. Mit Müsli und/oder Leinsamen zusammen versorgen Milchprodukte den Körper gleichzeitig mit den notwendigen Ballaststoffen.

Gut würzen, aber Zucker und Salz nur in Maßen: Verwenden Sie anstelle von Salz viele Kräuter und Gewürze. Die Gewürze der indischen Küche helfen bei Verdauungsbeschwerden (s. S. 172). Verbieten Sie sich nicht hin und wieder kleine Naschereien, aber essen Sie Süßes bedächtig und mit Genuss. Lassen Sie z. B. Schokolade langsam auf der Zunge zergehen: Die Schokolade entfaltet so viel mehr Geschmack.

Reichlich Flüssigkeit: Trinken Sie viel Wasser, Obstsaftschorlen oder Kräutertees über den Tag verteilt. Um das Trinken nicht zu vergessen, stellen Sie sich an strategisch wichtige Punkte etwas zu trinken und immer, wenn Sie daran vorbeigehen, trinken Sie kräftig davon. Nehmen Sie sich Ihr Lieblingsgetränk mit an den Arbeitsplatz. Cola und süße Limonaden löschen nicht den Durst, zählen nicht als Getränk und haben viele leere Kalorien.

Garen Sie schonend: Bei niedrigen Temperaturen sind die Vitaminverluste gering. Kochen Sie Gemüse nicht «tot», kurze Garzeiten bewahren den Geschmack und die Vitamine. Hoch erhitzte Fette sind ungesund und können krebserregend wirken.

Essen Sie vielseitig und abwechslungsreich: Es gibt kein Nahrungsmittel, das alles enthält, was der Körper zum Gesundbleiben braucht. Verwenden Sie in Ihrer Küche daher viele verschiedene Gemüse- und Obstsorten; auch Kräuter haben wertvolle Inhaltsstoffe. Kombinieren Sie nach Herzenslust, und probieren Sie alles aus.

Essen Sie mit Muße und Ruhe: Vermutlich ist diese Regel die schwerste, wenn die Zeit ständig knapp ist. Aber denken Sie daran: Zum Essen und Trinken gehört auch Geselligkeit – und gemeinsames Essen am Familientisch fördert die Kommunikation. Essen Sie nicht beim Fernsehen, Sie haben keine Kontrolle über das «Was» und «Wie viel», Sie essen zu schnell und mehr, als Sie eigentlich wollten. Das Essen zuzubereiten kostet Zeit – nehmen Sie sich die gleiche Zeit, um es zu genießen.

Essen Sie bedarfsgerecht, und bleiben Sie in Bewegung:

- Essen Sie nur das, was Sie wollen.
- Essen Sie nur dann, wenn Sie Hunger haben.
- Essen Sie nur so viel, wie Sie brauchen.
- Planen Sie Bewegung ein, damit Sie sich wohl fühlen und in Schwung bleiben.

TEIL 2:

DIE EINZELNEN LEBENSPHASEN

Pubertät

Jeder Mensch, der heute erwachsen ist, hat die Zeit der Pubertät durchlebt, die Jean-Jacques Rousseau «die zweite Geburt» nennt: Der kindliche Körper verändert sich, er verliert seine weichen Formen und entwickelt sich zu dem eines Erwachsenen. Die körperlichen und sozialen Veränderungen sind in keinem anderen Lebensabschnitt so gravierend wie in dieser Zeit.

Die Pubertät beginnt mit einem plötzlichen Längenwachstum, das für die Veränderung der Körperproportionen verantwortlich ist: Die Arme sind zu lang, Füße und Hände zu groß. Bei Mädchen entwickeln sich die Brüste, der Fettgehalt des Körpers nimmt zu, und die Hüften runden sich. Diese sichtbaren Veränderungen beginnen zwischen dem 8. und 9. Lebensjahr und sind mit 16 bis 18 Jahren abgeschlossen, bei Jungen dauert der Prozess ein bis 2 Jahre länger. Auch dafür sind Hormone verantwortlich (s. S. 16.): Der Hypothalamus hat einen bestimmten Reifegrad erreicht und gibt an die Hypophyse mit dem GnRH (Gonadotropin Releasing Hormon) den Impuls, die Hormone FSH und LH zu bilden, die ihrerseits auf die Eierstöcke wirken und die Hormonproduktion anregen. Dadurch vergrößern sich die primären sowie sekundären Geschlechtsmerkmale (s. S. 134), und die Schambehaarung beginnt zu sprießen. Da die Entwicklung nicht auf beiden Seiten gleichzeitig abläuft, kann eine Brust zunächst stärker entwickelt als die andere oder einseitig druckempfindlich sein. Mit dem Ende der Pubertät haben sich unter dem Einfluss von Östrogenen die Brustdrüsen voll entwickelt. Sie bleiben aber inaktiv, bis die nächste Hormonflut in Gestalt einer Schwangerschaft über sie hereinbricht.

Die erste Regelblutung (Menarche) bekommen Mädchen etwa 2 Jahre nach dem Einsetzen der Brustentwicklung. Zwischen den folgenden Blutungen können zunächst sogar mehrere Monate liegen, da die Hormonproduktion noch nicht koordiniert in Zyklen und ohne Eisprung abläuft. Es kann noch bis zu 2 Jahren dauern, bis aus dem Mädchen eine geschlechtsreife, junge Frau wird, obwohl sie längst voll entwickelt ist. Bei Jungen ist es genau umgekehrt: Sie behalten ihr kindliches Äußeres, sind aber bereits mit etwa 13 Jahren zeugungsfähig.

Diese nüchternen Daten, die das Erwachsenwerden beschreiben, erklären nur annähernd die Veränderungen, die mit dem kindlichen Körper vorgehen. Nicht nur die Proportionen verändern sich und rufen Staunen, Erschrecken oder gar Abscheu bei jungen Mädchen hervor. Auch das Bewusstsein, plötzlich eine Brust und Schamhaare zu bekommen, verstört viele zutiefst und lässt sie schamhaft werden: Plötzlich schließen sie die Badezimmertür hinter sich ab und empfinden sogar körperliche Berührung und Schmusen mit den Eltern als unangenehm.

Zudem nimmt mit der Pubertät die Produktion von Schweiß zu, der obendrein unangenehm riecht. Haut und Haare werden fettig, und zu allem Überfluss sprießen auch noch Pickel. Zu einem großen Teil ist das Testosteron, das ja auch von Frauen gebildet wird, daran schuld. Während der Pubertät ist das Verhältnis von Östrogenen zu Testosteron noch nicht ausgewogen mit der Folge, dass die Talgproduktion steigt.

Eine ausgewogene Ernährung (s. S. 61) und Sport, besonders an frischer Luft, können etwas gegen die Pickel helfen. Am besten ist es besonders bei schwerer Akne, einen Arzt um Rat zu fragen. Da es ganz unterschiedliche Formen gibt, erfordern sie jeweils andere Behandlungen. In keinem Fall dürfen die Pickel ausgedrückt werden, denn dadurch können unangenehme Entzündungen entstehen. Entgegen der weit verbreiteten Meinung verschlimmert Schokolade die Akne allerdings nicht.

Mit der Pubertät treten außerdem unerwartete und heftige Stimmungsschwankungen auf, die sowohl die Eltern als auch die Heranwachsenden selbst tief erschrecken können. Daran sind nicht nur die Hormone schuld, sondern bestimmte Teile des Gehirns reifen erst während dieser Entwicklungsphase endgültig, und andere organisieren sich neu. Zwar betrifft das nur sehr kleine Areale, aber gerade diese sind für Selbstbeherrschung, logisches Denken und Augenmaß verantwortlich. Jugendliche sind daher emotional sowie sozial unfertig und nicht fähig, die Gefühle anderer Menschen schnell zu erfassen und zu begreifen. Auf Reize und Stimulationen reagieren sie für Erwachsene unverständlich und sind dabei selbst zutiefst verunsichert und verwirrt. Teenager haben mit ihrem Vorwurf, von niemandem verstanden zu werden, vollkommen Recht, bestätigte Charles Nelson, Direktor des

«Center for Neurobehavioral Development» an der University of Minnesota, USA.

Gleichzeitig hat die Gehirnentwicklung in dieser Phase maßgeblichen Einfluss auf das spätere Leben als Erwachsener: Werden die Gehirnzellen angeregt und gefördert, wachsen und gedeihen sie, andernfalls werden sie verkümmern und absterben. Trotz dieser Erkenntnisse gibt es Warnungen, Kinder und Heranwachsende in besondere Förder- oder Lernprogrammen einzubinden. Viel wichtiger ist es, dass sich die Eltern liebevoll mit ihren Kindern beschäftigen und ausreichend Zeit mit ihnen verbringen.

In dieser Zeit ist das Gehirn nicht nur empfänglich für psychische und intellektuelle Einflüsse, sondern auch besonders empfindlich gegenüber Drogen, Alkohol und Nikotin!

Ernährung und Verhalten in der Pubertät

Der jugendliche, wachsende Körper hat einen hohen Bedarf an allen Nährstoffen, Vitaminen und Mineralstoffen. Doch Vorsicht: Der Körper darf nicht mit zu viel Kalorien gemästet werden! Übergewicht in der Kindheit kann dazu führen, dass die Pubertät früher einsetzt und dass das Mädchen später als Erwachsene dick werden wird – mit allen damit verbundenen Risiken. Mehr noch als für Erwachsene ist für Kinder und Jugendliche Spiel, Sport und Bewegung wichtig. Das fördert die Kommunikation mit anderen, reduziert seelische Spannungen, fördert das Körperbewusstsein und verringert pubertäre Speckpölsterchen.

Weil das Thema so komplex ist, geben wir nur einige, wenige Hinweise und verweisen auf die Fachliteratur zu Ernährung von Kindern und Jugendlichen.

Das Knochenwachstum ist in dieser Zeit enorm: Bis zum Ende der Adoleszenz (Jugendalter, bis etwa 21 Jahre) werden 90 Prozent der Knochenmasse aufgebaut. Dafür benötigt der Körper täglich etwa 1200 mg Calcium, die am besten nicht in einer Mahlzeit, sondern in kleinen Portionen über den ganzen Tag verteilt gegessen werden sollten. Milch und Milchprodukte wie Joghurt, Quark oder Käse sind die besten Calciumlieferanten. Auch einige Gemüse enthalten Calcium, wie z. B. Brokkoli, Fenchel, Lauch oder Sesamsamen und Nüsse

(s. S. 53). Gerade in der Pubertät beginnen aber Mädchen, ihre eigenen Ernährungsvorstellungen zu entwickeln; nicht selten gehört auch dazu, bestimmte Lebensmittel, wie Milch, abzulehnen oder sogar zu verweigern. Dann muss man etwas tricksen und Milch und Milchprodukte in Speisen verstecken. Auch calciumhaltige Mineralwässer und Obstsäfte leisten ihren Beitrag zur Versorgung. Nicht zuletzt ist das auch für Mütter wichtig, die sich damit gleichzeitig vor späterer Osteoporose schützen!

Für Heranwachsende ist ferner eine ausreichende Jodversorgung wichtig. Der Bedarf liegt bei 180 bis 200 µg pro Tag (s. S. 49). Untersuchungen haben gezeigt, dass 50 Prozent aller Mädchen in Deutschland während der Pubertät eine vergrößerte Schilddrüse als Zeichen einer Jodunterversorgung haben. An Konzentrationsschwäche, Müdigkeit, Lernschwierigkeiten oder Antriebslosigkeit ist nicht immer die «Null-Bock-Stimmung» schuld, sondern auch eine Jodunterversorgung kann die Ursache sein.

Es gibt allerdings kaum ein Lebensmittel, das nennenswerte Mengen an Jod enthält, ausgenommen Seefisch. Aus diesem Grund ist es wichtig, jodiertes Speisesalz im Haushalt zu verwenden. Um ganz sicherzugehen, dass der Teenager ausreichend mit Jod versorgt wird, kann man, nach Rücksprache mit dem Arzt, mit Jodtabletten vorbeugen.

Auf keinen Fall sollten Sie die U 10 versäumen, die letzte von der Krankenkasse bezahlte Vorsorgeuntersuchung, die zwischen 10 und 14 Jahren fällig wird. Alle Probleme und Fragen, die mit der Pubertät und einer gesunden Entwicklung zusammenhängen, können dabei besprochen und Störungen gegebenenfalls früh genug behandelt werden.

Menstruation

Bei den meisten Mädchen setzt die monatliche Regelblutung (Menstruation, menstruus = allmonatlich) erstmals zwischen dem 11. und 15. Lebensjahr ein, andernfalls spricht man von Früh- beziehungsweise Spätmenarche.

Die Unwissenheit über die regelmäßige Blutung bei Frauen hat in der Vergangenheit zu den absurdesten Phantasien geführt: So deutete Hippokrates, der «Vater» der Medizin (460–377 v. Chr.), die Regelblutung als «Abgabe überschüssiger weiblicher Körperflüssigkeit». Der Arzt, Naturforscher und Philosoph Paracelsus entdeckte 1520 sogar ein angebliches Menstrualgift, das Mentoxin. Von dessen Existenz war man bis ins 20. Jahrhundert überzeugt, woraus sich erklärt, warum Frauen während ihrer Periode z. B. nicht in Weinkellereien arbeiten durften («Der Wein könnte sauer werden.»).

Viele Völker glauben bis heute, menstruierende Frauen seien unrein, und verbieten ihnen für diese Zeit das Verlassen des Hauses, den Besuch von Kultstätten oder das Zubereiten bestimmter Mahlzeiten. In Deutschland begann die Medizin vor etwa 50 Jahren, mit dem Irrglauben von der monatlichen weiblichen Unreinheit aufzuräumen. Dennoch durften Mädchen und Frauen bis ca. 1970 während der Regelblutung unter anderem kein Blut spenden oder im Sportunterricht «mitturnen».

Das Märchen von der Unreinheit der Menstruation spiegelt zu einem wesentlichen Teil die männliche Verunsicherung über den unbekannten weiblichen Körper wider: «Was passiert da unter der Oberfläche?», fragt sich so mancher Mann, und weil das alles so unerklärlich-unsichtbar und obendrein auch noch blutig ist, ist dieses Thema vielen Männern unbehaglich. Dabei gibt es in der Tat handfeste Gründe, die Menstruation als nicht gerade segensreich zu empfinden: Viele Frauen leiden während dieser Zeit unter Pickeln, Körpergeruch, fettigeren Haaren oder Stimmungsturbulenzen. Gewichtsschwankungen von bis zu 2 kg sind nicht selten, ebenso ein Spannen in der Brust oder das Gefühl, «aufgebläht» zu sein. Doch es gibt auch überraschend Positives zu berichten: So ergab eine Studie der Universität Bochum, dass Frauen während der Menstruation wegen des niedrigeren Progesteronspiegels besser räumlich denken können als davor oder danach.

Hormoneller Ablauf

Ein Menstruationszyklus ist die Zeit zwischen dem ersten Tag der Regelblutung und dem letzten Tag vor der nächsten Blutung. Im Durchschnitt dauert der Zyklus 28 Tage, es gibt jedoch große individuelle Unterschiede. Zykluslängen von 25 bis 35 Tagen gelten als normal. Nur jede 10. geschlechtsreife Frau hat eine dauerhaft gleich bleibende Zykluslänge von genau 4 Wochen. Hat sich ein bestimmter Rhythmus einmal eingestellt, bleibt er meist über Jahrzehnte hinweg relativ konstant.

Der Ablauf der Menstruation wird hormonell gesteuert: Östrogene lassen in den Eierstöcken mehrere Eizellen heranreifen, von denen eine beim Eisprung, bei einem 28-Tage-Zyklus meist zwischen dem 12. und 14. Tag, ausgestoßen wird. Die Östrogene sorgen zudem für das Anwachsen der Gebärmutterschleimhaut um bis zu 8 mm. Nach dem Eisprung bilden die Eierstöcke den Gelbkörper, der das Gelbkörperhormon (Progesteron) produziert. Hat sich ein befruchtetes Ei eingenistet, wird etwa 6 Tage nach der Einnistung (Nidation) von jenem Zellhaufen, aus dem sich später die Plazenta entwickeln wird, das Schwangerschaftshormon hCG (humanes Choriongonadotropin) produziert. Erhält der Körper dieses Signal nicht, geht der Gelbkörper zugrunde, und der Progesteronspiegel sinkt, wodurch die hoch aufgebaute Gebärmutterschleimhaut ausgestoßen wird. Dies dauert etwa 4 Tage, bei den meisten Frauen ist der 2. Tag der blutungsstärkste. Mit jeder Blutung verliert eine Frau durchschnittlich 60 bis 100 ml Blut und damit ca. 20 mg Eisen.

Beschwerden und Zyklusstörungen

Die normale, beschwerdefreie Menstruationsblutung heißt *Eumenorrhoe* (Eu = gut, Menos = Monat, Rhoe = Fluss), dauert zwischen 3 und 5 Tagen und ist gekennzeichnet durch eine langfristige Regelmäßigkeit in Dauer und Stärke.

Abweichend davon gibt es Blutungsanomalien, die man in Rhythmusstörungen (sie beziehen sich auf das Blutungsintervall) und Typusstörungen (sie beziehen sich auf die Blutungsstärke) unterteilt sowie Störungen der Befindlichkeit im Zusammenhang mit der Menstruation.

Der Übergang von der unauffälligen zur gestörten Regel ist meistens fließend. Gut beraten ist, wer gleich zu Beginn der Veränderungen zum Arzt geht, denn mit der Diagnose ist oft auch die Zahl der Ursachen schnell eingegrenzt. Unabhängig davon sollte sich jede Frau vergegenwärtigen: Ihr Körper kennt Blutungsstörungen – ob diese unnatürlich sind oder nicht, hängt lediglich vom Zeitpunkt ihres Auftretens ab. So sind bei jungen Mädchen Unregelmäßigkeiten durchaus normal. Auch in der Zeit um die Menopause herum leiden viele Frauen unter Zyklusstörungen, verursacht durch die Abnahme der Aktivität der Eierstöcke. Kommt es zwischen diesen beiden Lebensphasen zu Blutungsstörungen, sollte nach der Ursache gesucht werden, denn sie können Ausdruck einer ernsthaften Erkrankung sein und/oder das Wohlbefinden beeinträchtigen. Dies gilt besonders für die häufigste menstruelle Begleiterscheinung, die Unterleibsschmerzen (Dysmenorrhoe, s. u.). Oft leiden menstruierende Frauen auch unter Spannungsgefühlen und Schmerzen in der Brust, hervorgerufen durch östrogenbedingte Wassereinlagerungen im Brustgewebe. Sie sind zwar ungefährlich, aber unangenehm. Oder es treten Darmprobleme (s. S. 169) auf, sowohl Verstopfungen als auch Durchfälle. Bei jeder 10. Migränepatientin (s. S. 184) verstärken sich die Migräneattacken vor oder während der Periode.

Aufschluss über die Gründe für Beschwerden und Auffälligkeiten bei den Intervallen und/oder der Stärke der Blutung kann ein Hormonspiegel geben. Wichtig ist auch die Frage, wie Sie bislang verhütet haben. Eine Begleiterscheinung der «Spirale» z. B. können verstärkte

Name der Störung	Verlauf	Dauer/Zeitpunkt
Störungen des Rhythmus		
Polymenorrhoe	Unregelmäßige oder regelmäßig verkürzte Zyklen	Zykluslänge unter 25 Tagen
Oligomenorrhoe	Seltene Blutung mit stark verlängerten Zyklen	Zykluslänge über 35 Tage, unter 3 Monaten
Störungen des Typus		
Amenorrhoe	Primär: Es hat noch nie eine Blutung stattgefunden. Sekundär: Die Blutung hat ausgesetzt.	Sekundär: Mehr als 6 Monate nach stabilem, mehr als 12 Monate nach instabilem Zyklus
Hypermenorrhoe	Verstärkte Blutung	
Hypomenorrhoe	Verminderte Blutung	
Menorrhagie	Verstärkte und verlängerte Blutung	Länger als 6 Tage
Metrorrhagie	Verstärkte Blutung außerhalb des Zyklus	7 Tage und länger dauernde Zwischen- oder Zusatzblutung
Störungen der Befindlichkeit		
Dysmenorrhoe	Schmerzhafte Blutung mit Krämpfen	Einsetzen kurz vor der Blutung, Ende ca. am 2. Tag der Blutung
Prämenstruelles Syndrom (PMS)	Verschiedene körperliche und psychische Beschwerden	Einsetzen in der 2. Zyklushälfte, Ende meist am Beginn der Blutung

Blutungen sein. Zyklusstörungen können allerdings ebenso organische Ursachen haben wie Myome (s. S. 143) oder Endometriose (s. S. 143, 174). Auch Über- und Untergewicht, die Einnahme von Medikamenten oder Leistungssport sowie Klimaveränderungen bei Reisen können Einfluss auf Rhythmik und/oder Stärke der Blutung nehmen.

Schmerzhafte Menstruation (Dysmenorrhoe)

Viele Frauen leiden gerade am Beginn der Regelblutung unter Schmerzen. Sind sie sehr stark und ähneln regelrechten Krämpfen, strahlen zudem bis in den Rücken aus und gehen mit einem allgemeinen Unwohlsein einher, sprechen Ärzte von Dysmenorrhoe (dys = fehlerhaft, menos = Monat, rhoe = Fluss). Bei etwa 20 Prozent aller Frauen in Deutschland besteht wegen ausgeprägter Beschwerden eine Therapiebedürftigkeit. Etwa 5 Prozent der Frauen reagiert auf das Ablösen der Uterusschleimhaut so heftig, dass nur Bettruhe mit Wärmflasche und Entspannung Linderung verschaffen. Die Dysmenorrhoe kann bis zum 3. Tag der Menstruation anhalten.

Leidet eine Frau seit frühester Jugend unter starken Schmerzen, spricht man von einer primären Dysmenorrhoe. Sie äußert sich neben den krampfartigen Unterleibsschmerzen durch das Abgehen von Gebärmutterschleimhaut in größeren Gewebsstücken. Sekundär ist eine Dysmenorrhoe, die sich aufgrund organischer Erkrankungen bei Frauen entwickelt, die bereits jahrelang eine normale Regel hatten. Die Symptome gleichen denen der primären Dysmenorrhoe, nur ist der Schmerz oft nicht allein in der Beckengegend lokalisiert, sondern strahlt von dort auf den ganzen Körper aus. Außerdem kann zusätzlich Fieber auftreten.

Beide Arten der Dysmenorrhoe werden oftmals begleitet von Symptomen, die denen des prämenstruellen Syndroms (PMS, s. u.) sehr ähnlich sind. Auslöser der Krämpfe, die auch mit «kleinen Wehen» verglichen werden, kann unter anderem ein Überschuss an Prostaglandinen sein. Diese hormonähnlichen Stoffe, die sich vor der Blutung bilden, bewirken, dass sich die Blutgefäße verengen. In der Folge zieht sich die Gebärmutter zusammen und stößt ihre Schleimhaut ab. Dieser Vorgang wiederum lässt erneut Prostaglandine entstehen, die in die Blutbahn ausgeschüttet werden und heftige Krämpfe auslösen.

Gründe für eine primäre Dysmenorrhoe können aber auch eine anormale Lage oder Missbildungen des Uterus, eine gestörte Hormonbalance zwischen Östrogen und Gestagen, eine Endometriose oder psychische Faktoren sein. Auch der Mangel an Progesteron, dem Gelbkörperhormon, das in der 2. Hälfte des Zyklus vom Gelbkörper gebildet wird, ist oft Ursache der Beschwerden.

Die Verursacher der sekundären Dysmenorrhoe können z. B. Schleimhautpolypen, Tumore in der Gebärmutter, Entzündungen und Verwachsungen im Becken, Endometriose, eine Verengung des Gebärmutterhalskanales oder eine nicht gelungene Operation im Genitalbereich sein.

In der Erforschung von Menstruationsbeschwerden wird zunehmend auch die Psyche berücksichtigt. So wird bei Frauen mit starkem Kinderwunsch oft eine sekundäre Dysmenorrhoe diagnostiziert – das monatliche Bluten wird bewusst oder unbewusst als schmerzliche Niederlage und stete Erinnerung an den nicht erfüllten Wunsch gedeutet.

Prämenstruelles Syndrom (PMS)

Obwohl bereits 1931 von einem amerikanischen Neurologen in der Fachliteratur erwähnt, kennt man bis heute seine genauen Ursachen nicht, aber immerhin steht hinter dem umfangreichen Beschwerdebild seit etwa 20 Jahren eine medizinische Diagnose: das Prämenstruelle Syndrom (PMS).

Man spricht dann von PMS, wenn mehrere schwerwiegende Symptome, die die Lebensführung maßgeblich beeinträchtigen, regelmäßig vor der Menstruation und in immer gleichen Abläufen auftreten. Schätzungen zufolge sind in Deutschland 20 bis 30 Prozent aller Frauen im gebärfähigen Alter von PMS betroffen, 5 Prozent benötigen medizinische Hilfe. Die meisten der Patientinnen sind über 30 Jahre alt. In der Fachliteratur ist von über 200 Symptomen die Rede, zu den häufigsten zählen: Müdigkeit, depressive Verstimmungen, Schwellungen an Brust, Fingern und Füßen, Gewichtszunahme, drastisch veränderter Appetit, Völlegefühl, Verstopfung, Durchfall, Übelkeit, Brechreiz, Hitzewallungen, Kopf- und/oder Rückenschmerzen, Anspannung, Antriebsarmut, Angst und Reizbarkeit. Setzt die Periode ein, hören die Beschwerden meist schlagartig, spätestens aber ab dem 2. Tag, auf.

In der PMS-Ursachenforschung herrscht immer noch relative Ratlosigkeit. Wissenschaftlich gesichert ist derzeit lediglich, dass PMS etwas mit dem Menstruationszyklus zu tun hat – wird dieser medikamentös oder chirurgisch ausgeschaltet, verschwinden die Beschwerden. Derzeit wird PMS als multifaktorielles Leiden eingestuft, da fast immer mehrere Faktoren gleichzeitig verantwortlich sind. So wird vermutet, dass ein Teil der Patientinnen Hormonschwankungen genetisch bedingt stärker wahrnimmt. Töchter von PMS-Patientinnen leiden häufiger unter PMS als andere, wobei hier ebenso die erlernte Übernahme der Beschwerden in Frage kommt (die Mutter als Vorbild). Auch eine unbehandelte atypische Candida-albicans-Infektion (s. S. 157) kann PMS sowohl auslösen als auch verschlimmern. Die Hefepilzinfektion geht oftmals mit typischen PMS-Symptomen wie depressiven Verstimmungen, Müdigkeit und Verdauungsbeschwerden einher. Sterben nun durch das Absinken des Progesteronspiegels kurz vor der Regelblutung überschüssige Candida-Zellen ab, werden dabei Giftstoffe freigesetzt, was eine Verschlimmerung der prämenstruellen Beschwerden nach sich ziehen kann. Wird die Infektion nicht behandelt, sind nach der Blutung immer noch viele Schädlinge am Leben, die sich mit dem Anstieg des Progesteronspiegels erneut vermehren, sodass der Kreislauf von neuem beginnt. Viele Mediziner führen ein ausgeprägtes PMS aber auch auf ein Ungleichgewicht von hormonellen Botenstoffen zurück, das z. B. dazu führen kann, dass weniger Progesteron gebildet wird. Eine andere Theorie basiert auf der Annahme, dass in erster Linie die Eierstockhormone an dem Phänomen PMS beteiligt sind. Gestützt wird diese Argumentation durch Fälle, in denen Frauen auch nach Entfernen des Uterus noch an PMS litten, nicht jedoch nach einer Entfernung der Eierstöcke. Ein weiterer Erklärungsansatz kommt aus der gynäkologischen Psychosomatik: Demnach kann ein niedriger Spiegel des Botenstoffes Serotonin PMS auslösen. Ein geringer Serotoninspiegel wird für Depressionen und erhöhte Aggressivität verantwortlich gemacht. Man hat ferner beobachtet, dass PMS häufiger bei jenen Frauen vorkommt, die einen erhöhten Prolaktinspiegel aufweisen (Hyperprolaktinämie). Zunehmend wurden im Zusammenhang mit PMS auch abweichende Normwerte des in der Nebennierenrinde produzierten Hormons Aldosteron, der Schilddrüsenhormone und des Insulins festgestellt, wodurch sich die im Gewebe befindlichen Wassereinlagerungen vor der Menstruation erklären ließen. Immer mehr Mediziner suchen im Zusammenhang mit der Entstehung und Entwicklung von PMS nach psychischen Belastungen im Leben der Betroffenen. Ein traumatisches Erlebnis, familiäre Probleme oder ein verstärkter Kinderwunsch beispielsweise können PMS begünstigen.

Es gibt aber auch psychiatrische Erkrankungen, die manchmal PMS-ähnliche Symptome auslösen, wie depressive Erkrankungen, Sexualstörungen, Angsterkrankungen sowie verschiedene Persönlichkeitsstörungen. Bei diesen Erkrankungen leiden die Frauen zwar auch unter der Zunahme von Beschwerden vor der Menstruation, jedoch sind die maßgeblichen Symptome auch zyklusunabhängig vorhanden.

Ebenso wie psychiatrische Erkrankungen können Endometriose, Wechseljahrsbeschwerden sowie Schilddrüsenfehlfunktionen Symptome mit sich bringen, die denen des PMS ähneln.

Die Behandlung von PMS richtet sich nach der Frage, ob die Ursache gefunden werden konnte oder ob man nur die Symptome kennt. Allein schon aufgrund dieser Unsicherheit gibt es kein einheitliches therapeutisches Schema.

Frauen, die vermuten, an PMS zu leiden, sollten unbedingt über mindestens 2 Zyklen einen Menstruationskalender führen, um herauszufinden, welche Probleme wann auftreten. In diesen Kalender gehören nicht nur Daten zur Menstruation (Zeitpunkt, Dauer, Stärke etc.), sondern auch Randbedingungen wie Schlafpensum, Stress in Beruf oder Familie, Aktivitäten, Ernährung etc.

Bestehen in erster Linie körperliche Beschwerden und ist kein Kinderwunsch vorhanden, wird PMS-Patientinnen oft zur Linderung ihrer Beschwerden die Pille (s. S. 86) empfohlen, die die Hormonbildung der Eierstöcke blockiert. Neuere Produkte können auch die Wassereinlagerung im Gewebe, wie sie bei PMS häufig vorkommt, verhindern. Gerade bei Frauen mit Symptomen wie Brustspannen, Krämpfen und Heißhunger kann die Pille eine Verminderung oder sogar vollkommene Verbesserung der Beschwerden bewirken, allerdings kann es gleichzeitig zu einer Verschlechterung der psychischen Befindlichkeit kommen. Viele Ärzte raten bei körperlichen Beschwerden über einen kurzen Zeitraum auch zur Einnahme von Schmerzmitteln.

Bei einem schweren PMS werden auch GnRH-Analoga verordnet.

Das Hormon GnRH regt die Hypophyse an, die Sexualhormone FSH und LH auszuschütten (s. S. 16). GnRH-Analoga reduzieren diese Ausschüttung, Eireifung und Eisprung werden unterdrückt. Diese Variante kann aber bestenfalls als «Verschnaufpause» gelten und sollte wegen des massiven Eingriffs in den Hormonhaushalt (vorzeitige Wechseljahre) keinesfalls länger als 6 Monate angewandt werden. Aber auch dann ist die Frage nach der Sinnhaftigkeit einer solchen Maßnahme zu stellen: Der Nutzen der massiven Intervention ermöglicht kurzfristig eine Linderung zum Preis von Wechseljahresbeschwerden und birgt langfristig das Risiko schwerwiegender gesundheitlicher Schäden. Ob die gleichzeitige Gabe von Progesteron und Östrogen diese Nachteile aufwiegen kann, ohne erneut ein PMS auszulösen, ist noch unzureichend untersucht.

Geht das PMS mit erheblichen psychischen Belastungen einher, werden zur Stabilisierung der Stimmungslage häufig Antidepressiva verordnet. Bei PMS wird eine neue, spezielle Form gewählt: die Selektiven Serotonin-Wiederaufnahmehemmer (SSRI). Diese erhöhen den Serotononspiegel im Gehirn und bewirken bei sehr vielen Patientinnen nicht nur eine spürbare Verbesserung der psychischen, sondern auch der körperlichen Beschwerden. Sie haben Nebenwirkungen wie leichte Kopfschmerzen oder geringe Übelkeit. SSRI können gezielt in der 2. Zyklushälfte angewandt werden, wenn die Beschwerden durch PMS auftreten.

Ernährung und Verhalten während der Menstruation und bei Beschwerden

Ganz gleich, ob Sie Menstruationsbeschwerden haben oder nicht: Belasten Sie sich an Ihren «Tagen» nicht unnötig! Bauen Sie immer wieder Entspannungsphasen und Ruhezeiten ein, entwerfen Sie Ihren Tagesablauf neu, machen Sie Aktivitäts- und Prioritätenlisten. Frauen, die vor und während der Monatsblutung (und möglichst nicht nur dann) auf sich achten, können durch eine gesunde Lebensführung bestehende Beschwerden lindern oder ihrer Entstehung vorbeugen.

Ganz oben auf der Liste der zu empfehlenden Maßnahmen steht die körperliche Aktivität: Wer sich regelmäßig bewegt, am besten sogar richtig Sport treibt, mindert das Risiko von Menstruationsbeschwerden. Die beim Sport ausgeschütteten Endorphine, auch bekannt als Glückshormone, mindern Stimmungsschwankungen. Zudem kommt der Kreislauf in Schwung, was generell das Befinden steigert, und das Becken wird gut durchblutet, dadurch lösen sich Verkrampfungen besser. Wer dann noch zwischendurch immer mal wieder gymnastische Übungen zum Entkrampfen der Rumpf- und Rückenmuskulatur einlegt und unnötigen Stress vermeidet, hat gute Aussichten auf «leichtere Tage». Auch *während* der Menstruation hilft sportliche Aktivität. Selbst Geschlechtsverkehr kann mit dazu beitragen, dass sich Krämpfe und Schmerzen lösen.

Wenn Sie regelmäßig unter Schmerzen leiden, sollten Sie, um diese selbst einordnen und gegebenenfalls den Arzt informieren zu können, einen Blutungskalender führen. In ihm sollten Dauer und Schwere der Regel und der Schmerzen sowie äußere und innere Lebensumstände (z. B. Medikamenteneinnahme, Konsum von Alkohol, besondere Belastungen in Beruf, Privatleben etc.) eingetragen werden. Grundsätzlich gilt: Gehen Sie zum Arzt, wenn Selbsthilfemaßnahmen nicht mehr ausreichen, die Beschwerden stärker sind als üblich und sie mehrere Zyklen andauern.

Gegen durchschnittlich starke Menstruationsschmerzen, verursacht durch Krämpfe der Gebärmutter, hilft ein altbewährtes Hausmittel, das die meisten Frauen kennen: Wärme! Ob Sauna, Wärmflasche oder ein Wannenbad mit einer Kräutermischung aus Baldrian, Melisse, Hopfen und/oder Lavendel – Wärme tut in jeder Form gut, denn sie bewirkt, dass sich die Krämpfe schneller lösen und die Muskeln wieder entspannen. Vorsicht jedoch bei einer verstärkten Blutung: Dann wird zur Einnahme von Mitteln, die den Uterusmuskel stärken (Kontraktionsmittel), sowie zu Ruhe und kalten Bauchumschlägen während der Blutungsphase geraten. Generell sollten Frauen, die unter starken Blutungen leiden, darauf achten, dass sie kein Schmerzmittel einnehmen, das Acetylsalicylsäure (ASS) enthält, denn ASS wirkt blutverdünnend und kann den Blutverlust noch steigern.

Eine mechanische Ursache für die Schmerzen sollten Sie beim nächsten Termin beim Orthopäden ausschließen, indem Sie Ihre Wirbelsäule untersuchen lassen: Beim 3. Lendenwirbel verlassen die Nerven die Wirbelsäule, die die Gebärmutter innervieren. Sollten Sie dort eine Fehlstellung haben, ist eine Korrektur sinnvoll.

Immer beliebter zur Selbstbehandlung werden Aromaöle. Bei schmerzhafter Menstruation kann eine Mischung aus Majoran oder Wacholder die Stimmungslage stabilisieren. Bei normalen Regelschmerzen kann auch die Akupressurmassage lindern. Ein Reflexpunkt liegt etwa 10 cm unterhalb des Knies an der Innenseite des Beins – mehrmals täglich für jeweils etwa 5 Minuten mit Daumen und Zeigefinger dagegen pressen. Alternative: der «Mingmen-Punkt» (Tor des Lebens), auf der Wirbelsäule ungefähr auf der Höhe des Bauchnabels zwischen dem 2. und 3. Lendenwirbel – massieren Sie mit der Daumeninnenseite beider Hände etwa 20- bis 30-mal unter leichtem Druck von unten nach oben. Auch die Akupunktur hat erstaunliche Erfolge in der Behandlung von Menstruationsbeschwerden und Zyklusstörungen zu verzeichnen. Parallel dazu eignen sich Massagen des Bindegewebes, Moor- und Solebäder, Moorpackungen, Lendenwickel sowie eine Durchflutung mit Kurzwellen. In der Naturheilkunde wird zur Heranführung von Energie das Trockenschröpfen oder die Schröpfkopfmassage am Kreuzbein, Leisten, Unterbauch und an der Innenseite der Oberschenkel praktiziert.

Gegen Menstruationsbeschwerden sind verschiedene Kräuter gewachsen. Wie bei fast allen Störungen, die mit den weiblichen Hormonen zu tun haben, helfen auch bei diesen Beschwerden Präparate mit Extrakten aus Mönchspfeffer. Er soll die Hormonsteuerung im Gehirn regulieren. Durch seine geschlechtshormonähnliche Wirkung kann er die Produktion des Gelbkörperhormons stimulieren; Symptome, die aufgrund einer zu geringen Ausbildung des Gelbkörpers entstanden sind, können daher mit Mönchspfeffer behandelt werden. Schafgarbe und Weißdorn helfen bei Schmerzen, die im Zusammenhang mit PMS auftreten, Pestwurz bei zyklusabhängigen Kopfschmerzen und Migräne. Krampflösend wirken Gänsefingerkraut, Kamille, Kümmel, Mistel und Thymian. Bei vorübergehenden psychischen Belastungen kann Johanniskraut helfen – es bringt Entspannung, nimmt jedoch nicht die Ursache des psychischen Drucks!

Diese Heilkräuter bekommen Sie in der Apotheke. Pflanzliche Arzneimitteln werden häufig in Form von Teemischungen vertrieben. Wirksamer, weil höher dosiert, sind jedoch Tabletten oder Dragees, die die Wirkstoffe konzentriert enthalten. Anwenderinnen pflanzlicher Arzneimittel aber müssen geduldig sein: Beim Mönchspfeffer beispielsweise dauert es 3 bis 6 Monate, bis eine Wirkung spürbar wird. Da auch pflanzliche Arzneimittel Medikamente sind, sollte ihre Einnahme mit dem Arzt abgesprochen werden.

Bei starken Menstruationsbeschwerden kann es jedoch auch nötig werden, mit Schmerzmitteln «die Tage» erträglicher zu machen. Sie sollten aber in jedem Fall Ihren Arzt nach einem geeigneten Präparat fragen.

Ein Hinweis zur Hygiene: Während der Periode sollten Sie sich besonders gründlich waschen, da Menstruationsblut unangenehm riechen kann. Scheidenspülungen oder Intimsprays sind nicht nötig, im Gegenteil, sie können die empfindliche Haut reizen. Tampons haben den Vorteil, dass sie das Blut im Innern der Scheide auffangen, sich also kein Geruch entwickelt. Sie müssen allerdings spätestens nach 5 Stunden gewechselt werden, sonst kann es zum toxischen Schocksyndrom, einer Vergiftung durch Bakterien, kommen.

Auch die Ernährung kann viel zum Wohlfühlen vor und während der Menstruation beitragen. 4 bis 6 kleine Mahlzeiten pro Tag sind ideal. Regelmäßiges Essen beugt starken Blutzuckerschwankungen vor, stabilisiert die Psyche und kann Heißhungerattacken verhindern. Dennoch leiden nicht wenige Frauen während der Monatsblutung unter Völlegefühl, Blähungen, Durchfall oder Verstopfung. Hier können alte Hausmittel wie Kamillen- oder Pfefferminztee helfen; Kümmel, Anis und Fenchel sind bewährte Kräuter bei Blähungen und Völlegefühl. Man kann sie einzeln oder gemischt als Tee zu sich nehmen, sie sind aber auch wohlschmeckende und wirksame Gewürze beim Zubereiten von Speisen. Ebenfalls magen- und darmwirksame Gewürze sind solche, die in der indischen Küche verwendet werden, wie Ingwer, Koriander, Kardamom, Nelken oder Zimt. Auch Senf hilft gegen Völlegefühl. Wer verstärkt unter Blähungen und Krämpfen leidet, sollte blähende Lebensmittel wie Hülsenfrüchte, Zwiebeln, Kohl oder Knoblauch in dieser Zeit meiden.

Akute Verstopfung (s. S. 174) können Sie mit Joghurt, Leinsamen und Milchzucker beheben. Wenn Sie nur ein oder 2 Tage keinen Stuhlgang haben, ist das kein Problem, auch wenn sich der Bauch gespannt anfühlt. Helfen Sie nicht mit starken Abführmitteln nach – Krämpfe könnten die Folge sein, und Ihr Darm könnte sich daran gewöhnen!

Gegen Durchfälle helfen gerbstoffreiche Mittel, wie z. B. schwarzer

Tee, der mindestens 5 Minuten gezogen hat, oder Blaubeeren. Auch ein oder 2 Stück Schokolade mit einem Kakaoanteil von mindestens 70 Prozent sind sehr wirksam.

Achten Sie auf eine ausreichende Flüssigkeitszufuhr: 2 bis 3 Liter kohlensäurearmes Wasser und Kräutertees über den Tag verteilt sind ideal. Gerade während der Regelblutung sollten Sie sich ausgewogen ernähren (s. S. 61). Da Vitamin B_6 an der Bildung von Serotonin beteiligt ist, essen Sie also Lebensmittel, die viel davon enthalten: Weizenkeime, Hafer und Bierhefe, Vollkornprodukte, Geflügel, Bananen und Avocados sind besonders reich an Vitamin B_6. Ebenso wichtig während der Menstruation ist das Vitamin E, Bestandteil von hochwertigen Pflanzenölen, Nüssen, Getreidekeimen oder Leinsamen; in Obst und Gemüse ist das fettlösliche Vitamin nur in Spuren enthalten. Neigen Sie zu vermehrten Wasseransammlungen und schmerzenden Brüsten, sollten Sie möglichst salzarm essen. Nehmen Sie frische Kräuter statt Salz, und verbannen Sie Salzstangen, Chips, Konserven und Fertiggerichte aus Ihrer Vorratskammer. Hefeflocken (nicht bei Gicht verwenden!) helfen beim kräftigen Würzen; sie enthalten außerdem noch das Nervenvitamin B_1. Gleichzeitig wirken kaliumreiche Lebensmittel, also die meisten Obst- und Gemüsesorten, entwässernd.

Regelmäßig Magnesium zu nehmen, kann bei leichten bis mittelstarken Schmerzen vorbeugend wirken. Viel Magnesium steckt in ungeschältem Reis, Nüssen, Weizenkeimen, Hülsenfrüchten und grünen Blattgemüsen.

Generell gilt: Nikotin, Alkohol und Koffein können Menstruationsbeschwerden verschlimmern.

Selbstbestimmte Sexualität und Verhütung

Der Wunsch nach Sex ohne Fortpflanzung ist keine Erfindung der Moderne. Seit Jahrtausenden zerbrechen sich die Menschen den Kopf darüber, wie sie Schwangerschaften verhindern können, ohne auf den Geschlechtsakt verzichten zu müssen. Denn obwohl Kinder das Überleben der Sippe sicherten, war den Menschen die Kehrseite der Medaille durchaus bewusst: Jede Schwangerschaft stellte eine erhöhte Belastung für die Frau und jedes Kind einen zusätzlichen Esser für die Gemeinschaft dar. Spätestens wenn «genug» Kinder geboren und die Frauen immer noch fruchtbar waren, musste eine Lösung her. Die Frage nach der Verhütung ist also so alt wie die Menschheit selbst.

Heute weiß man: Die «gefährliche Zeit» umfasst bei einem gesunden, erwachsenen Paar etwa 8 Tage pro Zyklus (die Lebensdauer der Eizellen beträgt maximal 24 Stunden, die der Spermien höchstens 3 bis 4 Tage). Neben der Enthaltsamkeit bieten sich 2 Wege, um eine Schwangerschaft zu verhindern: Entweder man hält die Spermien mit einer Barriere auf, oder man macht sie im Körper der Frau unschädlich bzw. verhindert das Zusammentreffen von Ei- und Samenzelle. Die verschiedenen Verhütungsmethoden, die uns zur Verfügung stehen, werden unterteilt in natürliche, hormonelle, mechanische, chemische und chirurgische Hilfsmittel und Verfahren. Am beliebtesten sind in Deutschland die Pille, das Kondom und die Spirale.

Bei der **natürlichen Verhütung** sind die Temperaturmethode (Basaltemperaturmethode), die Billingsmethode (Bestimmung des Zervixschleims), die Symptothermale Methode (Rötzer-Methode) sowie Verhütung per Computer am gebräuchlichsten. Voraussetzungen sind ein hohes Maß an Disziplin und die Bereitschaft, den eigenen Körper stetig zu beobachten sowie die unbedingte Konsequenz, an den fruchtbaren Tagen auf ungeschützten Sex zu verzichten. Einschränkend gilt: Für Frauen mit einem sehr unregelmäßigen Zyklus, extremem Schichtdienst sowie auf Fernreisen sind diese Methoden nicht geeignet.

Die Temperaturmethode basiert auf einer simplen biologischen Reaktion: Das Progesteron, das nach dem Eisprung gebildet wird, bewirkt ein Ansteigen der Körpertemperatur. Ein bis 2 Tage vor der Zyklusmitte ist ein leichter Temperaturabfall messbar – er deutet auf den bevorstehenden Eisprung. Er hat stattgefunden, wenn die Temperatur innerhalb von 48 Stunden und an 3 aufeinander folgenden Tagen um 0,2–0,5° C höher liegt als in den vorangehenden 6 Tagen. Kurz vor der Regelblutung sinkt die Temperatur wieder ab und bleibt konstant bis kurz vor dem nächsten Eisprung. Die Temperaturmethode ist in Zeiten großer hormoneller Schwankungen (z. B. vor Eintritt der Wechseljahre oder nach einer Geburt) ungeeignet. Im Falle eines Kinderwunsches stellt sie hingegen zur Errechnung des optimalen Empfängniszeitraums ein wertvolles Hilfsmittel dar (ein bis 2 Tage vor Temperaturanstieg bis zu dem Tag, an dem die Temperaturlinie von ca. 37° C überschritten wird), und auch zur Abklärung von Blutungsanomalien ist sie hilfreich. Das Problem bei der Temperaturmethode ist, dass der Zeitpunkt des Eisprungs nicht vorausgesagt, sondern aufgrund der Temperaturkurven aus den vorangegangenen Monaten nur mit einiger Wahrscheinlichkeit eingegrenzt werden kann. Die ca. dreiminütige Messung der Temperatur muss vor dem Aufstehen immer zur etwa gleichen Uhrzeit im Mund, in der Scheide oder rektal erfolgen; Schlafmangel, Alkohol, Medikamente oder ein fieberhafter Infekt können das Ergebnis verzerren.

Bei der Billingsmethode wird jeden Morgen der Schleim des Muttermunds oder des Scheidenganges (Zervixkanal) untersucht. Einige Tage vor dem Eisprung ist der Schleim klar und lässt sich am Tag des Eisprungs zwischen den Fingern 6 bis 12 cm lang auseinander ziehen, ohne abzureißen.

Am sichersten ist die Symptothermale Methode (Rötzer-Methode), bei der sämtliche körperlichen Veränderungen während des Zyklus einschließlich der Temperaturbestimmung und der Beurteilung des Zervikalschleims kombiniert werden. Auch der Muttermund, der sich während des Eisprungs öffnet, wird regelmäßig abgetastet.

Immer beliebter werden handliche Computer zur Verhütung oder Familienplanung. Sie werden mit den individuellen Daten der Frau, ermittelt per Teststreifen oder Thermometer, gefüttert. Die Vorteile liegen im Zeitvorteil und im Wegfall der täglichen Aufzeichnungen.

Hormonelle Verhütungsmittel enthalten synthetische Sexualhormone, die den körpereigenen ähneln. Am beliebtesten ist in Deutschland die Pille. Alternativ stehen Depotpräparate in Form von Spritzen und Hautimplantaten sowie Hormonpflaster oder der Vaginalring zur Wahl.

Die Hormone der Pille verhindern die Reifung der Follikel bzw. den Eisprung. Im seltenen Fall einer trotzdem stattgefundenen Ovulation wird der Transport der Eizelle so beschleunigt, dass zu wenig Zeit für eine Befruchtung bleibt. Zudem wird der Zervixschleim derart zähflüssig, dass keine Spermien in die Gebärmutter eindringen können. Grundsätzlich unterscheidet man bei der Pille 2 Sorten: Kombinationspräparate (mit Östrogenen und Gestagenen) und die Minipille (enthält nur Gestagene). Die Kombinationspille gibt es als Ein- und Mehrphasenpräparat. Die Einphasenpille wird in Deutschland am häufigsten verschrieben und enthält eine täglich konstante Menge an Östrogenen und Gestagenen. Bei den Mehrphasenpräparaten ändert sich das Verhältnis der Inhaltsstoffe abhängig von der Zyklusphase.

Durchfall, Erbrechen und bestimmte Medikamente schwächen die Wirkung der Pille, da die Wirkstoffe unter Umständen zu schnell wieder aus dem Körper geschwemmt werden. Die Tablette muss täglich, am besten immer zur selben Tageszeit, eingenommen werden. Als Faustregel gilt: Zwischen den Einnahmen dürfen allerhöchstens 36 Stunden vergehen.

Nicht so bei der Minipille: Sie enthält keine Östrogene, sondern nur Gestagene und muss daher pünktlich alle 24 Stunden (plus/minus 1,5 Stunden) geschluckt werden. Die meisten dieser Präparate verhindern den Eisprung nicht, sondern verändern die Gebärmutterschleimhaut und den Schleim am Gebärmuttermund so, dass sich das Ei nicht einnisten kann.

Die Minipille kann wegen ihres geringen Hormongehalts von ganz jungen Frauen sowie während der Stillzeit genommen werden.

Die Pille ist sehr sicher und gut verträglich, sie eignet sich daher für alle gesunden Frauen; wegen der erhöhten Thrombosegefahr sollten jedoch übergewichtige Frauen sowie Raucherinnen ein anderes Verhütungsmittel wählen. Oftmals können starke Menstruationsbeschwerden mit der Pille erfolgreich therapiert werden.

Die in der Pille enthaltenen Wirkstoffe können auch auf anderem Wege in den Körper gebracht werden als über den Mund. Zur Auswahl stehen hier die intramuskuläre Spritze, der Vaginalring sowie Hautimplantate oder -pflaster.

Bei der Spritze stehen 2 Varianten zur Auswahl: Hoch dosierte Gestagene werden im Dreimonatsrhythmus zwischen dem 1. und 5. Zyklustag in Gesäß- oder Oberarmmuskel injiziert. So wird der Eisprung unterdrückt. Oder: An jedem 7. Zyklustag wird eine Spritze mit einem Kombinationspräparat aus Östrogenen und Gestagenen verabreicht, was den Eisprung verhindern soll sowie die Gebärmutterschleimhaut schwächt und den Schleim am Gebärmutterhals für Spermien undurchdringlich macht.

Die Verhütung per Hormoninjektion ist jedoch umstritten, weil bei unerwünschten Nebenwirkungen ein rasches Absetzen nicht möglich ist und weil bei der Dreimonatsspritze der natürliche Monatszyklus praktisch zusammenbricht.

Beim Implantatprinzip gibt es 2 Alternativen: eine mehrteilige Kapsel (Norplant), die auf der Innenseite des Oberarms eingesetzt wird und Schutz für 3 bis 5 Jahre bietet. Das Implantat erhält einen konstanten Gestagenspiegel im Blut aufrecht. Nach einer Klagewelle in den USA in den 1990er Jahren ist Norplant heute jedoch umstritten. Die 2. Möglichkeit ist ein etwa 4 cm langes Stäbchen (Implanon, seit 2000 auf dem deutschen Markt), das ebenfalls an der Oberarminnenseite eingesetzt wird und etwa 3 Jahre lang kontinuierlich geringe Mengen des Gestagens Etonorgestrel (Bestandteil vieler Pillen) abgibt. Es verändert den Zervixschleim dahin gehend, dass die Wanderung der Spermien erschwert wird und der Schleimpfropf im Gebärmutterhals undurchlässig bleibt. Darüber hinaus wird der Aufbau der Gebärmutterschleimhaut unterdrückt und bei etwa der Hälfte der Anwenderinnen der Eisprung gehemmt.

Der transparente, dehnbare Vaginalring (Nuva-Ring) bleibt 3 Wochen in der Scheide, wo er kontinuierlich Gestagene und Östrogene abgibt. Während der ersten 7 Tage sollte ein Kondom o. Ä. zusätzlich zur Verhütung benutzt werden.

Relativ neu ist das hautfarbene Evrapflaster, anzubringen auf Bauch, Oberkörper oder Po. Es gibt ein Östrogen (Ethinylestradiol) und ein Gestagen (Norelgestromin) über die Haut in den Körper der Frau ab und muss jede Woche gewechselt werden. Nach 3 Wochen folgt eine einwöchige Pause.

Auch wenn sie Schwangerschaften bequem und sicher vermeiden helfen – die Anwendung hormoneller Verhütungsmittel birgt Risiken.

Zu den häufigsten Nebenwirkungen zählen Blutungsanomalien, Kopfschmerzen, Wassereinlagerungen, Bildung von Myomen und Zysten, Libidoverlust, Gewichtszunahme und Thrombosen.

Es gibt 2 Arten von **mechanischen Verhütungsmitteln** (Barrieren-Kontrazeptiva): Entweder werden die Spermien direkt nach Verlassen des männlichen Körpers «aufgehalten» (Kondom), oder sie werden im Körper der Frau gestoppt oder zeugungsunfähig gemacht (Femidom = Kondom für die Frau und Pessare wie Spirale, Diaphragma, Portiokappe, Lea Contrazeptivum).

Pessare basieren auf dem Fremdkörperprinzip: In Uterus (Intrauterin-Pessar = Spirale) oder Scheide (Diaphragma, Portiokappe, Lea Contrazeptivum) wird ein Fremdkörper platziert, der eine Befruchtung oder/und Einnistung einer befruchteten Eizelle verhindert.

Das bekannteste Pessar, die Spirale (Intrauterin-Pessar = IUP), zählt zu den beliebtesten Verhütungsmitteln in Deutschland, allen voran die Kupfer-T-Spirale. Sie besteht aus Plastik, misst 3 bis 4 Zentimeter und ist an ihrem senkrechten Teil mit einem Kupferdraht umwickelt. Die Kupferionen töten Samenzellen ab, verhindern einen vollständigen Aufbau der Gebärmutterschleimhaut und schränken die Beweglichkeit der Eileiter ein. Seit einigen Jahren ist die ähnlich aussehende so genannte Hormonspirale (Intrauterin-System = IUS) auf dem Markt. Sie setzt im Uterus kontinuierlich das Gelbkörperhormon Levonorgestrel (Bestandteil vieler Antibabypillen) frei. Es verdickt den Schleimpfropf im Gebärmutterhals und vermindert das Wachstum der Gebärmutterschleimhaut, was stark verringerte Monatsblutungen zur Folge haben kann. Die Funktion der Eierstöcke bleibt wegen der geringen Hormonmengen weitgehend erhalten.

Der größte Vorteil der Spirale ist ihre hohe und sofortige Sicherheit. Nachteile sind das erhöhte Risiko einer aufsteigenden Genitalinfektion sowie Blutungsanomalien. Jungen Mädchen unter 18 Jahren sollte keine Spirale eingesetzt werden – die Infektanfälligkeit erscheint bei Jugendlichen erhöht.

Die 3 Scheidenpessare – Diaphragma, Portiokappe und Lea Contrazeptivum – funktionieren vor allem als mechanische Barriere für Spermien. Allen 3 ist gemein, dass ein Gel zur Behinderung oder Abtötung der Spermien die Sicherheit erst gewährleistet bzw. erhöht. Dazu eignet sich entweder ein Spermizid oder alternativ Zitronensäure oder

Milchsäure. Frühestens 8 Stunden nach dem letzten Geschlechtsverkehr dürfen die Pessare entfernt werden. Unterschiede zwischen den 3 Barrieremethoden ergeben sich aus dem jeweiligen Sitz innerhalb der Vagina.

Der Vorteil der Scheidenpessare ist, dass sie nicht in den Hormonhaushalt eingreifen. Jedoch hängt die Sicherheit der gewählten Methode sehr von der individuellen Handhabung ab, und die verwendeten Gels können auf der empfindlichen Schleimhaut brennen. Generell sind Scheidenpessare für ganz junge Frauen eher ungeeignet, da das Einsetzen einer gewissen Körpererfahrung bedarf.

Der Vorteil **chemischer Verhütungsmittel** liegt darin, dass sie ohne großen Aufwand rezeptfrei besorgt und mit Barrieremethoden wie dem Kondom als «Spontan-Päckchen» dienen können, was sie besonders bei jungen Mädchen und Frauen beliebt macht. Für den häufigen Geschlechtsverkehr sind chemische Kontrazeptiva jedoch nicht zu empfehlen, da es zu Hautreizungen kommen kann. Die Mehrzahl der Cremes, Salben, Gele, Zäpfchen, Sprays und Schaumpräparate enthält Spermizide, die die Samenzellen abtöten und einen mehr oder weniger undurchlässigen Schleimpropf vor dem Gebärmutterhals bilden. Spermizide müssen 10 bis 15 Minuten vor dem Sex eingeführt werden und wirken etwa eine Stunde. Ein Nachteil ist, dass viele Produkte schlecht riechen und schmecken. Das am häufigsten verwandte Spermizid Nonoxynol-9 gerät zunehmend in Verruf, da es über die Haut der Scheidenwände ins Blut übergeht und die Leber belastet, zu Schleimhautreizungen oder Schleimhautentzündungen in der Scheide oder/und am Penis führen kann und zuweilen ein unangenehmes Wärmegefühl in der Vagina sowie Juckreiz und Brennen verursacht. Schonender, aber weniger sicher ist ein spermizidfreies Gel auf der Basis von Milch- oder Zitronensäure. Beide Säurearten reduzieren den pH-Wert des Scheidensekrets, was Beweglichkeit und Lebensdauer der Spermien herabsetzt.

Eine Kombination aus mechanischem und chemischem Verhütungsmittel ist der in Deutschland noch relativ ungebräuchliche, mit einem Spermizid getränkte Vaginalschwamm. Er ist für den Einmalgebrauch konzipiert und wird vor den Muttermund platziert. Die Wirkungsdauer beträgt ca. 24 Stunden, entfernt werden darf er frühestens 6 bis 8 Stunden nach dem Sex.

Die Möglichkeit der **chirurgischen Verhütung** ist bei der Frau (Tubenligatur oder Tubensterilisation) und beim Mann (Vasoresektion) gegeben. Beides sind vergleichsweise einfache chirurgische Eingriffe. Jedes Jahr lassen sich in Deutschland etwa 40 000 Frauen sterilisieren. Bei der Tubensterilisation werden im Rahmen einer Bauchspiegelung die Eileiter durch Wärme verschweißt und damit undurchlässig gemacht. Bei den Männern sind es jährlich etwa 30 000, die sich unter lokaler Betäubung nach Öffnung der Hoden die Samenleiter durchtrennen oder durch Vernähen undurchlässig machen lassen. Danach sollte mindestens 3 Monate lang anderweitig verhütet werden, da sich intakte Samenfäden im Gangsystem und in der Samenblase noch monatelang halten können. Der Vorteil der Sterilisation ist, dass fortan lebenslang sehr sicher ohne Eingriff in den Hormonhaushalt verhütet wird. Nachteilig zu bewerten ist, dass Sterilisationen nur in seltenen Ausnahmefällen mit Hilfe aufwendiger mikrochirurgischer Eingriffe wieder rückgängig gemacht werden können. Immer wieder kommt es vor, dass sich bei Männern und Frauen nach der Sterilisation psychische Probleme aufgrund des Verlusts ihrer Fruchtbarkeit einstellen. Sterilisierte Frauen neigen zu unregelmäßigeren Zyklen und stärkeren Blutungen.

Die weibliche Fruchtbarkeit

Um ein Kind bekommen zu können, müssen beide Partner fruchtbar sein. Während der Mann in der Regel bis ins hohe Alter Kinder zeugen kann, ist eine Frau etwa 35 Jahre ihres Lebens empfängnisbereit. Das trifft jedoch nicht auf alle Frauen und Männer in jedem Alter zu. Bei der Frau können die Ursachen für eine Unfruchtbarkeit z. B. Zyklusstörungen und Hormonschwankungen, Deformation und Erkrankungen der Geschlechtsorgane, Infektionen, Stress und Alter sein; beim Mann sind u. a. Anzahl, Beschaffenheit und Beweglichkeit der Spermien für die Zeugungsfähigkeit ausschlaggebend. In seltenen Fällen gibt es eine «Unverträglichkeit». Dann bilden sich im Sperma oder in den weiblichen Geschlechtsorganen Antikörper gegen die Körperflüssigkeit des Partners. Auch Umweltchemikalien oder Rauchen haben Einfluss auf die Fertilität.

1960 bekam eine europäische Frau statistisch 2,7 Kinder, 1980 waren es nur noch 1,6 Kinder; mit Beginn des 21. Jahrhunderts sind es nur noch 1,4 Kinder pro Frau. Der Grund: In den westlichen Industrieländern hat sich das Rollenverständnis vieler Frauen verändert. Lange Ausbildungszeiten und der Wunsch nach Erfüllung und Erfolg im Beruf lassen sich mit einem Kind oft nicht gut vereinbaren. So verzichten allein in Deutschland derzeit etwa 40 Prozent der Akademikerinnen aus beruflichen Gründen auf Nachwuchs.

Doch es gibt auch eine zunehmende Zahl von Paaren, die vergeblich auf ein Kind hoffen. Fast jede 3. Frau wartet ein oder mehrere Jahre auf den Eintritt einer Schwangerschaft. Man geht davon aus, dass sich derzeit in Deutschland 15 bis 20 Prozent der fortpflanzungswilligen Paare damit auseinander setzen müssen, keine Kinder zu bekommen, schätzungsweise 9 Prozent bleiben tatsächlich kinderlos.

Früher suchte die Medizin die Gründe für eine ausbleibende Schwangerschaft ausschließlich bei der Frau. Heute weiß man, dass in etwa 40 bis 50 Prozent der Fälle die Ursache bei der Frau, in 40 Prozent beim Mann und in circa 10 Prozent bei beiden liegt oder die Gründe nicht zu finden sind.

Laut Weltgesundheitsorganisation (WHO) liegt eine primäre Sterilität vor, wenn ein Paar ein Jahr lang regelmäßig ungeschützt miteinander schläft und keine Schwangerschaft eingetreten ist. Von sekun-
därer Sterilität oder Infertilität spricht man, wenn die Schwangerschaft nicht bestehen bleibt. Subfertilität bedeutet «vorübergehende
Unfruchtbarkeit». Beim Mann spricht man von Unfruchtbarkeit oder
Infertilität, wenn er keine zeugungsfähigen Spermien produziert

Kinderlosigkeit

Ende der 70er Jahre waren in Deutschland Frauen bei der Geburt ihres
ersten Kindes durchschnittlich 25 Jahre alt, Ende der 90er Jahre bereits
28 bis 29 Jahre, Tendenz steigend. Für Frauen zwischen 19 und 25 Jahren liegt die Chance, schwanger zu werden, bei ca. 30 Prozent pro Zyklus, zwischen 25 und 33 Jahren hingegen nur noch bei ca. 18 Prozent.
Eine 40-Jährige braucht statistisch gesehen sogar ca. 20 Zyklen, um
schwanger zu werden. Das liegt zum einen daran, dass weniger Follikel
vorhanden sind. Zum anderen nimmt die Durchblutung der Eierstöcke ab, wodurch die Eibläschen langsamer reifen und folglich weniger
Gelbkörperhormon gebildet wird. Hinzu kommt, dass chromosomale
Veränderungen am Erbgut der Eizelle häufiger auftreten, was oftmals
eine dauerhafte Einnistung verhindert. Parallel zu diesen natürlichen
Alterungserscheinungen treten bei Frauen über 30 öfter fruchtbar-
keitseinschränkende Beschwerden und Erkrankungen wie z. B. Endometriose (s. S. 147) auf. Auch die Spermienqualität des Mannes sinkt
mit zunehmendem Alter.

Wenn ein Paar ungewollt kinderlos ist, sollte es ärztliche Hilfe in Anspruch nehmen. Unerlässlich ist, dass *beide* Partner untersucht werden.
Neben der körperlichen und urologischen Untersuchung wird beim
Mann der Hormonstatus bestimmt und eine Spermauntersuchung
durchgeführt. Mangelnde Spermienqualität ist bei Männern die häufigste Fruchtbarkeitsstörung und kann verschiedene körperliche oder
hormonelle Ursachen haben. In letzter Zeit wird auch der negative Ein-

fluss von Umweltchemikalien diskutiert. Bei der Frau werden neben der körperlichen und gynäkologischen Untersuchung ebenfalls Hormontests und bakteriologische Untersuchungen durchgeführt. Über einen längeren Zeitraum muss beobachtet werden, ob ein Eisprung stattfindet (etwa durch Messung der Basaltemperatur, s. S. 85). Mit Hilfe von z. B. Ultraschalluntersuchungen wird festgestellt, ob anatomische Anomalitäten der Geschlechtsorgane die Empfängnis verhindern. Durch Laboranalysen wird festgestellt, ob es eine Unverträglichkeit der Sekrete von Mann und Frau gibt (Sims-Hunher- oder Postkoital-Test).

Die häufigsten Ursachen für Störungen der weiblichen Fruchtbarkeit sind:

Störungen im Hormonhaushalt

Durch eine zu niedrige oder zu hohe Ausschüttung der Hormone LH, FSH, Östrogen, Progesteron oder Prolaktin (s. S. 16) findet kein Eisprung statt. Auch Schilddrüsenerkrankungen, schwere Essstörungen und psychische Belastungen, wie z. B. die Kinderlosigkeit selbst, können die Eireifung stören. Endometrioseherde oder Zysten (s. S. 137) in den Eierstöcken können die Eileiter verkleben und zu Unfruchtbarkeit führen. Ein Progesteronmangel verhindert, dass sich die Uterusschleimhaut optimal aufbauen kann.

Probleme bei der Einnistung/beim Transport von Spermien oder Ei

Verwachsungen, Fehlbildungen, Myome und Entzündungen können in Scheide, Gebärmutter oder Eileitern zu mechanischen Hindernissen für Spermien und Eier werden. Durch Hormonstörungen oder Infektionen kann der Schleimpfropf vor dem Muttermund für die Spermien undurchdringbar bleiben. Seltener sind Antikörper, die die Frau gegen die Spermien gebildet hat und die diese abtöten.

Behebung von Fruchtbarkeitsstörungen

Wenn die Ursache organisch oder mechanisch ist, z. B. bei Myomen, helfen oftmals Operationen. Infektionen werden mit Antibiotika behandelt. Bei einem Hormonmangel oder einer Verschiebung der Hormonkonzentrationen wird je nach Bedarf das oder die fehlenden Hormone ersetzt. Findet kein Eisprung statt, kann mit Hormonpräparaten die Eizellreifung stimuliert werden (Kontrollierte ovarielle Hyperstimulation).

In schweren Fällen, wenn z. B. die Eileiter verwachsen sind oder ein hormonelles Ungleichgewicht beim Mann nicht in den Griff zu bekommen ist, kann nur eine künstliche Befruchtung weiterhelfen. Folgende Methoden gibt es:

Homologe/Heterologe Insemination

Produziert der Mann zu wenig oder zu unbewegliche Spermien, ist der Schleimpfropf am Gebärmuttermund undurchlässig, oder befinden sich Antikörper im Scheidensekret, kann man die Spermien mittels eines Katheders direkt in die Gebärmutter injizieren (Homologe Insemination). Sind überhaupt keine Spermien vorhanden bzw. ist der Mann Träger einer Erbkrankheit, kann der Samen eines anonymen Spenders verwendet werden (Heterologe Insemination). Hormongaben oder Narkose sind nicht nötig, die Erfolgsaussichten liegen bei etwa 15 Prozent pro Versuch.

In-vitro-Fertilisation (IVF)

Wenn die Eileiter verklebt sind, Antikörper gebildet werden oder aber die Spermienqualität schlecht ist, lässt man die Befruchtung im Reagenzglas (in vitro = im Glas) stattfinden. Dazu spritzt sich die Frau zunächst mehrmals relativ hohe Dosen an Hormonen in die Bauchdecke, um die gleichzeitige Reifung mehrerer Eizellen zu stimulieren. Sind die Follikel ausgereift, werden sie durch Punktion kurz vor dem Eisprung unter Narkose entnommen und mit den Spermien zusammen gebracht. Nach 2 bis 3 Tagen werden maximal 3 befruchtete Eizellen über einen Katheder in die Gebärmutterhöhle eingesetzt. Die Erfolgsaussichten liegen bei ca. 15 bis 40 Prozent pro Versuch. In Deutschland ist das IVF-Verfahren seit 1981 im Einsatz, mittlerweile ist etwa jedes 80. Kind auf diese Weise entstanden. Im Jahr 1999 wurden 9.675 künstlich gezeugte Kinder geboren, Anfang des Jahres 2002 lebten in Deutschland rund 100 000 künstlich gezeugte Menschen.

Mikroinjektion (ICSI)

Dieses Verfahren unterscheidet sich in einem Punkt von der In-vitro-Fertilisation: Die Samenzelle wird gezielt ins Innere der Eizelle gespritzt. Vordiagnose: extrem schlechte Spermienwerte. Die Erfolgsquote liegt bei 15 bis 40 Prozent. Befinden sich in der durch Masturbation gewonnenen Spermaprobe keine Spermien, weil die Samenwege verschlossen sind, können Spermien direkt aus dem Hoden oder dem Nebenhoden entnommen werden (TESE/MESE).

Das ICSI-Verfahren wird in Deutschland seit 1994 angewandt.

Gleichgültig zu welcher der Methoden der Arzt rät – alle haben ihren Preis: Eine Kinderwunschbehandlung ist körperlich und psychisch belastend. Auch wenn sehr viele Frauen trotz der relativ hohen Hormondosis keine körperlichen Beschwerden haben, sollte man sich doch von Anfang an darüber im Klaren sein, dass es zu Übelkeit, Schlafstörungen oder Depressionen kommen kann. Gefürchtet sind auch die Symptome einer Überstimulation der Eierstöcke (ovarielles Hyperstimulationssyndrom, OHSS). Sie äußert sich in erster Linie durch starke Schmerzen im oftmals geblähten Unterbauch. Meistens lassen die Beschwerden von allein wieder nach, in schweren Fällen kann jedoch auch ein Kurzaufenthalt im Krankenhaus nötig werden.

Unabhängig von den physischen Aspekten empfinden fast alle Paare die zweiwöchige Wartezeit bis zum Ergebnis des Schwangerschaftstests als psychisch sehr belastend. Hinzu kommt, dass die Behandlung viele Monate dauern und vor allem die Frau durch die vielen Arzttermine in immer größere berufliche und persönliche Bedrängnis bringen kann.

Ernährung und Verhalten bei Kinderwunsch

Um die fruchtbaren Tage herauszufinden ist es sinnvoll, sich frühzeitig mit den Methoden der natürlichen Familienplanung (s. S. 85) vertraut zu machen. Parallel kann vom Arzt per Ultraschall die Größe der Eibläschen ausgemessen und der Tag des Eisprungs errechnet werden.

Weil eine Rötelninfektion das Ungeborene schwer schädigen kann, sollten Sie Ihre Rötelnantikörper kontrollieren und sich gegebenenfalls impfen lassen, bevor Sie schwanger werden.

Frauen *und* Männer können die Bedingungen für eine Schwangerschaft und die Chancen auf ein gesundes Kind verbessern, indem sie auf Alkohol, Nikotin und mehr als 4 Tassen schwarzen Tee oder Kaffee täglich, ganz zu schweigen von Drogen, verzichten. Verschiedene Studien haben zudem erwiesen, dass die Fruchtbarkeit bei beruflichem Stress, Nachtarbeit, ständiger Anspannung oder Gehetztsein abnimmt. Deshalb: Planen Sie Ruhepausen ein, versuchen Sie sich mit Yoga, autogenem Training oder Sport zu entspannen. Dies gilt besonders, wenn der Wunsch nach einem eigenen Kind so groß geworden ist, dass Sie in einen Teufelskreis aus Spannung, Druck, Verzweiflung und unerfüllten Hoffnungen geraten sind. Unabhängig davon, dass Ihre Lebensqualität darunter leidet, kann dies zu hormonellen Irritationen führen. Sollte dieser Teufelskreis Ihr Leben dominieren, suchen Sie professionelle Hilfe. Überlegen Sie, warum der Wunsch nach einem Kind so stark geworden ist, wofür steht dieses Kind, was bedeutet es für Ihre Partnerschaft?

Neben diesen psychologischen Faktoren gibt es auch eine Reihe von Umwelteinflüssen, die im Verdacht stehen, die Fruchtbarkeit zu mindern. Dazu gehören Chemikalien und Schwermetalle wie Cadmium, Blei und Quecksilber. Umstritten ist, ob die Konzentration dieser Substanzen in der normalen Umwelt die Fruchtbarkeit herabsetzen, bei beruflichem Kontakt können jedoch durchaus schädliche Konzentrationen erreicht werden. Sprechen Sie mit Ihrem Arzt über derartige Belastungen in Ihrem Berufsalltag

Auch die Ernährung hat Einfluss auf die Fruchtbarkeit von Mann und Frau. Allerdings ist nicht *ein* Vitamin oder *ein* Mineralstoff dafür zuständig, sondern die ganze Palette der Nährstoffe, die generell fur ein gesundes Leben nötig sind (s. S. 61). Es ist bis heute noch nicht bekannt, ob und inwieweit die aggressiven freien Radikalen, die zell- und erbgutschädigend wirken können, auch die Fruchtbarkeit beeinträchtigen. Dennoch sollten Männer und Frauen bei einem bestehenden Kinderwunsch besonders darauf achten, dass die Nahrung genug Radikalfänger wie die Vitamine C, E, β-Carotin sowie Selen enthält. Obst, frische Salate mit Öl angemacht, Nüsse und Vollkornbrot sind gute Quellen. Nahrungsergänzungsmittel sollten Sie nur nach Rücksprache mit Ihrem Arzt verwenden.

Tierversuche haben einen Hinweis darauf gegeben, dass auch Vitamin B_6 eine Rolle bei der Fruchtbarkeit spielt. Da die Pille einen Mangel an B_6 verstärken kann, sollten Sie auf eine B_6-reiche Ernährung achten. Auch während der Schwangerschaft steigt der Bedarf an Vitamin B_6, das besonders in Hühner- und Schweinefleisch, Fisch, Kohl, Kartoffeln, Bananen, Vollkornprodukten und Weizenkeimen vorkommt.

Bereits vor der Schwangerschaft sollten Sie Folsäure einnehmen – es ist erwiesen, dass sie das Risiko der embryonalen Missbildung «offener Rücken» (Spina bifida) verringert. Zudem können Jodtabletten nötig sein (s. S. 47).

Auch das Körpergewicht spielt beim Kinderwunsch eine Rolle. Untergewichtige Frauen haben mehr Schwierigkeiten, schwanger zu werden. Hierbei handelt es sich um ein Relikt aus unserer Vorzeit: Extremes Untergewicht bedeutete Nahrungsmittelknappheit, durch eine vorübergehende Unfruchtbarkeit konnte der Bevölkerungszuwachs gestoppt werden. Gab es wieder genug zu essen und das Körpergewicht normalisierte sich, stellte sich die Fruchtbarkeit wieder ein. Doch auch extremes Übergewicht kann durch Verschiebungen im Hormonhaushalt eine Schwangerschaft verhindern. Ferner vermindert starkes Übergewicht beim Mann die Spermienqualität.

Es lohnt sich, vor der Ankündigung des Wunschkindes das Gewicht in den Griff zu bekommen, um das Risiko von Komplikationen gering zu halten. Meiden Sie jedoch extreme Diäten, denn diese könnten einen Nährstoffmangel bewirken.

Ernährung und Verhalten während einer Kinderwunschbehandlung

Machen Sie sich über ein Leben ohne leibliches Kind Gedanken, um den Erwartungsdruck zu mindern. Informieren Sie sich über Adoption oder Dauerpflegschaft. Manchmal nimmt die Betrachtung aus verschiedenen Perspektiven einer schrecklichen Situation ihren Schrecken. Ist die Behandlung bereits im Gang, lassen Sie sich von niemandem drängen. Geduld zu haben ist zwar gerade bei einem unerfüllten Kinderwunsch schwer – Sie warten ja schon so lange, und ständig lesen Sie, dass die Fruchtbarkeit mit jedem Jahr abnimmt – aber besonders jetzt ist es wichtig, den Spaß am Leben und der Partnerschaft zu behalten.

Für die Ernährung gelten grundsätzlich dieselben Richtlinien wie für Paare, die die Zeugung eines Kindes auf natürlichem Wege anstreben (s. o.). Während einer Hormonbehandlung sollten Sie aber unbedingt zur Stabilisierung Ihres Kreislaufs und zur Prävention einer Überstimulation besonders darauf achten, mindestens 2 Liter Wasser über den Tag verteilt zu trinken.

Schwangerschaft

Etwa 24 Stunden nach der Verschmelzung von Ei- und Samenzelle im äußeren Teil des Eileiters teilt sich das befruchtete Ei zum ersten Mal. Von nun an schreitet die Teilung unaufhaltsam weiter voran, die Flimmerhärchen und die peristaltischen Bewegungen des Eileiters transportieren das befruchtete Ei stetig Richtung Uterus. Nach etwa 5 Tagen hat der aus mittlerweile circa 200 Zellen bestehende Embryo den ungefähr 15 Zentimeter langen Eileiter passiert und bewegt sich frei in der Gebärmutter, wo er sich etwa 5 Tage später in der hoch aufgebauten Schleimhaut einnistet. Nun besteht eine Verbindung zwischen Mutter und Kind. Bereits ein bis 2 Tage nach der Befruchtung beginnt der weibliche Körper mit der Produktion des Hormons HCG (Humanes Choriongonadotropin), das sowohl im Blut (10 bis 12 Tage nach der Befruchtung) als auch im Urin (ab Ausbleiben der Regelblutung) nachweisbar ist. Es gibt sichere Schwangerschaftstests, die dieses Hormon registrieren, endgültige Gewissheit bringt die Untersuchung beim Arzt. Der kann zwischen der 6. und 8. Schwangerschaftswoche per Ultraschall den kindlichen Herzschlag sehen – ab dann gilt die Schwangerschaft als intakt, und der Mutterpass wird ausgestellt.

Dauer und Verlauf der Schwangerschaft

Eine Schwangerschaft dauert durchschnittlich 267 Tage (von der Befruchtung an gerechnet) oder 281 Tage (ab der letzten Menstruation bei einem regelmäßigem 28-Tage-Zyklus gerechnet). Dieser Zeitraum entspricht 40 Wochen oder 10 Mondmonaten. Kommt das Baby vor Ablauf der 36. Schwangerschaftswoche zur Welt, spricht man von einer Frühgeburt. Mit Beginn der 38. Schwangerschaftswoche gilt das Baby als geburtsreif. Gerade beim ersten Kind kann es aber noch weitere 4 Wochen dauern, bis die ersten Wehen einsetzen. Nur ca. 4 Prozent der Kinder kommen am errechneten Termin zur Welt.

Die Schwangerschaft gliedert sich in 3 Teile (Trimenon):
- 1. Drittel: 1.–12. Woche
- 2. Drittel: 13.–28. Woche
- 3. Drittel: 29.–40. Woche

So faszinierend die Veränderungen des Körpers und die Aussicht auf ein Kind auch sind, eine Schwangerschaft ist selten die reine Glückseligkeit. Unabhängig davon, dass die extreme Hormonlage viele Frauen gefühlsmäßigen Schwankungen aussetzt, hat jedes Trimenon auch körperlich seine schönen und weniger schönen Seiten.

So ist das **1. Drittel** oftmals von extremer Müdigkeit geprägt. Im Körper der werdenden Mutter gehen so rasante Veränderungen vor sich wie zu keinem späteren Zeitpunkt der Schwangerschaft. Das **2. Drittel** wird gemeinhin als das angenehmste empfunden, denn Körper und Geist haben sich auf die neuen Zeiten eingestellt, und Gewichtszunahme sowie Körperumfang halten sich noch in Grenzen. Auch Beweglichkeit und Kondition sind meistens gut und kaum eingeschränkt. Um die 20. Schwangerschaftswoche herum sind die ersten Kindsbewegungen spürbar. Das **3. Drittel** gilt als das körperlich beschwerlichste, denn das immer größer werdende Kind macht viele Bewegungen unmöglich. Auf der psychischen Seite kommen die ganz natürlichen Sorgen der werdenden Mutter hinzu, ob es dem Kind auch gut geht, es keine Behinderungen hat und ob beide die Geburt unbeschadet überstehen werden.

Pfundige Gründe:

Baby:	3–3,5 kg
Plazenta:	0,7 kg
Fruchtwasser:	0,8 kg
Brust- und Gebärmuttervergrößerung:	1,3 kg
Blut und andere Flüssigkeiten:	3 kg
Fetteinlagerung für das Stillen:	3,5 kg

Gewichtszunahme

Durchschnittlich nehmen Frauen im Verlauf einer Schwangerschaft in der ersten Hälfte ein Drittel und in der 2. Hälfte die restlichen 2 Drittel ihres zusätzlichen Gewichts zu. Üblich/normal ist eine Gewichtszunahme zwischen 9 und 18 kg. Eine höhere Gewichtszunahme bis 20 Kilogramm muss jedoch nicht unnatürlich sein, meist sind Wassereinlagerungen die Ursache. Auch wenn das zusätzliche Gewicht unter 12 kg liegt, besteht kein Grund zur Sorge – viele Frauen nehmen durch Übelkeit und Erbrechen am Beginn der Schwangerschaft sogar einige Kilo ab.

Vorsorgeuntersuchungen

Vom Beginn der Schwangerschaft bis zur Geburt hat die werdende Mutter in Deutschland Anspruch auf mindestens 14 kostenlose Vorsorgeuntersuchungen: bis zur 32. Woche alle 4 Wochen, danach alle 2 Wochen und zuletzt im wöchentlichen Rhythmus. Darüber hinaus stehen Frauen, die ein Kind erwarten, verschiedene, freiwillige Varianten der Pränatalen Diagnostik zur Auswahl. Damit sind alle Verfahren gemeint, die Aufschluss über den Gesundheitszustand des Ungeborenen geben können. Zum Vorsorgestandard zählen Untersuchungen mit dem Ultraschallgerät und dem Herzton-Wehen-Schreiber (Cardiotokograph, CTG).

Ultraschalluntersuchung

In der Regel werden im Verlauf der Schwangerschaft 3 Ultraschallaufnahmen gemacht: zwischen der 9. und 12., der 19. und 22. sowie der 29. und 32. Schwangerschaftswoche. Eine spezielle Form der Ultraschalldiagnostik ist die Messung der *Nackentransparenz* (12. bis 14. Woche). Jeder Embryo hat im 3. Monat eine Wasseransammlung (Ödem) in Nackenhöhe, das bei besonders starker Ausprägung auf das Down-Syndrom (Trisomie 21) hinweisen kann. Dann empfiehlt der Arzt eine Amniozentese (s. u.). Zusätzlich zu den normalen Ultraschalluntersuchungen kann in der 20. bis 21. Woche die so genannte *große Ultraschalluntersuchung* gemacht werden, bei der unter anderem Hirn- und Herzstrukturen sowie die Extremitäten auf Fehlbildungen überprüft werden. *Doppleruntersuchung* nennt man die Ultraschalluntersuchung der Nabelschnur. So können Gefahrensituationen für das Ungeborene früh erkannt werden.

Untersuchung mit dem Herzton-Wehen-Schreiber (CTG)

Im letzten Trimenon wird die Schwangere bei jedem Besuch in der gynäkologischen Praxis an das CTG angeschlossen. Es zeichnet die kindlichen Herztöne und die Bewegungen der Gebärmutter, also auch vorzeitige Wehen, auf.

Amnioskopie

In den letzten Schwangerschaftswochen kann das Fruchtwasser vom Muttermund aus betrachtet werden. Ist es verfärbt, kann dies auf eine Infektion hindeuten.

Chorionzottenbiopsie und Amniozentese (Fruchtwasseruntersuchung)

Bestimmte genetische Erbkrankheiten können über eine Chromosomenuntersuchung festgestellt werden. Es gibt 2 Varianten: die Chorionzottenbiopsie (etwa ab der 10. bis 12. Woche) und die Amniozentese (ab der 14. Woche). Bei der *Chorionzottenbiopsie* werden mittels einer Punktionsnadel Zellen (Zotten) aus der Plazenta (Chorium frondosum) entnommen. Weil sie dasselbe Erbgutmuster wie das Baby haben, können genetische Veränderungen frühzeitig erkannt werden. Der Befund liegt nach ein bis 2 Tagen vor. Die *Amniozentese* gibt ebenfalls Aufschluss über Veränderungen des Erbguts, aber darüber hinaus auch über Stoffwechselstörungen, angeborene Enzymdefekte oder Fehlbildungen der Wirbelsäule. Dafür entnimmt der Arzt mit einer Punktionsnadel durch die Bauchdecke etwa 20 ml Fruchtwasser, nach 2 bis 3 Wochen liegt das Ergebnis vor. Schneller geht es mit der kostenpflichtigen FISH-Technik (Fluoreszenz-in-situ-Hybridisierung) in einem Pränatal-Diagnostik-Zentrum, dann steht das Ergebnis am nächsten Tag fest. Sowohl Chorionzottenbiopsie als auch Amniozentese bergen das Risiko einer Fehlgeburt durch eine Infektion nach der Punktion: Es liegt derzeit bei 0,5 bis 2 Prozent.

Triple-Test

Der Bluttest wird zwischen der 16. und 20. Woche durchgeführt und gibt Auskunft über das Risiko, ob das Kind am Down-Syndrom oder einer Neuralrohrstörung («offener Rücken») leidet. Die Fehlerquote ist hoch: Auf 1000 durchgeführte Tests kommen rund 100 Hinweise auf Trisomie 21, jedoch erweisen sich über 95 Prozent davon als falsch.

Schwangerschaftsbeschwerden
Übelkeit

Über 50 Prozent aller schwangeren Frauen leiden zwischen der 6. und der 12. Woche unter Übelkeit. Die Ursache ist ungeklärt, man vermutet aber, dass die Hormonumstellung sowie Schwankungen des Blutdrucks und/oder des Blutzuckerspiegels schuld daran sind. Erst wenn Sie täglich mehrmals sehr stark erbrechen, kann es zur Unterversorgung von Mutter und Kind kommen, was eine intravenöse Versorgung notwendig macht. Für die weitaus häufigeren leichten Fälle gilt: Vormals unliebsame Fettdepots an Bauch, Po und Oberschenkeln sind nun wertvolle Kraftreserven. Stehen Sie morgens langsamer auf als vorher. Vielleicht hilft es Ihnen auch, vor dem Aufstehen ein paar Salzstangen oder Zwieback zu knabbern und schlückchenweise Kräuter- oder schwarzen Tee zu trinken. Tagsüber sollten Sie häufiger kleine Mahlzeiten zu sich nehmen, viel Joghurt und gedünstetes Gemüse essen sowie sehr viel trinken. In schweren Fällen können Vitamin-B_6-Gaben, eventuell sogar in Kombination mit einem Medikament gegen Übelkeit (Antiemeetikum) helfen. Empfehlenswert ist es auch, zwischendurch immer wieder etwas Trockenes wie Knäckebrot oder Butterkekse zu knabbern, während Sie fette und scharf gebratene oder frittierte Speisen meiden sollten. Häufig kommen zur Übelkeit und Appetitlosigkeit ungewöhnliche Essensgelüste hinzu, denen Sie ruhig nachgehen können, wenn es sich nicht um Genussgifte wie etwa Alkohol handelt.

Ausfluss

Die Drüsen am Gebärmutterhals sind nun besonders aktiv, um eindringende Keime abzuwehren. Das dabei produzierte Sekret fließt als wässriger, weißlicher bis hellgelber, geruchloser Ausfluss ab. Ist er grünlich und riecht unangenehm, könnte eine behandlungsbedürftige Scheideninfektion (s. S. 156) dahinter stecken. Zusätzliches Jucken könnte Anzeichen einer durch die hormonelle Umstellung bedingten Pilzinfektion sein.

Verstopfung

Das während der Schwangerschaft freigesetzte Hormon Progesteron wirkt beruhigend, was u. a. eine Verlangsamung der Darmtätigkeit nach sich ziehen kann. Dem ist durch eine ballaststoffreiche Ernährung (s. S. 174) und Bewegung zu begegnen. Bei schwerer Verstopfung helfen Milchzucker, Laktulose sowie Glyzerinzäpfchen. Achten Sie auf ausreichend Flüssigkeit, damit die Ballaststoffe gut aufquellen können.

Sodbrennen

Durch die veränderte Hormonlage und Platzmangel in der Magengegend kommt es oft zu Sodbrennen und Völlegefühl. Helfen können mehrere kleine Mahlzeiten über den Tag verteilt, für zwischendurch sind Kekse, Zwieback sowie ein wenig Bewegung vorteilhaft. Eiweißreiche Lebensmittel wie Quark, magerer Fisch oder Fleisch können die Beschwerden mindern. Auch Mandeln, Nüsse und sogar ein Teelöffel mittelscharfer Senf verschaffen Erleichterung. Meiden sollten Sie frittierte, panierte und scharf gebratene Speisen. Trinken Sie keine kohlensäurehaltige Getränke und tragen Sie keine beengende Kleidung. Weil Kaffee und Süßes die Produktion von Magensäure fördert, sollten Sie darauf verzichten.

Eisenmangel

In der Schwangerschaft steigt der Eisenbedarf um 100 Prozent, denn der Körper muss mehr rote Blutzellen bilden, um den erhöhten Sauerstoffbedarf zu decken. Der hohe Eisenbedarf lässt sich durch die Nahrung nur schwer decken, sodass vielfach vorbeugend Eisenpräparate verordnet werden. Leider haben die meisten von ihnen stark stopfende Wirkung. Pflanzliche, eisenhaltige Präparate oder «Kräuterblut» aus dem Reformhaus können eine Alternative sein, die Einnahme sollte mit dem Arzt besprochen werden.

Karies und Zahnfleischbluten

Durch die verstärkte Durchblutung des gesamten Körpers kann es im Mund zu Zahnfleischbluten kommen. Auch werden die Zähne durch die Veränderung des Speichel-pH-Wertes von Bakterien leichter angegriffen, Karies ist die Folge. Achten Sie daher besonders auf Ihre Mundhygiene, und nehmen Sie kalziumreiche Milch und Milchprodukte zu sich, um den Zahnschmelz zu stärken. 2 Zahnarztbesuche während der Schwangerschaft sind sinnvoll.

Wasseransammlungen (Ödeme)

Eine vermehrte Einlagerung von Wasser, die zu Schwellungen an Händen, Fingern, Beinen und Füßen führt, ist normal. Trinken Sie dennoch ausreichend! Tees aus Brennessel oder Birkenrinde können bei Ödemen Linderung verschaffen, ebenso Teemischungen aus Zinnkraut, Frauenmantel, Schafgarbe, Melissen- und Himbeerblättern. Schieben Sie gelegentlich einen Apfel-Reis-Tag ein, und essen Sie viel Ananas. Pellkartoffeln oder salzloses Kochwasser von geschälten Kartoffeln helfen ebenfalls beim Entwässern. Würzen Sie mit Hefeflocken und Kräutern statt Salz, und tragen Sie Kompressionsstrümpfe. Nicht zu empfehlen sind wasserabführende Medikamente (Diuretika).

Krampfadern und Hämorrhoiden

Wände und Ventile der Blutgefäße dehnen sich, weil im Körper der Mutter die Blutmenge zunimmt. Dadurch fließt das Blut immer schwerfälliger zum Herzen, es versackt regelrecht in den Beinen, die dann anschwellen. Sind die Blutgefäße so überdehnt, dass es zu Ausbuchtungen kommt, spricht man von Krampfadern. Sie stellen eine ernste Gefahr dar, sobald sich im tiefen Venensystem Blutgerinnsel bilden. Dann können die Gefäße verstopfen (Thrombose), die Folge kann eine lebensgefährliche Lungenembolie sein. Schwangere sollten daher nicht lange stehen, die Beine häufig hoch lagern und regelmäßig spazieren gehen. Spezielle Venengymnastik hilft ebenso wie morgens die Beine kalt abzubrausen. Spätestens ab dem 4. Monat sollten Sie Kompressionsstrümpfe tragen. Quark- und Kohlwickel um die Unterschenkel wirken abschwellend, ebenso Ringelblumensalbe und Rosskastanien-Extrakt. Lindernde Wirkung wird dem Calendula-Mandelöl mit Schafgarbe, Lemongras und Wacholder zugeschrieben.

Krampfadern am Anus nennt man **Hämorrhoiden**. Linderung bringen neben einer ballaststoffreichen Ernährung (s. S. 174), die für einen weichen Stuhlgang sorgt, kühlende Sitzbäder mit Myrte, Eichenrinde, Zypresse und Schafgarbe.

Wadenkrämpfe

Ab Mitte der Schwangerschaft können Wadenkrämpfe auftreten. Linderung können Magnesiumpräparate verschaffen, die gleichzeitig den Stuhlgang erleichtern.

Schwangerschaftskomplikationen
Gebärmutterhalsschwäche (Zervixinsuffizienz)

Je größer die Gebärmutter wird, desto mehr wird der Gebärmutterhals (Zervix) Stück für Stück in die Uterushöhle einbezogen. Die Folge kann sein, dass seine Verschlusskraft nicht mehr genügt, um den Fötus zu halten. Dann öffnet sich der Muttermund, und ein Blasensprung, oftmals zwischen dem 4. und 6. Monat, leitet eine Fehlgeburt ein. Dem kann nur mit einem operativen Eingriff begegnet werden, bei dem der Muttermund von der Scheide aus mit einem Kunststofffaden zusammengefasst wird. So wird der Gebärmutterhals verschlossen, um den Aufstieg einer Infektion zu erschweren und damit das Risiko einer Muttermundserweichung zu mindern. Ein kompletter Verschluss des Muttermundes (Cerclage) dient dazu, das Kind im Leib der Mutter zu halten. Die weitere Schwangerschaft verläuft dann bei körperlicher Schonung meist problemlos, etwa 2 Wochen vor dem Entbindungstermin wird die Umschlingung ambulant entfernt, und die Geburt kann normal stattfinden.

Blutdruckerhöhung (Hypertonie)

Steigt der Blutdruck in der Schwangerschaft auf über 140/90 mm Hg (s. S. 219), könnte dies Mutter und Kind schaden. Einige Tage Stressabbau und Ruhe, Spaziergänge oder Schwimmen können die Werte wieder ins Lot bringen, manchmal ist aber auch die Einnahme blutdrucksenkender Mittel nötig. Unterstützend wirken eine Teemischung aus Mistelkraut, Weißdorn und Melisse sowie Massagen mit Mandelöl.

Blutungen

Sie sind oftmals eine folgenlose Beschwerde, deren Ursache nicht eindeutig geklärt werden kann. In jedem Fall ist ein Arztbesuch erforderlich. Allerdings ist eine genaue Diagnose oft nur mit erheblichem Aufwand und somit einer zusätzlichen Belastung für Mutter und Kind möglich. Das wollen Ärzte möglichst vermeiden, denn im Augenblick einer Blutung gilt eine Schwangerschaft als gestört – Ruhe und Entspannung sind dann oberstes Gebot! Die meisten Ärzte führen daher nur eine vorsichtige Tastuntersuchung durch und suchen mittels Ultraschall nach einem Hämatom im Unterleib, eine häufige Ursache für Blutungen. Auch extreme Wachstumsschübe des Kindes können zu Rissen im Außenbereich der Plazenta oder an der Haftstelle in der Gebärmutter führen, wobei kleine oder größere Adern platzen.

Vorzeitige Wehen

Mangelnde Ruhe, aber auch Myome oder Infektionen können vorzeitige Wehen und damit eine Fehl- oder Frühgeburt verursachen, ein Termin beim Arzt ist daher unbedingt erforderlich. Er kann erkennen, ob es sich um harmlose Übungswehen (der Bauch wird schmerzlos hart) handelt, die mit Magnesium zu behandeln sind, oder ob es echte Kontraktionen der Gebärmutter sind, die eine ernste Gefahr für das Kind darstellen. In diesem Fall wird im Krankenhaus eine Infusion mit einem wehenhemmenden Mittel verabreicht.

Schwangerschaftsvergiftung (EPH-Gestose)

5 bis 10 Prozent der Schwangeren in Deutschland leiden unter dieser gefährlichen Erkrankung, Erstgebärende sind besonders häufig betroffen. Die Ursache ist ungeklärt. Dabei lassen Ödeme vornehmlich das Gesicht und den Hals anschwellen und gehen mit einem hohen Blutdruck sowie einer Eiweißausscheidung im Urin einher. Mediziner sprechen dann von EPH-Gestose (E = Edema ‹Ödeme›, P = Proteinurie ‹Eiweiß im Urin›, H = Hypertonie ‹Bluthochdruck›). Sie muss sofort behandelt werden, da sie sowohl für das Kind (Mangelernährung durch schlechte Durchblutung der Plazenta) als auch für die Mutter (Organschäden und Krampfanfälle ‹Eklampsie›) lebensgefährlich werden kann. In schweren Fällen wird die Schwangerschaft durch Kaiserschnitt beendet. Bei leichteren Fällen genügen oftmals strenge Bettruhe

und blutdrucksenkende Mittel. Es gibt keine spezielle Gestosediät, und strenge Entwässerungskuren schaden mehr als sie nützen. Eine vegetarische Ernährung verschlimmert die Symptome noch, wichtiger ist es stattdessen, hochwertiges Eiweiß zu essen: fettarmes Fleisch, Fisch, Eier und Milchprodukte. Eine ausgewogene Ernährung vor und während der Schwangerschaft mit hochwertigen, ungesättigten Fettsäuren (s. S. 40) kann vorbeugend wirken.

HELLP-Syndrom
Selten, aber extrem gefährlich ist es, wenn zur Gestose Blutgerinnungsstörungen sowie Leberzellschädigungen kommen. Die Symptome sind Oberbauchschmerzen, Übelkeit, Erbrechen und Kopfschmerzen. Dann sollte unverzüglich eine Klinik aufgesucht werden. Bei positivem Befund wird ein Kaiserschnitt durchgeführt.

Schwangerschaftsdiabetes (Gestationsdiabetes)
Als Gestationsdiabetes (Gestation = Schwangerschaft), von dem ein bis 5 Prozent aller werdenden Mütter betroffen sind, bezeichnet man jede Störung des Kohlenhydratstoffwechsels, die während der Schwangerschaft auftritt. Besonders anfällig sind Schwangere über 30, Frauen mit zuckerkranken Verwandten ersten Grades, Übergewichtige sowie Frauen, die mehr als ein Kind erwarten oder die schon einmal einen Gestationsdiabetes hatten. Der Gestationsdiabetes kann zu schweren Schäden für Mutter und Kind führen, die jedoch bei frühzeitiger Behandlung weitgehend verhindert werden können. Da der Gestationsdiabetes keine Beschwerden macht, ist es wichtig, dass bei jeder Vorsorgeuntersuchung der Zuckerspiegel im Urin gemessen wird. Besteht tatsächlich ein Schwangerschaftsdiabetes, werden Mutter und Kind noch intensiver medizinisch überwacht. Gleichzeitig beginnt eine Diabetestherapie mit Ernährungsumstellung (s. S. 223), regelmäßigen Blutzuckerkontrollen und gegebenenfalls einer Behandlung mit Insulin.

Infektionen

Gefürchtet, aber nicht immer gefährlich sind Infektionen. Im ersten Schwangerschaftsdrittel jedoch können einige Erreger (zum Beispiel Röteln) den Embryo erheblich schädigen. Genaue Auskunft gibt der Arzt.

Ernährung und Verhalten in der Schwangerschaft

Ein Kind auszutragen, ist eine gleichermaßen aufregende wie anstrengende Aufgabe. Sie sollten sich daher Gutes tun, wann immer sich Ihnen die Möglichkeit dazu bietet, und Stress sowie Hektik möglichst vermeiden. Legen Sie zwischendurch immer mal wieder die müden Beine hoch, und lassen Sie die Hand auf dem Bauch ruhen, um das heranwachsende Wesen in sich zu spüren. Lesen Sie einen der vielen Schwangerschaftsratgeber, die sich ausführlich mit dieser besonderen Lebensphase befassen, und suchen Sie, wenn Ihnen danach ist, den Kontakt zu anderen Schwangeren, z. B. im Rahmen eines Gymnastik- und/oder Geburtsvorbereitungskurses.

Der größte Beitrag, den Sie als Mutter zur Gesundheit Ihres Kindes nun beisteuern können, besteht darin, sich während der Schwangerschaft gesund zu ernähren. Der Körper einer werdenden Mutter lagert verstärkt Fett an Oberschenkeln und Po ein, um Energiereserven aufzubauen, damit das neu entstehende Leben auf jeden Fall abgesichert ist. Später «baut» der Körper aus den Fettdepots – unter anderem – die wertvolle Muttermilch. Doch bis es so weit ist, sollten Schwangere ein paar Regeln in ihren Alltag aufnehmen. Die wichtigste vorweg: Essen Sie eine gesunde Kleinigkeit, wann immer Sie Appetit bekommen. Zwar sind genügend Reserven für Ihr Baby vorhanden, aber auch Sie sollen sich wohl fühlen und keinesfalls Hunger leiden! In Ihnen wächst ein kleines, aber sehr kompaktes und komplexes Wesen heran – das braucht Energie! Deswegen leiden die meisten werdenden Mütter im ersten Schwangerschaftsdrittel z. B. auch unter extremer Müdigkeit. Doch der steigende Energieverbrauch muss nicht durch eine höhere Energiezufuhr, sprich mehr Kalorien, ausgeglichen werden – das ist erst ab dem 4. Monat notwendig. Je nach Konstitution kann dann der zusätzliche Bedarf variieren, durchschnittlich sind es jedoch 200 bis 250 Kalorien mehr, die eine Schwangere ab der 13. Schwangerschaftswoche jeden Tag zur bislang gewohnten Menge zu sich nehmen sollte. Am besten essen Sie mehrmals täglich kleine kohlenhydratreiche Mahlzeiten, bestehend aus Vollkornbrot oder anderen Getreideprodukten, Nudeln oder Kartoffeln. Verzichten Sie jedoch weitgehend auf fetthaltige Zuckerbomben, denn in Müsliriegeln, Keksen und Schokoladentafeln steckt außer dem Spaßfaktor nicht viel Gutes drin – im Gegenteil: Sie sättigen kaum und liefern neben viel Fett nur sehr wenig Mineralien und Vitamine. So werden zusätzliche, unnötige Fettdepots angelegt, die Ihnen gegen Ende der Schwangerschaft und darüber hinaus schwer zu schaffen machen können.

Meiden Sie rohe Eier, rohes Fleisch (Tartar) und Rohmilchprodukte – es drohen die für Ungeborene gefährliche bakterielle Erkrankung Toxoplasmose und Listeriose sowie Infektionen mit Salmonellen und EHEC (Enterohämorrhagische Escherichia coli). Besonders wichtig ist die ausreichende Versorgung mit Folsäure und Jod (s. S. 47).

Das sollte auf Ihrem Speiseplan stehen: Obst, Gemüse, Salat, Kartoffeln, Vollkornprodukte (Brot, Müsli), reichlich Milchprodukte (Käse, Quark, Joghurt, Milch). Fisch, Geflügel und Fleisch, 2 bis 3 Eier pro Woche, hochwertige Öle (Olivenöl, Rapsöl, s. S. 61).

Geburt und Wochenbett

Viele Erstgebärende merken erst einmal nicht, dass das große Ereignis unmittelbar bevorsteht, denn eine Geburt kündigt sich unter Umständen zunächst zaghaft oder an ganz anderer Stelle als vermutet an. Aber auch Frauen, die bereits ein oder mehrere Kinder geboren haben, können sich nicht darauf verlassen, dass die Anzeichen jedes Mal die gleichen sind. Es gibt 3 Startsignale: «Zeichnen», Wehen und Blasensprung.

Häufig beginnt die Geburt mit dem Abgehen des schützenden Schleimpfropfens vor dem Muttermund, dem «Zeichnen». Die Schwangere bemerkt einen sich langsam farblich verändernden Ausfluss, mehr oder weniger schnell ist Blut zu erkennen. Jetzt kann es noch Tage oder auch nur Stunden dauern, bis die ersten Geburtswehen einsetzen. Sie treten in immer wiederkehrenden, sich verkürzenden Intervallen auf und nehmen an Stärke und Schmerzhaftigkeit zu. Ein Anruf im Kreißsaal sowie die Länge der Anfahrt entscheiden darüber, wann der richtige Zeitpunkt zur Fahrt ins Krankenhaus gekommen ist. Anders beim Blasensprung, mit dem etwa jede 10. Geburt beginnt. Befindet sich der Kopf des Babys noch weit oben im Becken der Frau, sollte sie sich hinlegen und liegend ins Krankenhaus transportiert werden, um einem für das Kind lebensgefährlichen Vorfall der Nabelschnur zwischen Kopf und Muttermund vorzubeugen. Steht jedoch bei einer der letzten Vorsorgeuntersuchung bereits fest, dass der Kopf schon tief im Becken liegt, besteht kein Grund zur Sorge und die Frau kann sich aufrecht und ohne Hektik auf den Weg machen.

Die 4 Phasen der Geburt

Die *Eröffnungsphase* ist die längste und kann gerade beim ersten Kind viele Stunden dauern. Sie endet, wenn der Muttermund verstrichen, d. h. auf 10 Zentimeter geöffnet, ist. Dazu muss die Muskulatur der Gebärmutter den Gebärmutterhals heraufziehen. So weitet sich das «Tor zum Ausgang», und die Muskeln werden im unteren Teil der Gebärmutter immer dünner. Die so entstehende obere, dicke Muskelschicht hilft später, das Kind herauszuschieben. Viele Frauen beschreiben die anschließende, selten länger als 30 Minuten dauernde *Übergangsphase*, in der der Kopf des Kindes langsam tiefer rutscht, als die schmerzhafteste. Die Wehen können mehrere Höchpunkte haben oder sogar als gleichbleibend intensiv erlebt werden, die Pausen werden immer kürzer, der Druck auf den Mastdarm ist enorm groß. Ist der Muttermund ganz auf und der Kopf des Babys im Beckenausgang angelangt, gibt die Hebamme das Zeichen zum Pressen. Damit hat die *Austreibungsphase* begonnen, und die Geburt des Kindes, dessen Köpfchen nun schon in der Scheide zu sehen ist, steht unmittelbar bevor. Das Kind dreht sich einer Schraube gleich aus dem Körper der Mutter: Da der Beckeneingang queroval verläuft, wendet das Kind seinen Kopf zunächst zur Seite, dreht ihn in der Mitte des Beckens und kommt schließlich mit dem Gesicht nach hinten, selten nach vorne, im längsovalen Beckenausgang an.

Kurz vor dem Austritt des Kindes kann es nötig sein, einen Dammschnitt (Episiotomie) zu machen, um die Scheidenöffnung zu vergrößern und ein Reißen zum After zu vermeiden. Geschnitten wird während einer Wehe, weil das Gewebe dann durch den Druck des kindlichen Kopfes dermaßen gedehnt ist, dass es relativ unempfindlich ist.
Ob ein Riss oder ein gezielter Schnitt besser heilt – darüber streiten sich
die Gelehrten. Genäht wird ein Dammschnitt oder -riss unter lokaler
Betäubung. Eine medizinische Indikation für einen Dammschnitt liegt
vor, wenn sich die Herztöne des Kindes verschlechtern und es schnell
geboren werden muss, bei operativen Entbindungen (Zangen- oder
Saugglockengeburt), wenn der Kopf des Kindes sehr groß ist oder im
Falle einer Frühgeburt (Geburtsgewicht unter 2500 g/Geburt vor der
37. Schwangerschaftswoche).

Wenn das Kind geboren und abgenabelt ist, zieht sich in der *Nach-
geburtsphase* die Plazenta noch einmal zusammen, löst sich von der
Gebärmutterwand und wird ausgestoßen. Saugt das Baby an der Brust,
wird das Hormon Oxytocin freigesetzt, das ein Zusammenziehen des
Uterus bewirkt und so mithilft, die Plazenta freizugeben. Als Faustregel gilt in vielen Kliniken: Eine Stunde nach dem Kind sollte der Mut-
terkuchen ausgestoßen sein, sonst muss er unter Narkose geholt werden, um Infektionen und stärkere Blutungen (bis 500 ml Blutverlust
nach der Geburt sind normal) zu vermeiden.

Schmerzstillende Mittel während der Geburt

Oftmals kann sich der Körper bei großen Schmerzen selbst helfen, indem er körpereigene Schmerzkiller (Endorphine) sowie natürliche
Stresshormone (Corticoide und Adrenaline) ausschüttet. Sollte das
nicht genügen, gibt es eine Vielzahl von Maßnahmen zur Geburtser-
leichterung. Die Schulmedizin kennt neben verschiedenen entkramp-
fenden und/oder beruhigenden Medikamenten wie Spasmolytika
(Zäpfchen, Spritze, Infusion), Beruhigungsmittel (Tropfen, Zäpfchen,
Tabletten, Spritze) oder Opiate (Spritze, Zäpfchen) 3 Arten der Anäs-
thesie: die Peridural- (PDA), die Spinal- (SPA) und die Lokalanästhe-
sie.

Schwangere sollten sich im Vorfeld bei ihrer Hebamme oder im
Krankenhaus über Nutzen und Nebenwirkungen der einzelnen Maß-

nahmen informieren. Jedoch sollten Sie als Gebärende immer bedenken, dass Ihr Kind von den meisten pharmakologischen Wirkungen
mit betroffen ist.

Neben den schulmedizinischen Mitteln können Sie auch auf alternative Methoden zurückgreifen. Bewusstes Atmen, Singen und
Schreien gehören heute zu fast jeder Geburt, da Hebammen und Ärzte
dazu ermuntern. Auch Massagen, Baden in warmem Wasser, aromatische Öle sowie Akupunktur und Akupressur können sehr entspannend
wirken.

Kaiserschnitt

Die Sectio (Kaiserschnitt – benannt nach Kaiser Julius Cäsar, der auf
diese Weise geboren wurde) kommt in Deutschland bei ca. jeder 5. Geburt zum Einsatz. 1991 lag die Quote noch bei 15 Prozent. Die Zunahme ist in erster Linie auf den Wunschkaiserschnitt zurückzuführen. Immer mehr Frauen, die große Angst vor den Geburtsschmerzen
oder etwaigen Verletzungen haben oder sich einen planbaren Termin
für die Entbindung wünschen, wählen diesen Weg.

Man unterscheidet beim Kaiserschnitt zwischen geplant und nicht
geplant. Ein geplanter Eingriff wird u. a. bei Frühgeburten vor der 32.
Schwangerschaftswoche empfohlen, bei Beckenend- oder Querlage
(das Kind liegt mit Gesäß oder Füßen voran oder quer) sowie bei einer
den Ausgang versperrenden Plazenta (Plazenta praevia) oder dort be-
findlicher Myome. Ein nicht geplanter Kaiserschnitt wird unter anderem bei schlechten Herztönen des Kindes, rapidem Kräfteabbau der
Mutter, Blutungen durch frühzeitige Plazentaablösungen sowie einem
ungünstigen Becken-Kopf-Verhältnis vorgenommen.

Wochenbett

Sich schonen und sich für alles etwas mehr Zeit nehmen – das ist die
einzig richtige Devise für die ersten 6 bis 8 Wochen nach der Entbindung. Nicht nur die Geburt war eine enorme Anstrengung, auch die
hormonelle Umstellung wirbelt so manches in Körper und Geist
durcheinander. Physisch macht sich das unter anderem durch immer
wiederkehrende, schnelle Erschöpfungszustände, starkes Schwitzen in

der Nacht und den Wochenfluss bemerkbar. Der anfänglich starke Ausfluss beginnt kurz nach der Geburt und dauert etwa 6 Wochen. Das zunächst rote, später bräunliche, gelbe und schließlich weiße Wundsekret sollte wegen der darin enthaltenen Keime nicht mit Kind oder Brustwarzen in Berührung kommen. Psychisch reagiert jede Frau anders auf die mit der Geburt eines Kindes verbundene Umstellung in Ihrem Leben. Häufiges Weinen und/oder extreme Glücksgefühle sind in den ersten Wochen nach der Entbindung nicht ungewöhnlich.

Ernährung und Verhalten im Wochenbett

Achten Sie besonders auf Ihre Hygiene: Duschen Sie jeden Morgen und nehmen Sie danach immer 2 Handtücher zum Abtrocknen – eines für den Intimbereich, eines für den restlichen Körper. Seifen und Waschlotionen sind nicht nötig, Wasser genügt. Waschen Sie sich nach dem Gang zur Toilette gründlich die Hände. Vorsicht bei akutem Herpes, der Virus ist für Neugeborene extrem gefährlich. Tragen Sie einen Mundschutz, und überlassen Sie das Wickeln in diesen Tagen anderen.

Nicht nur der Körper, auch die Psyche braucht tägliche Pflege: Entspannen Sie sich, wann immer es geht. Falls Sie eine Hebamme im Rahmen der Nachsorge besucht, wird sie in den ersten Tagen zu Hause besonders auf Lage und Höhe Ihrer Gebärmutter achten. Sie sollte täglich mindestens einen Zentimeter tiefer rücken. Lassen Sie sich in der Apotheke eine Teemischung aus Hirtentäschel, Melisse und Frauenmantel (zu je einem Drittel) anfertigen, und trinken Sie mehrmals täglich davon – die Kräuter helfen bei der Rückbildung der Gebärmutter. Auch in Bauchnabelhöhe gesetzte Akupunkturnadeln können den Uterus stimulieren.

Im Wochenbett und darüber hinaus sollten Sie auf ihren empfindlichen Beckenboden achten. Der Muskelverbund ist ganz leicht zu finden: Ziehen Sie mit aufgerichtetem Becken die Sitzbeinhöcker zusammen – was Sie jetzt spüren, ist die Beckenbodenmuskulatur. Sie wurde bei der Geburt extrem beansprucht und kann daher noch monatelang geschwächt sein. Generell gilt: Heben Sie nichts, was schwerer ist als Ihr Kind, und spannen Sie zwischendurch immer wieder, besonders aber unmittelbar bevor Sie Ihr Kind hochnehmen, den Beckenboden an. Wenn Ihre Gebärmutter weiterhin träge bleibt, legen Sie sich mehrmals täglich mindestens 20 Minuten bäuchlings auf ein Stillkissen, und versuchen Sie, auf dem Bauch zu schlafen. Informieren Sie sich über Kurse zur Rückbildungsgymnastik.

Eine schmerzende Dammnaht können Sie mit Sitzbädern in warmem Wasser mit einem Schuss Calendulaessenz oder Eichenrindenextrakt behandeln. Mit Beckenbodenübungen sollten Sie beginnen, wenn die Schmerzen nachgelassen haben.

In den 9 Monaten der Schwangerschaft haben Sie miterlebt, wie sich Ihr Körper auf ungeahnte Weise ausgedehnt hat. In den ersten Wochen nach der Geburt nehmen Sie nun vor allem durch die Wasserausscheidungen etwa 5 Kilogramm ab. Damit haben Sie für die Zeit des Wochenbetts, zumal wenn Sie stillen, erst einmal genug Gewicht verloren, da ansonsten unnötig viele Schadstoffe in die Muttermilch übergehen (s. u.). Für die Ernährung im kräftezehrenden Wochenbett gilt: Essen Sie regelmäßig, ausgewogen und einmal am Tag warm! Stellen Sie sich eine Flasche Wasser und einen Joghurt ans Bett, damit Sie nächtlichen Hunger schnell und unkompliziert stillen können. Tagsüber sind Energielieferanten und Vitaminbomben gefragt. Hebammen empfehlen beim Obst die Kombination Banane / Birne sowie Lebensmittel mit hohem Kohlenhydratanteil wie Nudeln, Reis und Kartoffeln. Eisenlieferanten (s. S. 51) gehören wegen des Blutverlustes bei der Geburt ebenfalls auf den Tagesplan. Vorsicht bei Brot oder Müsli: Grobe Körner können für den Darm, der sich nach der Entbindung erst wieder neu positionieren muss, eine zu große Anstrengung darstellen – schmerzhafte Blähungen sind dann die Folge. Fein geschrotetes Vollkornbrot oder Haferflocken sind aber bekömmlich und können gegen Verstopfung helfen.

Stillzeit

Die meisten Mütter in Deutschland stillen ihre Kinder. Die Vorteile: Muttermilch ist gesund für das Baby, schnell und hygienisch einwandfrei verfügbar, kostengünstig, und zudem fördert das Stillen die Rückbildung der Gebärmutter.

Die stillende Frau produziert Vormilch, Übergangsmilch und reife Milch. Die Zufuhr wird hormonell gesteuert: Mit dem Ausstoßen der Plazenta kommt es zu einem Abfall der Schwangerschaftshormone, und die Milch fließt ins Brustdrüsengewebe. Um den Milchfluss zu aktivieren, wird das Neugeborene sofort angelegt. Es trinkt zunächst die abwehrstoffreiche Vormilch (Kolostrum), bevor es etwa am 3. Tag nach der Entbindung zum Milcheinschuss kommt. Das Baby bekommt nun die Übergangsmilch, die Vorstufe der späteren reifen Milch, die nach etwa 14 Tagen gebildet wird. Nach 6 Wochen haben sich die meisten Mütter und Kinder aufeinander eingestellt, was Stillzeiten und eine ausgewogene Milchmenge betrifft. Gerade das ist das Wunder, zu dem Frauen von Natur aus fähig sind: Sie produzieren nur so viel Milch, wie ihr Kind benötigt. Bei voll stillenden Müttern sind es täglich zwischen 800 und 1000 ml Milch.

Nach etwa 6 Monaten ändert sich hormonell bedingt der Geschmack der Milch, und viele Babys möchten nun zusätzlich oder nur noch feste Nahrung in Breiform. Unabhängig davon empfehlen die meisten Kinderärzte in Deutschland, mit dem Zufüttern nach 6 Monaten zu beginnen, um dem gesteigerten Nährstoffbedarf des Kindes gerecht zu werden. Beim Abstillen sollten Sie es langsam angehen lassen und die einzelnen Stillmahlzeiten peu à peu ersetzen, um einem Hängebusen vorzubeugen. Viele Frauen wenden sich dann noch einmal an ihre Hebamme.

Eine leidige Begleiterscheinung des Stillens ist der *Milchstau*. Er äußert sich in Form einer verhärteten Stelle im Brustgewebe sowie einem unangenehmen Ziehen. Versuchen Sie zunächst, mit sanftem Druck von außen zur Brustwarze hin, die harten Stellen auszustreichen. Lassen Sie Ihr Baby so oft wie möglich trinken, und legen Sie es immer an der betroffenen Brust zuerst an. Streichen Sie kühlen Quark fingerdick auf eine Mullwindel und legen diese auf die Brust (Brustwarze aussparen), bis er angetrocknet ist, oder legen Sie kühle Kohlblätter in den Still-BH. Der Brust tut nun viel frische Luft, Licht und Entspannung besonders gut. Kommt es dennoch zu einer *Brustentzündung* (Mastitis puerperalis), macht sich diese als schmerzende Verhärtung bemerkbar, ein Teil oder die ganze Brust wird heiß und rot. Bei einem schweren Verlauf entwickelt sich Fieber, und die Lymphknoten schwellen an. Fast immer kommt es zu grippeähnlichem Unwohlsein und nicht unerheblichen Schmerzen. Steigt das Fieber nicht über 39 °C und ist die Brust nur leicht gerötet, können Sie weiter stillen und die Entzündung mit kühlenden Umschlägen oder Quarkwickeln sowie häufigem Anlegen des Babys behandeln. Die Bakterien schaden dem Kind nicht, denn sie werden in seinem Magen abgetötet. Sind die Beschwerden nach 2 Tagen nicht abgeklungen, sprechen Sie mit Ihrer Hebamme und suchen Sie Ihren Arzt auf. Wahrscheinlich verschreibt er Ihnen ein Antibiotikum und/oder entzündungshemmende Medikamente, die dem Kind nicht schaden, sodass Sie weiter stillen können. Sinnvoll kann eine zusätzliche homöopathische Behandlung sein, um eventuell auf Antibiotika verzichten zu können.

Die Entzündung kann Folge eines Milchstaus, mangelnder Hygiene und Pflege der Brust oder zu schnellen Abstillens sein. Manchmal ist eine Brustentzündung aber auch nur auf mangelnde Ruhe und Entspannung zurückzuführen.

Ernährung und Verhalten in der Stillphase

Muttermilch hat etwa 68 kcal pro 100 ml, daher steigt Ihr Kalorienbedarf erheblich: Im ersten Lebensmonat Ihres Babys sollten Sie etwa 450 Kalorien täglich zusätzlich aufnehmen, im 2. Stillmonat etwa 500 und im 3. Monat 600 Kalorien. Ernähren Sie sich nicht ausgewogen und ausreichend, kommen eher Sie zu kurz als Ihr Baby. Vor diesem Hintergrund wird das Sprichwort «Jedes Kind kostet einen Zahn» verständlich: Bei einem Ernährungsmangel trägt erst einmal die Mutter die Konsequenzen in Form von Kopfschmerzen, Depressionen oder eben Parodontose. Auf der anderen Seite ist bei einer täglichen Nahrungszufuhr von rund 3000 kcal eine Unterversorgung an Vitaminen und Mineralstoffen, Eiweiß, Kohlenhydraten und Fett eher unwahrscheinlich, wenn Sie sich an die Regeln einer gesunden, ausgewogenen Ernährung halten (s. S. 61). Essen Sie mehrere Mahlzeiten über den Tag verteilt, gegebenenfalls auch nachts, wenn Ihr Baby Sie zum Stillen weckt. Ob allerdings jedes Lebensmittel, das Sie mögen, auch Ihrem Kind gut bekommt, ist fraglich. Ratschläge zu diesem Thema reichen von «keine Zitrusfrüchte» bis «Kohl meiden». Empfehlenswert ist, zunächst eine kleine Menge auszuprobieren. Beobachten Sie, wie Ihr Kind auf Ihre Mahlzeiten reagiert. Achten Sie jedoch generell darauf, hochwertige und möglichst naturbelassene Nahrungsmittel zu essen. Das heißt frisches Obst und Gemüse und wenig Konserviertes. Auch der Bedarf an Jod und Eisen ist in der Stillzeit erhöht – fragen Sie Ihren Arzt nach Ihren Eisenblutwerten.

Da Muttermilch zu ca. 90 Prozent aus Wasser besteht, ist es unerlässlich, mindestens 2 Liter Wasser über Tag und Nacht verteilt zu trinken. Tees eignen sich ebenso gut, besonders Stilltee aus Anis-, Fenchel-, Kümmel-, Melisse- und Lavendelsamen. Reduzieren Sie Kaffee und Cola (wirken anregend) sowie Limonaden (zuviel Zucker) auf ein Minimum. Kein Pardon gibt es bei Alkohol und Nikotin, beide Genussgifte haben im Babyblut nichts verloren. Ein Wort zur Figur: Seien Sie nicht ungeduldig, was das Wiedererlangen Ihrer alten Maße angeht, das braucht seine Zeit. Generell gilt: Stillende Frauen sollten nicht das Gewicht unterschreiten, das sie bei Eintritt der Schwangerschaft hatten, damit keine alten Schadstoffe aus den Fettzellen in die Muttermilch abgegeben werden.

Wechseljahre

Die Wechseljahre (Klimakterium) sind von vielen Frauen gefürchtet, denn sie werden mit Beschwerden verbunden und fast zur Krankheit stigmatisiert. Sie sind ein Thema, über das man nicht gerne oder bestenfalls mit dem Arzt spricht.

Obwohl die Menschen immer älter werden, ist in unserer gesellschaftlichen Wahrnehmung Altern und Altwerden kein natürlicher Prozess, sondern gleichbedeutend mit körperlichen Schwächen und Verlust der Attraktivität. Während jedoch ein Mann um die 50 in den «besten Jahren» ist, wird einer Frau gleichen Alters die sexuelle Anziehungskraft abgesprochen, als sei das Ende ihrer Weiblichkeit gekommen. Viele Frauen fühlen sich daher in eine Rolle gedrängt, die ihrer Selbstwahrnehmung, ihren Bedürfnissen und Wünschen gar nicht entspricht. Medikamente und Antiagingprogramme versprechen das, was eine Frau ewig sein soll: jung, schön und gesund. Statt Reife und Erfahrung zeigen zu dürfen, wird von ihr erwartet, eine wenn nicht gerade junge, so doch wenigstens alterslose und erfolgreiche Frau zu sein.

Das sind Anforderungen, die nicht zu erfüllen sind und deswegen Ängste provozieren. Aber gerade diese Ängste sind es, die viele der Beschwerden wie Unruhe, Hitzewallungen, Schlafstörungen und Depressionen überhaupt erst auslösen.

In anderen Kulturkreisen sind die Wechseljahre nicht gleichbedeutend mit Krankheit oder dem Verlust der Weiblichkeit, im Gegenteil: Zwänge und Tabus, die mit der Fruchtbarkeit einhergingen, entfallen mit der Menopause, und die Frauen bekommen einen neuen, sozial besseren Status mit größeren Freiheiten. In vielen Gesellschaften spielen die starken mythischen Kräfte, die diesen Frauen zugeschrieben werden, zusätzlich eine Rolle und verleihen ihnen größere Achtung. Diese natürliche, positive Einstellung zu den Wechseljahren bewirkt, dass die Frauen erwiesenermaßen fast gar keine Beschwerden oder Probleme mit der körperlichen Umstellung haben.

So werden z. B. in Japan die Wechseljahre als ganz natürlicher Teil des Übergangs in den neuen Lebenszyklus, des Alters, angesehen. Das Grauwerden der Haare oder die Veränderung der Sehschärfe gehören ebenso dazu wie das Ende der Menstruation. Alter bedeutet in der japanischen Kultur nichts Negatives, sondern ist mit Achtung und Ehrfurcht verbunden. Im japanischen Wortschatz gibt es nicht einmal ein Wort für «Hitzewallungen».

Alle Symptome und Schwächen, die eine Frau während der Wechseljahre bei sich beobachtet, sollte sie mit dem Arzt oder der Ärztin ihres Vertrauens besprechen – niemals jedoch aus den Augen verlieren, dass die *eigene* Einstellung zum Körper und seinen Veränderungen die Ursache für die Beschwerden sein könnte.

Was sind die Wechseljahre?

Sie beginnen langsam, fast unmerklich. Zunächst sind die Zyklen unregelmäßig, und die Blutungen können ungewöhnlich stark oder nur schwach sein, bis sie schließlich ganz aufhören. Durchschnittlich ist die Frau bei ihrer letzten Blutung, der Menopause, 51 Jahre alt.

Begriffe rund um die Wechseljahre

Klimakterium	Wechseljahre umfassen den gesamten Zeitraum von der Prämenopause bis zum Ende der Postmenopause
Menopause	Zeitpunkt der letzten Menstruation
Prämenopause	Prä = vor, 1–2 Jahre vor der Menopause manchmal auch die Zeit der gesamten reproduktiven Phase
Perimenopause	Peri = drum herum, Zeitraum unmittelbar vor der Menopause und 1 Jahr nach der Menopause
Postmenopause	Post = nach, Zeit nach der Menopause, dauert etwa bis zum 65. Lebensjahr
Prämature Menopause	Prämatur = frühreif, Eintritt der Menopause vor dem 40. Lebensjahr
Induzierte Menopause	Induziert = herbeigeführt; Eintritt der Menopause nach operativer Entfernung der Eierstöcke oder nach Chemotherapie oder Bestrahlung

Die Ursache der Wechseljahre liegt darin, dass der Vorrat an Eizellen langsam zu Ende geht. Dadurch sinken die Konzentrationen von Östrogenen und Progesteron (s. S. 18). Der Hypothalamus versucht, diese für ihn unnormalen Hormonspiegel wieder zu regulieren. Gleichzeitig kontrolliert der Hypothalamus aber auch das vegetative Nervensystem, das die Körperfunktionen steuert, die nicht dem Willen unterliegen wie Körpertemperatur, Atmung, Verdauung oder Stoffwechsel. Durch diese Kopplung können mit sinkenden Hormonspiegeln plötzliches Erröten und Blasswerden, Hitzewallungen, Schwindel, Kopfschmerzen, Herzjagen und Taubheitsgefühl, Konzentrationsschwäche, Schlafstörungen, Wassereinlagerungen oder Blähungen auftreten (vegetatives Menopausensyndrom). Andere Beschwerden (funktionelles Menopausensyndrom) äußern sich in Stimmungsschwankungen wie Antriebsarmut, depressiven Verstimmungen, Reizbarkeit und dem Gefühl der Vereinsamung. Daran ist nicht nur der sinkende Hormonspiegel schuld, sondern auch das soziale Umfeld wie Familiensituation oder Partnerschaft. Schlafstörungen können das psychische Beschwerdebild noch verstärken. Depressionen treten allerdings während der Wechseljahre nicht häufiger auf als bei jüngeren Frauen.

Auch Organe können durch die Wechseljahre beeinflusst werden (organisches Menopausensyndrom) wie Veränderungen an inneren und äußeren Geschlechtsorganen, Blase, Haut, Blutgefäßen oder Skelett. Zusätzlich können sich Fettverteilungsmuster, Fettstoffwechsel und Insulinresistenz verändern (s. S. 208).

Die Schutzwirkungen, die besonders die Östrogene gewähren, entfallen weitgehend, sodass dadurch die Gefahr für Osteoporose oder Herz-Kreislauf-Erkrankungen steigt (s. S. 193).

Die Wechseljahre *müssen* jedoch nicht von all den genannten Beschwerden begleitet sein: die Symptome sind *möglich*, treten aber nicht notwendigerweise auf. Durch sorgsamen und vorsichtigen Umgang mit Ihrem Körper können Sie viele Unannehmlichkeiten weitgehend ausschalten.

Hormon-Ersatz-Therapie: Garantie für ewige Jugend?

Lange Zeit hat man die Wechseljahre als eine Art Hormonmangel-krankheit angesehen, die mit Medikamenten behandelt werden muss und medizinisch als ovarielle Insuffizienz (insuffizient = unzurei-chend) bezeichnet wurde. Noch im September 2002 hat der Berufsver-band der Frauenärzte Niedersachsens eine Pressemitteilung herausge-geben, in der es heißt, dass «Wechseljahre eine Krankheit und nicht na-türlich» sind. «Sie sind von Menschenhand geschaffen. Frauen wurden um 1897 38 Jahre alt. Eine Hormonersatzbehandlung bedeutet daher eine Zurückversetzung der Frau in ihren ‹Naturzustand›.»

Damit sind diese eigentlich natürlichen Veränderungen patholo-gisiert und auf eine biologisch-medizinische Sichtweise reduziert wor-den, ohne die persönlichen Bedürfnisse oder die Entscheidungsfreiheit der Frau zu berücksichtigen. Die Folge: Vielen Frauen wurde eine Hor-mon-Ersatz-Therapie (HET, engl.: HRT) zum Erhalt der Jugendlich-keit, zur Linderung der Wechseljahresbeschwerden und als Schutz-maßnahme gegen Herz-Kreislauf-Erkrankungen und Osteoporose verordnet. Diese Hormontherapie erschien vielen Ärzten als Wunder-mittel und wurde Frauen oftmals nicht nur empfohlen, sondern mit einem Appell an die eigene Verantwortung geradezu aufgedrängt.

Die «Women's Health Initiative» aus dem Jahre 2002, die vorzeitig abgebrochen werden musste, hat die Fachwelt aufgeschreckt und die Öffentlichkeit erschüttert. Die Ergebnisse zeigen, dass die HET in vie-len Fällen mehr schadet als nützt, Folgestudien bestätigen die Ergeb-nisse. Danach bewirkt eine HET keinen Schutz vor Herz-Kreislauf-Er-krankungen, sondern eher das Gegenteil: Unter einer Östrogen-Gesta-gen-Therapie stieg das Risiko für Herzinfarkt, Schlaganfall oder venöse Thromboembolien. Auch die Brustkrebsrate war durch eine HET er-höht, dabei waren die Östrogenpräparate mit einem geringeren Risiko verbunden als die Kombination Östrogen plus Gestagen. Eine Verbes-serung der Lebensqualität durch eine HET, etwa durch weniger häufige Hitzewallungen, konnte ebenfalls nicht festgestellt werden. Die Arznei-mittelkommission der deutschen Ärzteschaft hat daraufhin sehr strenge Therapieleitlinien für die Gabe von Hormonen im Klimakte-rium herausgegeben. Es wird ausdrücklich betont, dass Hormone nicht leichtfertig als Jungbrunnen, sondern nur dann verordnet wer-den sollen, wenn eine dringende Notwendigkeit besteht und Risikofaktoren ausgeschlossen wurden. Auf gar keinen Fall sollen Hormone zur Vorbeugung von Herzinfarkt oder Schlaganfall gegeben werden. Frauen, die sich einer HET unterzogen haben, sollten diese nach Rücksprache mit ihrem Arzt nicht unmittelbar, sondern ausschleichend absetzen.

Sollte aber eine Hormontherapie dennoch nötig sein, muss der behandelnde Arzt alle Risikofaktoren genau abwägen. Dazu gehören z. B. Brust- oder Eierstockkrebs, Lungenembolie, Thrombose, Herzinfarkt, starkes Übergewicht, Rauchen, familiäre Krebsbelastung oder auch die Autoimmunerkrankung Lupus erythematodes.

Salben und Zäpfchen, die eine nur geringe Hormonkonzentration haben und das Austrocknen der Vaginalschleimhaut verhindern, können Sie jedoch nach Absprache mit dem Arzt ohne Risiko verwenden. Sie wirken nur an der Stelle, an der sie aufgetragen werden.

Vorbeugung und Linderung der Beschwerden

Zwar haben in Westeuropa 50 bis 80 Prozent der Frauen während der Wechseljahre Beschwerden, aber nur bei 10 bis 25 Prozent sind sie so ausgeprägt, dass sie Krankheitswert haben und mit Medikamenten behandelt werden müssen.

Untersuchungen aus anderen Ländern zeigen, dass die körperlichen Beschwerden einerseits durch das soziale Umfeld und die Lebensumstände gemindert werden können (s. o.), andererseits spielt die Ernährung bzw. bestimmte Inhaltsstoffe der Nahrung eine große Rolle.

Phytoöstrogene

Die Wirkung von Phytoöstrogenen war schon den alten Kulturvölkern bekannt, ohne dass sie allerdings um die Ursache wussten. So wurden beispielsweise Granatapfelkerne bei Zyklusstörungen und zur Verhütung eingesetzt, die, wie man heute weiß, Phytoöstrogene (Pflanzenöstrogene) enthalten. Dieses sind pflanzliche Substanzen, die im menschlichen Organismus ähnliche Wirkungen wie die Östrogene haben, ohne jedoch, anders als ihr Name vermuten lässt, Hormone zu sein. Da ihre chemische Struktur aber denen der Östrogene ähnlich ist, können sie mit den Östrogenrezeptoren (s. S. 16) Verbindungen eingehen. So können sie ähnlich wie die Östrogene reagieren, allerdings ist ihre Wirkung 100- bis 10 000-mal niedriger als die des natürlichen Östrogen-Rezeptor-Komplexes. Genau auf diese Weise können Phytoöstrogene vor östrogenabhängigem Brustkrebs schützen: Sie besetzen die Östrogenrezeptoren und reduzieren damit ihre Wirksamkeit.

Die Beobachtung, dass asiatische Frauen, die traditionell viele Phytoöstrogene mit der Nahrung aufnehmen, nur sehr selten an Hitzewallungen leiden, führte dazu, dass klinische Studien durchgeführt wurden. Damit wollte man die Wirkung der Phytoöstrogene wissenschaftlich belegen. Das Resultat war unerwartet und erstaunlich: Sowohl die Frauen, die Phytoöstrogene erhielten, als auch jene, die nur ein unwirksames Medikament (Placebo) bekommen hatten, litten weniger unter Hitzewallungen als vor Beginn der Untersuchung. Zwar war die Wirkung in der Placebogruppe etwas weniger ausgeprägt als bei den Frauen, die die Phytoöstrogene eingenommen hatten, dennoch ließen die Ergebnisse keine eindeutige Aussage über die Wirksamkeit der Pflanzenöstrogene zu. Für die Praxis bedeutet dies, dass Phytoöstrogene keinesfalls die Allheilmittel sind, als die sie oft dargestellt werden, was aber nicht heißt, dass sie wirkungslos sind. Jede Frau, die unter klimakterischen Beschwerden leidet, sollte versuchen, sich mit Hilfe der Phytoöstrogene Linderung zu verschaffen – auch wenn der Erfolg möglicherweise nur einem Placeboeffekt zuzuschreiben ist.

Von der «North American Menopause Society» wird empfohlen, zur Reduzierung von Hitzewallungen täglich 40 bis 80 mg Isoflavone als Nahrungsergänzung einzunehmen, da in unserer üblichen, westlichen Ernährung phytoöstrogenreiche Lebensmittel nur eine untergeordnete Rolle spielen. Mit einer täglichen Einnahme von 20 g Leinsamen hat man bereits eine Grundversorgung mit ca. 16 mg Phytoöstrogenen. Außerdem enthalten Sojabohnen oder Tofu nennenswerte Mengen.

Auch Arzneimittel, die Phytoöstrogene in standardisierten Konzentrationen und Zusammensetzungen enthalten, können eine Alternative sein, wie z. B. als Soja- oder Rotkleepräparate.

Noch wirkungsvoller sind Extrakte aus der Traubensilberkerze (Cimicifuga), wie wissenschaftlich belegt wurde. Ihre hormonähnlichen Inhaltsstoffe wirken als selektive Östrogenrezeptor Modulatoren (SERM), das heißt, dass sie nur auf bestimmte Organe die erwünschten Östrogenwirkungen ausüben. So verbessert die Traubensilberkerze Be-

schwerden und schützt vor Osteoporose, erhöht aber nicht das Brust-
und Uteruskrebsrisiko.

Einige Präparate gibt es auch in Kombination, z. B. mit Hopfen oder
Johanniskraut, um zusätzlich einen beruhigenden und entspannenden
Effekt zu erzielen.

Wichtig zu wissen: Auch pflanzliche Medikamente sind nicht ohne
Nebenwirkungen. In jedem Fall sollten Sie mit Ihrem Arzt über die
Einnahme sprechen. Das gilt ganz besonders dann, wenn Sie schon
einmal Brustkrebs hatten. Bis heute sind die Studienergebnisse nicht
eindeutig, ob Phytoöstrogene, wenn sie nach einer Brustkrebserkrankung eingenommen werden, das Zellwachstum fördern können. Unter
gar keinen Umständen dürfen Sie Phytoöstrogene zur Minderung Ihrer Beschwerden verwenden, wenn Sie mit Antiöstrogenen wie Tamo-
xifen o. Ä. behandelt werden. Lebensmittel, die Phytoöstrogene enthalten, können Sie allerdings weiterhin ohne Bedenken zu sich nehmen.

Ernährung und Verhalten in den Wechseljahren

Nicht nur Medikamente und phytoöstrogenreiche Lebensmittel können Linderung verschaffen oder zu einem positiven Lebens- und Körpergefühl verhelfen. Eine ausgewogene Ernährung (s. S. 61, 221) mit
viel Obst und Gemüse hält gesund und schlank. Auch Gamma-Lino-
lensäure (Nachtkerzenöl), Vitamin E, B-Vitamine und Magnesium sollen bei Wechseljahresbeschwerden hilfreich sein. Gegen Hitzewallungen speziell helfen Tees aus Hirtentäschel oder Salbei sowie Mischun-
gen aus Frauenmantel, Zinnkraut und Salbei.

Außerdem sollten Sie Sport treiben. Körperliche Bewegung war nie
so wichtig wie in dieser Lebensphase. So können Sie sich vor einer
Reihe von Erkrankungen schützen, die mit dem Wegfall der Hormone
häufiger auftreten, wie Diabetes oder Osteoporose. Außerdem vermittelt körperliche Aktivität ein positives Körpergefühl, reduziert die
Hitzewallungen und bedeutet den gesunden Start in einen neuen Lebensabschnitt. Auch wenn Sie bisher nie sportlich aktiv gewesen sind,
ist es immer noch früh genug, damit zu beginnen. Selbst tägliches Spa-
zierengehen ist schon ein guter Einstieg. Jede Bewegung ist besser als
keine Bewegung!

Auch depressive Verstimmungen können durch Sport, z. B. Walking, verbessert werden. Ebenso können Nahrungsmittel schlechte Stimmungen vertreiben, indem sie den Serotoninspiegel im Gehirn erhöhen (s. S. 186).

Abgesehen von den hormonellen Veränderungen sind die Jahre um die 50 herum für viele Frauen auch noch in anderer Hinsicht eine Zeit des Wechsels: Die Kinder haben das Haus verlassen, und die Familie als Aufgabenbereich entfällt. Dies und die körperlichen Veränderungen zwingen die Frau dazu, sich als Person neu zu definieren. Hinzu kommt vielleicht die Angst, wegen angeblich mangelnder Attraktivität den Ehemann an eine jüngere Frau zu verlieren. Das Klimakterium wird von vielen Frauen als Lebenskrise empfunden, in der sie sich unsicher fühlen und sich fragen: Was kommt jetzt?

Im Griechischen bedeutet Krise «entscheidende Wendung» und «Entscheidung». Genau das sind auch die Wechseljahre. Ein neuer Lebensabschnitt beginnt, in dem Sie das tun können, was Sie immer schon wollten – bisher aber keine Zeit dazu hatten. Tai-Chi, Qigong, Yoga oder Meditation helfen auf dem Weg, sich auf sich selbst zu besinnen, den eigenen Wünschen nachzuspüren und sie zu formulieren.

Das Erleben der Wechseljahre hat viel mit Ihrer inneren Haltung zu tun: Mit einer positiven Einstellung zu sich selbst, der eigenen Persönlichkeit und dem Körper gelingt der Übergang von einer Lebensphase in die andere ohne Probleme. Freuen Sie sich auf die Zeit, die vor Ihnen liegt!

TEIL 3:

**Beschwerden, Krankheiten
und deren Vermeidung**

Geschlechtsspezifische Beschwerden und Erkrankungen der Brust und der primären Geschlechtsorgane

Primäre Geschlechtsmerkmale sind bereits bei der Geburt vorhandene, der Fortpflanzung dienende Genitale wie z. B. Eierstöcke und Gebärmutter. Sekundäre Geschlechtsmerkmale entwickeln sich erst in der Pubertät, wie z. B. die Brust.

Aufbau der weiblichen Brust

Rein physiologisch betrachtet ist die weibliche Brust eine einzelne Drüse, die von den Schweißdrüsen der Haut abstammt und über der 2. bis 7. Rippe liegt. Doch vielen Frauen bedeutet ihre Brust viel mehr: Sie ist ein wesentliches Attribut ihrer Weiblichkeit und spielt als erogene Zone beim Liebesakt eine wichtige Rolle. Sie verändert sich stetig und ist bei stillenden Müttern das entscheidende Bindeglied zum Kind. Viele Frauen verbinden mit ihrer Brust aber auch sorgenvolle Gefühle. Etwa die Angst davor, an Brustkrebs zu erkranken oder nicht der Norm zu entsprechen, indem sie durch ihre Brustform negativ auffallen. In Zeiten zunehmendem Körperbewusstseins sind viele Frauen mit ihrer Brust unzufrieden, lassen sie operativ vergrößern oder verkleinern. Die Erwartungen vor allem junger Frauen an ihren Busen sind enorm: Die richtige Größe soll er haben, und schön straff muss er sein. Dabei ist gerade das schwierig, denn die Brust hat keine Muskeln.

Manche Mädchen haben Probleme mit dem unübersehbaren Wachsen ihrer Brust mit Beginn der Pubertät (s. S. 68) – zu deutlich sind die Signale der körperlich-seelischen Veränderungen, die sich in ihnen ganz ohne ihr Zutun abspielen. Was zuerst wächst, ist übrigens das Fettgewebe, das die Drüse umlagert. Erst danach entwickelt sich über eine Zeitspanne von einem bis 3 Jahren unter dem Einfluss von Östrogen und Progesteron die Brustdrüse. Eltern helfen ihren Töchtern am ehesten, diese Veränderungen zu akzeptieren, indem sie die anschwellende Brust als das erklären, was sie ist: ein natürlicher und schöner Teil des Körpers.

Die Brust ist bis ins hohe Alter hinein sämtlichen hormonellen Schwankungen unterworfen, die im Leben einer Frau auftreten. Während des Zyklus, der Schwangerschaft, der Stillphase und in den Wechseljahren verändert die Brust immer wieder ihren Umfang, ihre Lage und ihre Form. Das lässt bereits erahnen, dass dieses Organ mehr ist als «nur» eine einzige Drüse.

Brustdrüsenkörper, Brustwarze und Warzenhof bilden zusammen die Brust. Die Hauptdrüse besteht aus 15 bis 20 Einzeldrüsen, die von Bindegewebe und individuell unterschiedlich viel Fettgewebe umgeben sind. Jede Einzeldrüse besitzt einen in die Brustwarze mündenden Hauptmilchgang. Diese Gänge laufen, von vorn betrachtet, strahlenförmig auf die Brustwarze zu. Zudem besteht jede Einzeldrüse aus mehreren, voneinander getrennten Drüsenläppchen, die in die Hauptmilchgänge münden. Der Aufbau dieser Läppchen ähnelt einer Weintraube: Die einzelnen «Früchte» stellen die kleinen Bläschen dar, die Stiele sind die ableitenden Milchgänge. In den Bläschen wird während der Stillphase Milch produziert. Außerhalb dieser Lebensphase sind die Bläschen flach und leer. Ein Milchgangsystem verbindet die Bläschen eines Drüsenläppchens traubenförmig miteinander, weshalb die Milch überhaupt nur in die kleinen Milchgänge fließen kann. Diese münden in den Hauptgang, der zur Brustwarze führt. Kurz vor dieser Mündung weitet sich der Hauptgang noch einmal auf, wodurch ein Reservoir für die Milch entsteht. Von diesen Hauptgängen hat eine gesunde Frau etwa 15 in jeder Brust.

Beschwerden und Erkrankungen der Brust: Entzündungen, Zysten und Knoten

Da die Brust hormonellen Schwankungen unterliegt und sehr komplex aufgebaut ist, kann es immer wieder zu Beschwerden und Erkrankungen kommen. Die bekannteste ist zugleich die schlimmste: der Brustkrebs (s. S. 228). Schmerzen, Veränderungen des Brustdrüsengewebes, Knoten, Entzündungen der Haut oder der Brustwarze sowie eine verstärkte Flüssigkeitsabsonderung aus der Brustwarze sind Beschwerden, die zyklusabhängig auftreten, in den meisten Fällen jedoch gutartig sind. Generell gilt: Von Veränderungen Ihrer Brust sollten Sie immer möglichst bald Ihrem Arzt berichten. Das gilt besonders, wenn Sie in Ihrer Brust einen Knoten ertasten. Längst nicht immer bestätigt sich die schlimmste Befürchtung, an einem lebensgefährlichen Tumor erkrankt zu sein. Sehr oft handelt es sich bei Brustknoten auch um harmlose *Brustzysten*. Das sind meistens runde, flüssigkeitsgefüllte Taschen, die sich von außen ein wenig bewegen lassen. Wenn sie direkt unter der Haut liegen, kann man sie manchmal von außen als kleine Dellen erkennen. Ob erbsengroß oder vom Umfang einer Walnuss – vor der Regelblutung schwellen Brustzysten häufig an, ein deutliches Indiz dafür, dass Hormonausschüttung und Veränderungen in der Brust zusammenhängen. Frauen, die zu Brustzysten neigen, haben oft fibröses (gefäßreiches) Gewebe in ihrer Brust (s. u.). Die häufigste Ursache für Zysten in der Brust ist eine Mastopathie (s. u.). Wer wiederholt Brustzysten hat, sollte keine östrogenhaltige Pille nehmen. Manche Ärzte raten Frauen ohne Kinderwunsch zu einer gezielten Hormontherapie mit Gestagenen, um den Östrogen- oder Prolaktinspiegel zu senken. In manchen Fällen kann dem Flüssigkeitsstau in der Zyste auch mit einem harntreibenden Präparat oder einer Punktion begegnet werden.

Bei der *Mastopathie* handelt es sich um einen meist zwischen dem 35. und 55. Lebensjahr auftretenden Umbauprozess der Brustdrüse. Der Begriff wird für verschiedene Veränderungen der Brust verwendet, allen gemein ist die Verdichtung von Bindegewebe in der Brust, die sich dadurch auch vergrößern kann. Es treten gehäuft knotige Verhärtungen gepaart mit Schmerzen auf, die sich vor der Periode verstärken. Anders als beim Fibroadenom (s. u.) handelt es sich hierbei jedoch nicht um ein Geschwulst. Außer dem Bindegewebe wachsen bei einer Mastopathie auch die oberflächlichen Zellen in den Milchgängen und den Drüsenläppchen. Als Ursache wird ein Ungleichgewicht zwischen Östrogen und Progesteron sowie ein erhöhter Prolaktinspiegel diskutiert.

Es gibt 2 Formen der Mastopathie:

1. die häufige fibrös-cystische Mastopathie (auch einfache Mastopathie genannt) mit einer Zunahme des Bindegewebes, dem Umbau des Läppchensystems und einer Erweiterung der Milchgänge bis hin zur Ausbildung von Zysten.
2. die proliferierende Mastopathie. Hier unterscheidet man je nach Grad «gering» und «atypisch». Symptome sind, zusätzlich zu jenen der einfachen Mastopathie, Wucherungen in den Milchgängen, die histologisch untersucht und auch im Falle eines gutartigen Befunds regelmäßig kontrolliert werden müssen, da ein erhöhtes Risiko besteht, später an Brustkrebs zu erkranken.

Je nach Definition ist fast jede Frau im Laufe ihres Lebens mehr oder minder von einem Umbauprozess ihrer Brustdrüse betroffen, was eine Definition der Mastopathie als Krankheit fragwürdig erscheinen lässt (mit Ausnahme der proliferierenden Variante). Behandeln lässt sich die Mastopathie nicht, man kann lediglich Symptome wie Schmerzen und Spannen durch z. B. gestagenhaltige Gels lindern.

Von *Mastodynie* spricht man bei Spannungsgefühlen in der Brust mit Schmerzen und Berührungsempfindlichkeit. Häufig tritt dieses Phänomen in der 2. Zyklushälfte auf, weil zu wenig Gelbkörperhormon gebildet wird. Ursache kann aber auch eine Funktionsstörung der Schilddrüse oder eine Mastopathie sein.

Ein *Fibroadenom* ist ein gutartiger Brustknoten, der überall in der Brust auftreten kann. Der Knoten besteht aus Binde- und Drüsengewebe und verursacht fast nie Beschwerden. Schätzungen zufolge hat fast ein Drittel der Frauen vor den Wechseljahren ein oder mehrere Fibroadenome, was ihn zum häufigsten Tumor (Geschwulst) der Brust macht. Das durch Östrogen gesteuerte Wachstum verläuft oft in Schüben. Das Fibroadenom ist zu ertasten als abgegrenzter, manchmal höckerartiger Knoten, der sich verschieben lässt. Seine Größe kann zwischen 5 mm und 5 cm liegen. Fibroadenome sind harmlos und bedürfen keiner Entfernung, es sei denn, sie wachsen sehr schnell und verdrängen massiv anderes Gewebe. Groben Schätzungen zufolge entartet nur jedes 1000. Fibroadenom zu einem bösartigen Knoten.

Das *Milchgangspapillom* ist eine meist gutartige, nicht schmerzhafte Wucherung in den Milchgängen. Es tritt vorwiegend bei Frauen um die Menopause auf und äußert sich dann meistens durch eine blutige

Sekretabsonderung aus der Brustwarze, weshalb in vielen Fällen zur operativen Entfernung geraten wird. Ein Milchgangspapillom geht selten in ein bösartiges Stadium über, sollte aber regelmäßig untersucht und beobachtet werden.

Ein *Abszess* in der Brust ist ein abgeschlossener Hohlraum, der mit Eiter gefüllt ist und oft im Rahmen einer großflächigen Entzündung der Brustdrüse, einer *Mastitis*, vorkommt. Diese geht mit Fieber und Schmerzen einher und ereilt am häufigsten stillende Frauen (Mastitis puerperalis, s. S. 115). Grund ist oft ein Milchstau, bedingt durch zu seltenes Trinken des Babys oder wenn die Brust nicht ganz leer getrunken wurde. Wesentlich seltener entzündet sich die Brust außerhalb der Stillphase (Mastitis non-puerperalis). Sie kann dann auch einen chronischen Verlauf nehmen (subareolärer Abszess). Eine Brustentzündung wird nicht als Risikofaktor für Brustkrebs gewertet, bedarf jedoch ärztlicher Behandlung.

Ernährung und Verhalten bei Brusterkrankungen und -beschwerden

Gehen Sie zum Arzt, wenn Ihnen an Ihrer Brust etwas Außergewöhnliches auffällt. Manchmal ist die Entnahme einer Gewebeprobe nötig, in anderen Fällen genügt eine Mammographie, eine Sonographie oder eine Tastuntersuchung – es gibt viele Vorgehensweisen zur Stellung einer sicheren Diagnose. Darüber und über die jeweilige Therapie entscheidet Ihr Arzt. Wie bei den Zyklusstörungen ist es sinnvoll, sich vor dem Gespräch an Auftreten und Art der Beschwerden genau zu erinnern oder zumindest deren Charakteristik grob umschreiben zu können (z. B. «Sind die Schmerzen zyklusabhängig, schubhaft oder stumpf gleich bleibend?»).

Es gibt darüber hinaus einige allgemeine Tipps, die Sie bezüglich Ihrer Brust beherzigen können: Gehen Sie vorsichtig mit ihr um. Gerade die Haut der Brustwarze und des Warzenhofs ist empfindlicher als anderswo. Wenn Sie druckempfindliche Brüste haben, werden Sie diese instinktiv vor Stößen schützen. Es gibt aber auch Frauen, deren Brüste weniger empfindlich sind, ein «härteres Anfassen» z. B. beim Sex ist dann kein Problem, denn es schadet dem Brustgewebe nicht. Eindrucksvolles Beispiel: Das schmerzhafte Zusammenquetschen der Brust während einer Mammographie hinterlässt keine dauerhaften

Spuren, geschweige denn Schäden. Um die natürliche Form und Spannkraft Ihres Busens möglichst lange zu erhalten, wählen Sie Wäsche, die Ihr Brustgewebe stützt, ohne es einzuengen. Zu enge BHs bewirken nämlich bei Frauen mit eher schwächerem Bindegewebe, dass dieses – quasi mangels Herausforderung – vorschnell erschlafft. Wer hingegen zu weite oder gar keine BHs trägt, macht es der Schwerkraft leicht und dem Brustbindegewebe unnötig schwer, denn gegen das permanente Herunterziehen des Gewichts ist letztendlich auch das stärkste Bindegewebe machtlos. Das gilt besonders für Fitness ohne BH – rhythmische Bewegungen, wie z. B. beim Joggen, ziehen das Gewebe noch mehr nach unten. Sortieren Sie defekte Büstenhalter mit heraustretendem Drahtbügel unbedingt aus. Zur Stärkung des Bindegewebes lassen Sie öfter mal frische Luft an ihre Brust, brausen sie kalt ab oder machen kalte Umschläge. Verschonen Sie Ihre Brust mit extremen Sonnenbädern. Auch sehr heißes Wasser, womöglich über einen längeren Zeitraum wie bei einem ausgiebigen Wannenbad, ist Stress für den Busen. Das liegt daran, dass die Haut sehr dünn ist, wenig Talgdrüsen besitzt und daher schnell austrocknet. Untersuchen Sie Ihre Brust regelmäßig nach jeder Periode, dann ist das Gewebe weicher (s. S. 231).

Achten Sie bei Ihrer Ernährung auf die richtigen Fette: Nachtkerzenöl, Leinöl, Fischöl (s. S. 40). Wählen Sie Vitamin-E-haltige Lebensmittel wie kaltgepresste Öle (s. o.), Nüsse, Leinsamen und Weizenkeime. Sojaprodukte und Hülsenfrüchte helfen beim Ausgleich des Hormonspiegels.

Auch die Kräutermedizin kennt zahlreiche Mittel gegen diverse Brustbeschwerden. So helfen bei geschwollenen, schmerzenden Brüsten z. B. harntreibende Mittel wie Duftraute, Wacholderbeeren oder Lavendelwickel. Mischen Sie dafür einige Tropfen ätherisches Lavendelöl mit 2 Esslöffeln Sahne oder Milch und gießen eine Tasse heißes Wasser hinzu. Tunken Sie ein Baumwolltuch hinein und legen es auf die Brust. Einigen Frauen tut auch eine sanfte Brustmassage mit speziellen Ölessenzen wie zum Beispiel Kamille, einer altbekannten, entzündungshemmenden Heilpflanze, gut. Wilder Thymian eignet sich als Bestandteil eines Breiumschlags: Geben Sie ein bis 2 gehäufte Teelöffel in eine kleine Schüssel und gießen Sie etwas heißes Wasser hinzu, bis ein Brei entstanden ist. Tragen Sie die noch heiße Tinktur auf ein

Stück Stoff auf, und legen Sie dieses auf die Brust. Im Falle eines Brustabszesses verwenden Sie für dieses Verfahren Rotulmenmehl mit etwas Ringelblumen- oder Orangenwurzeltinktur. Ein Umschlag mit dieser Mischung sollte über Nacht auf der Brust festgeklebt werden. Der Klassiker zur Behandlung vieler gynäkologischer Beschwerden und Erkrankungen, der Mönchspfeffer, erhältlich als Tee, Kapseln oder alkoholhaltige Tropfen, kann auch bei zyklusbedingten Brustschmerzen helfen. Wenn Stauungen in den Lymphen Ursache einer geschwollenen Brust sind, kann eine Lymphdränage Abhilfe schaffen.

Die primären Geschlechtsorgane

Äußere Geschlechtsorgane

Die großen *Schamlippen* bestehen aus Fett- und Bindegewebe und liegen vor den inneren Schamlippen und der *Klitoris*. Diese entspricht entwicklungsbiologisch dem Penis des Mannes. Wie die Schamlippen enthält sie kleine Schwellkörper, die sich bei sexueller Erregung mit Blut füllen und anschwellen. Da hier zudem viele Nervenenden liegen, ist sie besonders berührungsempfindlich. Das gilt auch für den *Scheidenvorhof*. Er wird befeuchtet von den beiden nahe liegenden *Bartholini-Drüsen*. Nimmt man noch die *Harnröhrenöffnung* hinzu, so ergibt sich eine Einheit, die Mediziner als Vulva bezeichnen.

Die Grenze zu den inneren Geschlechtsorganen der Frau ist das *Jungfernhäutchen* (Hymen), das die Scheide teilweise verschließt. Gewöhnlich reißt es beim ersten Geschlechtsverkehr ein (Defloration). Nach der Geburt des ersten Kindes bleiben vom Jungfernhäutchen nur kleine Schleimhautwärzchen übrig.

Innere Geschlechtsorgane

Hinter dem Hymen beginnt die *Scheide* (Vagina). Sie ist ein etwa 8 bis 12 cm langer zylindrischer Hohlraum, der im Wesentlichen aus Muskelgewebe sowie Epithelzellen besteht und mit einer Schleimhaut ausgekleidet ist. Diese wird durch ein Sekret der Schleimhautzellen permanent feucht gehalten. Überflüssiges Sekret fließt als normaler Ausfluss ab.

Teilweise ist die Scheide durchzogen von Längsmuskulatur, teilweise von Ringmuskulatur im gitterartigen Geflecht. Dieser Muskelaufbau sowie die Beckenbodenmuskulatur machen sehr kräftige Kontraktionen (Zusammenziehen der Muskulatur) möglich – eine Eigenschaft, die bei einer Geburt von entscheidender Bedeutung ist. Im ersten Drittel ist die Vagina empfindlich, in den beiden letzten Dritteln – was der Frau bei einer Entbindung zugute kommt – hingegen relativ unempfindlich.

Dies gilt auch für den *Muttermund* (Portio), in den die Scheide nach leicht kurvigem Verlauf mündet. Er dichtet die *Gebärmutter* (Uterus) mit einem speziellen Muskelring und einem zyklusabhängig mehr oder weniger dichten Schleimpfropf gegen Krankheitserreger ab.

Direkt hinter dem Muttermund beginnt das untere Drittel der Gebärmutter, der *Gebärmutterhals* (Zervix uteri). Die beiden oberen Drittel heißen *Gebärmutterkörper* (Corpus uteri).

Die Längen von Gebärmutterkörper und Gebärmutterhals variieren im Laufe des Lebens. 1 : 2 beträgt das Verhältnis bei einem neugeborenen Mädchen, bei der geschlechtsreifen Frau hingegen 2 : 1. Zu diesem Zeitpunkt gleicht die Gebärmutter einer 7 bis 9 cm langen Birne. Am Beginn des Lebens wiegt der Uterus 45 bis 65 g, nach etwa 30 Lebensjahren sind es 80 bis 120 g. Die außergewöhnliche Dehnfähigkeit und Energie dieses Muskels zeigt sich in der Schwangerschaft: Das Gewicht des Uterus kann mehr als verzehnfacht werden, und der Umfang vergrößert sich um etwa das Hundertfache! Während der Wehen arbeitet die Gebärmutter mit der größten Kraft, die ein menschlicher Muskel aufbringen kann. Die Aufgabe der Gebärmutter ist es, ein befruchtetes Ei aufzunehmen und in sich zu einem Fötus heranwachsen zu lassen. Außen wird die Gebärmutter von Bauchfell, Bindegewebe und Muskelbändern umhüllt und in ihrer Lage stabilisiert. Im Wesentlichen besteht der Uterus aus einer dicken Schicht glatter Muskulatur. Diese verstärkt sich während der Schwangerschaft beträchtlich und kann sich sowohl ausdehnen als auch wieder zusammenziehen – nur so sind die als Geburtswehen bezeichneten Kontraktionen möglich. Innen kleidet eine drüsenreiche Schleimhaut den Uterus aus (Endometrium). In ihr nistet sich das befruchtete Ei ein.

An den oberen seitlichen Winkeln der Gebärmutter münden die beiden *Eileiter* (Tuben) in die Gebärmutterhöhle. Sie gleichen mit einer Länge von ca. 11 bis 14 cm bleistiftdicken Kanälen und sind im äußeren Drittel erweitert. Diese erweiterten Enden bilden mit ihren auf der inneren Schleimhaut befindlichen Flimmerzellen einen Trichter, der sich an jener Stelle des Eierstocks anlegt, wo die reife Eizelle springen wird. Ort der Befruchtung ist das erweiterte äußere Eileiterdrittel. Von dort wird im Falle einer Befruchtung in 3 bis 4 Tagen durch leichtes Zusammen- und Auseinanderziehen des Eileiters und mit Hilfe des Flimmerstroms der Eileiterschleimhaut das Ei in die Gebärmutterhöhle transportiert.

Die beiden *Eierstöcke* (Ovarien) einer geschlechtsreifen Frau gleichen 2 kleinen Pflaumen. Sie sind durchschnittlich zwischen 7 und 10 g schwer und ebenso wie die Eileiter mit bindegewebsartigen Bändern zwischen Gebärmutter und Beckenwand aufgehängt. Bei der Geburt hat ein Mädchen in beiden Eierstöcken über eine Million Primärfollikel (Anlagen von Eibläschen). Die meisten von ihnen gehen jedoch im Laufe der Jahrzehnte zugrunde, nur ca. 300 bis 500 Bläschen entwickeln sich in der fruchtbaren Lebensphase zu Reifefollikeln. Von ihnen wachsen bei einer gesunden Frau durchschnittlich pro Monat ein bis 2 Eibläschen zum sprungreifen, bis zu 24 Millimeter großen Reifefollikel heran. Dieser verlässt den Eierstock quasi gezwungenermaßen: Der im Inneren des Eierstocks steigende Flüssigkeitsdruck sowie eiweißverdauende Enzyme lösen den Eisprung aus. Der Fransentrichter des Eileiters fängt die Eizelle auf. Das Follikelgewebe, das sie bis dahin umgeben hat, bleibt zurück und wird zum Gelbkörper (Corpus luteum) umgebaut (s. S. 18).

Beschwerden und Erkrankungen der primären Geschlechtsorgane

Der weibliche Unterleib ähnelt einem komplizierten Puzzle: Alle Teile haben ihren festen Platz und eine ganz bestimmte Anordnung. Das System ist obendrein anfällig für Einflüsse von außen wie Bakterien oder Stress. Da ist es kein Wunder, dass wahrscheinlich jede Frau eine der folgenden Erkrankungen oder Beschwerden des Unterleibs schon einmal kennen gelernt hat. Wie perfekt alles normalerweise ineinander greift, merkt man meist erst dann, wenn irgendwas nicht mehr stimmt und Jucken, Brennen oder Schmerzen darauf aufmerksam machen. Wir listen im Folgenden die bekanntesten und häufigsten Beschwerden und Erkrankungen auf.

Zysten

Zysten sind gutartige, meist mit Flüssigkeit gefüllte Gewebesäckchen. Sie können sich überall im Körper bilden und sind in der Regel harmlos, können aber das umliegende Gewebe beeinträchtigen. Frauen lernen dieses Phänomen meist in Zusammenhang mit ihren Eierstöcken oder ihrer Brust (s. o.) kennen.

Zysten an den Eierstöcken

Zysten an den Ovarien kommen meist nur bei Frauen vor den Wechseljahren vor. Eine Sonderform der Unterleibszysten sind gehäuft auftretende, kleine Zysten, die die Eierstöcke perlschnurartig durchziehen (PCO, s. u.).

Symptome und Beschwerden

An den Eierstöcken gibt es verschiedene Arten von Zysten, die häufigsten sind Follikelzysten und Gelbkörperzysten. Bei Follikelzysten öffnet sich der gereifte Follikel nicht, weil das Ei frühzeitig abgestorben oder aber gar kein Ei enthalten ist. Gelbkörperzysten entstehen, wenn das Ei zwar aus dem Follikel ausgetreten ist, der sich aber anschließend verkapselt und mit Flüssigkeit füllt, anstatt in der 2. Zyklushälfte zum gestagenproduzierenden Gelbkörper zu werden und am Zyklusende zu schrumpfen.

Follikel- und Gelbkörperzysten verursachen selten Schmerzen oder Ziehen im Unterleib, wenn sie nicht zu groß werden. Sie verschwinden meistens im Laufe von einem oder 2 Zyklen von allein, wenn sie nicht größer als etwa 4 cm sind. Einige Monate abwarten sollte man auch bei einer Größe bis etwa 7 cm, denn nicht selten platzen oder schrumpfen Zysten, und die Überreste werden vom Körper absorbiert.

Aber es kann auch zu Komplikationen kommen: Zysten können rein theoretisch immer größer werden, irgendwann platzen und dann gefährlich in den Bauchraum bluten. Sie können Darm oder Blase einengen und zu Verstopfung oder Harndrang führen. Starke Schmerzen können jene Zysten verursachen, die an einem Stiel hängen und sich ruckartig verdrehen. Auch wenn eine Zyste stetig kleine Flüssigkeitsmengen in den Bauchraum abgibt, kann dies wie bei einer Blinddarm- oder Eileiterentzündung diffus wehtun. Dann sollte mit dem Arzt über eine baldige Lösung des Problems gesprochen werden.

Gelbkörperzysten können die Hormonbalance dauerhaft stören: Das Progesteron, das sich normalerweise aus dem Gelbkörper in der 2. Zyklushälfte bildet, wird nicht mehr in ausreichender Menge ausgeschüttet, was Zwischenblutungen oder einen unregelmäßigen Zyklus nach sich ziehen kann, wenn die Zyste zu lange besteht.

Werden Zysten vom Arzt als «groß» eingestuft, sollten sie einmal im Monat kontrolliert werden.

Eine Sonderform der Unterleibszysten sind Dermoidzysten. Sie sind von den Keimzellen abstammende, angeborene Fehlbildungen und machen etwa 10 Prozent der Eierstockzysten aus. Sie enthalten Haar-, Knochen- oder Zahngewebe und sind mit einer öligen Masse gefüllt, die beim Aufreißen Reizungen zur Folge haben können. Sie treten gehäuft bei Mädchen vor Eintritt der Pubertät und bei jungen Frauen auf. Dermoidzysten werden nicht vom Körper absorbiert und bedürfen daher einer operativen Entfernung. In ein bis 2 Prozent der Fälle entarten diese Zysten bösartig, dies betrifft in erster Linie Frauen über 40 Jahre.

Ursachen

Man geht davon aus, dass Entstehung und Wachstum von Zysten an den Eierstöcken durch Östrogene oder Hormonstörungen angeregt werden. Warum einige Frauen auf hormonelle Schwankungen mit Zysten reagieren und andere nicht, ist ungeklärt.

Diagnose

Meistens entdeckt der Gynäkologe eher zufällig durch eine Ultraschalluntersuchung eine Zyste in der Nähe der Ovarien.

Therapie

Bei schnellem Wachstum müssen Zysten an den Eierstöcken auf eine eventuelle Bösartigkeit untersucht und bei positivem Befund möglichst schnell im Rahmen einer Bauchspiegelung (s. S. 147) entfernt werden. Wenn die Zyste nicht zu groß ist (eine genaue Größe kann man hier nicht angeben, da sie in Relation zur individuellen Größe des Eierstocks steht), bleibt der Eierstock erhalten. Bilden sich immer wieder neue Zysten, wird mit Hormonen behandelt, um «Ruhe» in den Zyklus zu bekommen.

Polycystische-Ovarien-Syndrom (PCO-Syndrom)

Immer häufiger geistert der Begriff PCO-Syndrom durch Fachblätter, Arztpraxen und Selbsthilfeforen im Internet. Hinter dieser Abkürzung (bekannt ist die Erkrankung auch als Stein-Levanthal-Syndrom) verbirgt sich eine Sonderform der Eierstockzysten: Beide Ovarien sind durchsetzt mit einer Vielzahl kleiner Zysten mit einer maximalen Größe von 10 mm. Dieses Phänomen kann eine Vielzahl von Symptomen nach sich ziehen. Ähnlich wie die Endometriose (s. S. 147) ist das PCO-Syndrom nicht heilbar, gilt aber als beherrschbar. Eine weitere Parallele zur Endometriose: Das PCO-Syndrom wird derzeit in vielen Ländern der Erde erforscht, ist aber keineswegs neu, sondern tauchte bereits vor Jahrhunderten erstmalig in der medizinischen Fachliteratur auf. Das PCO-Syndrom soll in Deutschland 5 bis 10 Prozent der Frauen im gebärfähigen Alter betreffen und zählt zu den häufigsten Gründen für einen unerfüllten Kinderwunsch.

In Reihenuntersuchungen ist aufgefallen, dass das PCO-Syndrom familiär gehäuft auftritt.

Symptome

Das wesentlichste Merkmal ist, dass die Eierstöcke nicht normal funktionieren können. Nicht zuletzt deshalb wird ein PCO-Syndrom oft im Rahmen einer Kinderwunschbehandlung diagnostiziert: Die Frau leidet unter Zyklusstörungen (s. S. 74), hat keinen Eisprung und wird folglich nicht schwanger.

Im Rahmen einer Bauchspiegelung sind die PCO-typischen Veränderungen leicht zu erkennen: Durch die vielen vorzeitig zugrunde gehenden Eibläschen werden Narben gebildet, die auf Dauer den Rindenbereich des Eierstocks bindegewebsartig verdicken und verhärten. Die Oberfläche des Eierstocks erscheint glänzend weißlich und hat ihre normale, furchige Struktur verloren. Insgesamt ist das Ovar vergrößert. Die in Anatomie und Funktion veränderten Ovarien sind das Ergebnis einer vielseitig bedingten hormonellen Störung, bei der die männlichen Hormone (Androgene) der Frau krankhaft vermehrt sind (Hyperandrogenämie). Dadurch unterbleiben das regelhafte Ausreifen des monatlichen Eibläschens und folglich auch der Eisprung. Es wird kein Gelbkörper aus dem Follikel, der das gesprungene Ei enthielt, gebildet, und somit fehlt das Progesteron, das normalerweise in der 2. Zyklushälfte vom Gelbkörper gebildet wird. Die Folge: Die Regelblutungsabstände verlängern sich bis hin zum kompletten Ausbleiben der Menstruation. Gleichzeitig kommt es auf Dauer zum bindegewebsartigen Umbau des Eierstocks, der damit fortwährenden Schaden in seiner Funktion als Hormonproduzent nimmt. Polycystische Ovarien können daher bei Nichtbehandlung durch die empfindliche Störung des Hormonhaushalts bleibende Schäden im gesamten Stoffwechsel nach sich ziehen: Diabetes, Fettsucht und Arterienverkalkung (Herzinfarkt, Schlaganfall).

Oftmals wird bei Frauen mit polycystischen Ovarien eine Adipositas (Fettleibigkeit) festgestellt. Zunehmend ins Visier der Forschung gerät auch die Psyche als krankheitsauslösender oder -verstärkender Faktor.

Zurzeit wird untersucht, ob eine Störung im Zuckerstoffwechsel PCO verursachen kann – bei der Insulinresistenz (s. S. 208) kommt es zu einem Insulinüberschuss, der zu Funktionsstörungen der Eierstöcke führen kann. Dieses kommt bei übergewichtigen Frauen häufiger vor als bei schlanken.

Frauen, die unter PCO leiden, haben ein erhöhtes Risiko, Diabetes zu entwickeln. Gleichzeitig birgt der Insulinüberschuss zusammen mit den erhöhten Androgenspiegeln eine größere Gefahr, Herz-Kreislauf-Erkrankungen, hohen Blutdruck und Fettstoffwechselstörungen zu bekommen.

Diagnose

Die Diagnose «Polycystische Ovarien» setzt sich aus verschiedenen Einzeldiagnosen zu einem zweifelsfreien Bild zusammen. Zunächst wird durch eine gynäkologische Tastuntersuchung die Größe der Eierstöcke bestimmt. Häufig fällt hier schon eine Vergrößerung auf. Bei der folgenden Ultraschalluntersuchung zeigt sich das klassische PCO-Bild: Im Randbereich der Ovarien liegen perlschnurartig aufgereiht viele kleine Eibläschen. Diese zeigen auch bei weiteren Ultraschalluntersuchungen im fortschreitenden Verlauf des Zyklus kein Wachstum.

Zu Beginn des Zyklus weist eine Blutuntersuchung Veränderungen im Hormonmuster auf. So ist das Hirnanhangsdrüsenhormon LH stark erhöht, das FSH ist im Gegensatz dazu niedrig bis normal. Einzelne oder alle Androgene sind erhöht. In 40 Prozent der Fälle ist das Milch bildende Hormon Prolaktin ebenfalls erhöht. Auch der Wert des Blutzucker regulierenden Insulins ist oftmals höher als normal.

Therapie

Ziel der Therapie ist es, das Risiko zukünftiger Gesundheitsprobleme zu minimieren und die vordringlichen Probleme wie z. B. Unfruchtbarkeit zu behandeln.

Übergewichtigen Frauen wird zunächst dringend zur Reduzierung ihres Körpergewichts geraten – allein diese Maßnahme bringt häufig den gewünschten Erfolg!

Ist das nicht der Fall oder liegt kein Übergewicht vor, wird dem Ausbleiben der Blutung mit der Einnahme einer Antibabypille begegnet, um den Hormonhaushalt zu regulieren. Ist die ausbleibende Schwangerschaft das Hauptproblem, wird oft u. a. das Eisprung auslösende Medikament Clomiphen verabreicht.

Einer Insulinresistenz kann man mit einer Umstellung der Ernährungs- und Lebensgewohnheiten begegnen (s. S. 221). Reicht das nicht aus, werden Medikamente zur unterstützenden Therapie eingesetzt, wie z. B. das Antidiabetikum Metformin, mit dem bei der Behandlung des PCO-Syndroms beachtliche Erfolge erzielt werden. Metformin zeigt bei 25 Prozent der Frauen mit PCO Erfolg bei der Gewichtsabnahme mit einer Verbesserung des Verhältnisses Taillen- zu Hüftumfang und eine deutliche Normalisierung des Menstruationszyklus.

Es gibt auch die Möglichkeit, die Zysten operativ zu entfernen. Dadurch kann eine zumindest vorübergehende Normalisierung der Eierstockfunktion erreicht werden.

Ernährung und Verhalten bei Zysten und PCO-Syndrom

Besonders beim PCO-Syndrom sollten Sie darauf achten, dass Ihr Gewicht möglichst unter einem BMI (s. S. 214) von 27 liegt. Schon eine Gewichtsabnahme von 5 bis 7 Prozent verringert die Konzentration der zirkulierenden Androgene und fördert damit den Eisprung. Selbst Frauen mit Normalgewicht sollten mit Hilfe der Ernährung versuchen, einem Diabetes vorzubeugen, einmal, um die Krankheit besser in den Griff zu bekommen, zum anderen aber auch, um Folgekrankheiten vorzubeugen. Das heißt: Gemüse, Salat, Obst, dunkles Brot, Hülsenfrüchte, kaltgepresste Öle, aber wenig tierische Fette. Ohne Bewegung wird der Erfolg aber gering bleiben (s. S. 221). Ein Trost: Im Fall einer späteren Schwangerschaft wird sie viel leichter und problemloser verlaufen, und die Gefahr eines Schwangerschaftsdiabetes ist deutlich vermindert.

In der Naturheilkunde werden Zysten als gut ansprechend auf traditionelle Heilmethoden eingestuft. Es gibt zahlreiche Heilpflanzen wie z. B. Braunrote Dreizipfel-Lilie, Gewöhnlicher Schneeball oder Chamaelirium luteum, die den Ruf haben, Zysten zum Implodieren und anschließenden Entleeren zu animieren. Wir raten jedoch von einer Selbstmedikation ab, sondern empfehlen, Ihren Arzt zu befragen.

Auch der Akupunktur und Akupressur werden beachtliche Erfolge bei der Behandlung von Zysten zugeschrieben.

Da Zysten in der Regel mit einer wasserlöslichen Flüssigkeit gefüllt sind, kann eine salzarme Ernährung Linderung verschaffen. Auf keinen Fall sollten Sie wenig trinken, etwa um die Zysten auszutrocknen. Das funktioniert nicht, im Gegenteil: Eher verdursten Sie!

Positiv sollen sich Stressabbau, autogenes Training und andere Entspannungsübungen auswirken.

Zur Stabilisierung des Menstruationszyklus bietet sich die regelmäßige Einnahme eines Mönchspfefferpräparates aus Reformhaus oder Apotheke an (weitere Tipps siehe Menstruation, S. 80).

Myome

Relativ häufig sind gutartige Geschwülste der Gebärmutter, so genannte Myome. Sie entwickeln sich aus Muskelzellen der Gebärmutter und zählen zu den häufigsten Genitaltumoren. Sie kommen bei etwa jeder 5. Frau über 35 Jahre vor, jüngere Frauen sind nur selten betroffen. Weil das Wachstum von Myomen durch Östrogene stimuliert wird und von der Funktion der Eierstöcke abhängt, gibt es keine Myome bei Kindern und keine Neuentstehung in der Postmenopause. Nur in ca. 0,5 Prozent der Fälle werden Myome bösartig.

Es gibt 3 Arten von Myomen: Unter der Gebärmutterschleimhaut (submuköse Myome), in der Gebärmutterwand (intramurale Myome) und an der Gebärmutteroberfläche (subseröse Myome).

Symptome

Die Größe von Myomen kann stark variieren – von erbsenklein bis fußballgroß ist alles möglich. Beschwerden verursachen sie meist erst ab einer bestimmten Größe oder bei einer ungünstigen Lage. Manchmal durchsetzen sie auch als kleine Knoten die gesamte Gebärmutter.

Die häufigste Beschwerde, bei ca. 50 Prozent der Patientinnen, ist eine gestörte Regelblutung (zu lang und/oder verstärkt). Dies kann zusätzlich eine Eisenmangelanämie auslösen, die wiederum die typischen Symptome wie Müdigkeit, Haarausfall und Appetitlosigkeit nach sich zieht. Unter Schmerzen vor allem während der Monatsblutung leidet etwa ein Drittel der Patientinnen, wobei es auch hier starke individuelle Unterschiede gibt: Frauen berichten von einem leichten Druckgefühl bis hin zu regelrechten Krämpfen.

Ganz unangenehm wird es, wenn Myome Nachbarorgane verdrängen. Wird z. B. die Harnblase verschoben, kann das Bedürfnis zu häufigem Wasserlassen die Folge sein. Oder aber die Geschwulst drückt so stark auf die Harnröhre, dass immer wieder Urin in der Blase zurückbleibt, was zu Blasenentzündungen (s. S. 181) führen kann. Übermäßiger Druck eines Myomknotens auf den Enddarm kann Verstopfungen auslösen. Permanente Rückenschmerzen verursachen jene Myome, die auf das Kreuzbein oder den Ischiasnerv einwirken.

Etwa 15 bis 20 Prozent der betroffenen Frauen geben aber an, keine besonderen Beschwerden zu haben.

Ursachen

Myome entwickeln sich aus ganz normalen Muskelzellen. Warum eine oder mehrere von ihnen plötzlich überdurchschnittlich wachsen, ist weitgehend unbekannt. Gesichert ist lediglich, dass hormonelle Impulse eine Rolle spielen. Man geht hier von einem relativen Übermaß an Östrogenen als Ursache aus. Diese Erkenntnis stützt sich auf Statistiken über das gehäufte Vorkommen von Myomen bei Frauen in der Lebensmitte sowie der Beobachtung, dass sich alte Myome in den Wechseljahren nach der Reduzierung der körpereigenen Hormonproduktion wieder zurückbilden können.

Jüngsten Forschungsergebnissen zufolge hat möglicherweise auch die psychische Situation, in der sich die Patientin befindet, Einfluss auf die Entstehung von Myomen. So wurde beobachtet, dass durch Familie und Beruf doppelt belastete Frauen häufiger zu Myomen neigen als ihre nur einfach belasteten Geschlechtsgenossinnen. Auch ein unerfüllter Kinderwunsch und damit eventuell einhergehende Partnerschaftskonflikte werden zurzeit hinsichtlich ihrer Dimension bei der Entstehung gynäkologischer Erkrankungen wie der Myombildung untersucht.

Diagnose

Bei beschwerdefreien Patientinnen werden Myome meist durch Routineuntersuchungen diagnostiziert, in anderen Fällen führen die o. g. Beschwerden die Frauen zum Arzt. Der kann jene Myome sehen, die am Muttermund sitzen und andere, größere, ertasten. Mit Ultraschall lassen sich tiefer liegende Geschwulste diagnostizieren. Vielfach ist auch eine Bauchspiegelung (s. S. 147) nötig, um das Ausmaß der Myome zu erkennen, die bis in den Bauchraum hinein wachsen. Besteht der Verdacht auf Verdrängung des Harnleiters, werden eine Nierenultraschalluntersuchung sowie ein Pyelogramm durchgeführt. Dabei werden mit Hilfe von Kontrastmitteln die Harnwege röntgenologisch dargestellt. Manchmal ist auch eine Spiegelung der Blase oder des Darms sinnvoll. Das Blutbild schließlich gibt Aufschluss über Östrogenspiegel, Eisenmangel und Nierenfunktion.

Myome und Kinderwunsch

Viele Myome stören eine Schwangerschaft und Geburt nicht. Es kann jedoch auch eine Reihe von Komplikationen auftreten. Hier kommt es sehr auf Lage und Größe des oder der Myome an. So ergeben sich Probleme, schwanger zu werden, wenn Myome in der Nähe der Eileitermündung wachsen und ihren Eingang verschließen. Ist es zur Einnistung einer befruchteten Eizelle gekommen, sind Fehl- und Frühgeburten häufig die Folge. Der Grund: Myome, die unter der Gebärmutterschleimhaut oder in der Gebärmutterwand liegen, erhöhen die Wehenbereitschaft der Gebärmutter, der Embryo wird also frühzeitig ausgestoßen. Hinzu kommt die Gefahr, dass sich der Embryo direkt auf dem Myom niederlässt. Dort wird er nicht angemessen versorgt, kann sich also nicht naturgemäß entwickeln, worauf der Körper in der Regel mit einer Fehlgeburt (Abort) reagiert. Sehr tief sitzende und große Myome können ein Hindernis bei der Geburt selbst darstellen und einen Kaiserschnitt nötig machen.

Manche Myome wachsen erst hormonbedingt in der Schwangerschaft und bilden sich nach der Entbindung wieder zurück. Beobachtet wird auch, dass während der Schwangerschaft Myome durch die Größenzunahme der Gebärmutter so flach gedrückt werden, dass sie in den letzten Wochen vor der Geburt des Kindes gar nicht mehr zu sehen sind.

Therapie

In der Regel müssen nur Myome, die Beschwerden verursachen, behandelt werden. Eine Ultraschalluntersuchung alle 6 Monate ist zu empfehlen. Sollte eine Therapie notwendig sein, hat die Frau abhängig von Lage und Größe des Myoms sowie der individuellen Lebensplanung (Kinderwunsch ja oder nein) die Wahl zwischen Operation (Myomenukleation) oder Hormontherapie.

Zur Operation wird meist geraten, wenn Myome wiederholt Fehlgeburten verursacht haben oder sehr schnell wachsen. Hier gibt es 3 Methoden, deren Einsatz von Lage, Zahl und Größe der Myome abhängen. Liegen die Geschwulste in der Gebärmutterhöhle, genügt oftmals ein Herauslösen im Rahmen einer vaginal durchgeführten Gebärmutterspiegelung. Anders bei tiefer liegenden Myomen: Das Herausschneiden oder -schälen mehrerer, tief in der Muskulatur gelegener großer Myome ist eine aufwendige Operation und macht im besten Fall eine Bauchspiegelung, sehr oft aber auch einen Unterbauchschnitt nahe der Schamhaargrenze nötig. Die Gefahr eines nachoperativen, erneuten Auftretens von Myomen liegt bei ca. 15 Prozent. Nur in Ausnahmefällen, wenn z. B. die Geschwulst extrem wächst oder aber mehrere Myome trotz medikamentöser Behandlung immer wieder nachwachsen und starke Beschwerden verursachen, wird zur Entfernung der Gebärmutter (Hysterektomie) geraten. In diesem Fall sollte unbedingt vorher die Meinung eines 2. Arztes eingeholt werden.

Ein neues und viel versprechendes Verfahren in der Myomtherapie ist die Embolisation, bislang vorzugsweise im angloamerikanischen Raum und in Frankreich im Einsatz, jedoch zunehmend auch in Deutschland. Das Prinzip: Den Myomen wird die Blutzufuhr abgeschnitten, sie werden quasi ausgehungert. Dafür legt der Chirurg zunächst durch einen kleinen Schnitt in der Leiste einen Katheder in die Schlagader des Beines. Dieser Plastikschlauch wird unter Röntgenkontrolle bis in die Schlagader der Gebärmutter und weiter bis in jene Blutgefäße geschoben, die das Myom versorgen. Dort werden winzige Kunststoffpartikel abgelegt. Diese Fremdkörper verschließen die Blutbahnen, das Myom erhält keine Nahrung mehr und schrumpft. Der Eingriff wird unter örtlicher Betäubung durchgeführt und macht einen etwa viertägigen stationären Aufenthalt im Krankenhaus nötig. Die Kunststoffpartikel verbleiben im geschrumpften Myomgewebe wie eine Zahnplombe. Bislang veröffentlichte Studien zur Wirksamkeit der Myomembolisation gehen von einer Erfolgsquote von 85 bis 90 Prozent aus. Allerdings wird nur Frauen ohne Kinderwunsch zu diesem minimalinvasiven Verfahren geraten.

Bei der Hormontherapie kommen Gestagene zum Einsatz. Sie sind die hormonellen Gegenspieler der Östrogene, die Myome ja überhaupt erst wachsen lassen. Die Gestagene können Myome zur Rückbildung veranlassen. Allerdings wachsen diese häufig wieder, wenn die Therapie beendet ist. Auch die Verwendung der Hormonspirale (s. S. 86) wird in jüngster Zeit als Therapieansatz diskutiert. Eine andere, jedoch umstrittene, Methode ist die Verwendung von GnRH-Analoga, die die Eierstöcke außer Funktion setzen und damit die Ausschüttung von Östrogen hemmen. Die Myome schrumpfen daraufhin und können leichter entfernt werden. Diese Methode ist zwar sehr wirksam, birgt jedoch auch unangenehme Nebenwirkungen: Die Patientin wird in die künstlichen Wechseljahre – mit all ihren unangenehmen Seiten (s. S. 119) – versetzt. Für Patientinnen, die in unmittelbarer Zukunft schwanger werden wollen, ist diese Therapie ungeeignet.

Ernährung und Verhalten bei Myomen

Es gibt nur sehr wenige Erkenntnisse darüber, ob Myome durch Ernährungsgewohnheiten zu vermeiden sind. Zwar gibt es immer wieder Stimmen, die behaupten, Myome seien durch einen Verzicht auf Zucker, Kuhmilch und/oder Fleisch in den Griff zu bekommen, erwiesen jedoch ist keine der Theorien. Viele Frauen berichten, dass Akupunktur das Wachstum ihrer Myome vorübergehend stoppen konnte.

Den mit Myomen häufig einhergehenden Menstruationsbeschwerden wie eine zu starke Regelblutung und die damit verbundene Gefahr einer Eisenmangelanämie kann neben einer gezielten Ernährung (s. S. 61) mit Hirtentäschel (hemmt die Blutung, enthält Eisen und wirkt entkrampfend), Mönchspfeffer und Frauenmantel begegnet werden. Einige Ärzte empfehlen Sitzbäder mit Zusatz von Frauenmantel und Zinnkraut.

In der Homöopathie gelten Myome als ein Symptom für gestaute körperliche und seelische Energien. Solche Blockaden werden mit einer individuell zusammengestellten Abfolge von Präparaten behandelt. Häufig verordnete Mittel bei Myomen sind Sepia und Hamamelis. Insgesamt sollten Sie sich auf eine längerfristige Therapie einstellen.

Die traditionelle chinesische Medizin (TCM) geht davon aus, dass Myome Anzeichen einer Überforderung des Leberfunktionskreises sind. Dadurch können die Energien im Organismus nicht mehr frei fließen. Gegenmittel: Akupunktur und chinesische Arzneitees.

Immer wieder berichten Frauen, dass ihnen bei Unterleibsbeschwerden regelmäßige Entspannungstechniken wie z. B. Yoga und Qigong Linderung verschaffen.

Endometriose

Der Name dieser chronischen Erkrankung leitet sich aus dem medizinischen Begriff für Gebärmutterschleimhaut, Endometrium, ab. Sie kleidet den Uterus von innen aus. Bei der Endometriose findet man diese Schleimhaut auch außerhalb der Gebärmutter im Bauchraum – und in seltenen Fällen sogar darüber hinaus. Am häufigsten finden sich die versprengten Ablagerungen zwischen Gebärmutter und Mastdarm, in der so genannten Douglashöhle, aber auch an den anderen Geschlechtsorganen wie Eierstöcken und Eileitern oder dem Gebärmuttermund. Oftmals sitzen sie zudem am Bauchfell, zwischen Darm und Scheidenhinterwand, auf Darm oder Blase und selten weiter entfernt auf Lunge, Herz oder Niere. Diese Wucherungen sind nicht bösartig, sie sind gesundes Gewebe, allerdings an den falschen Stellen, wo sie zu abnormen Verwachsungen und Dehnungen führen können. Diese Schleimhaut reagiert, genauso wie innerhalb des Uterus, auf den Hormonzyklus: Das Gewebe wächst und wird, wie die Gebärmutterschleimhaut, abgestoßen. Allerdings kann es nicht mit der Monatsblutung den Körper verlassen, sodass es zu inneren Blutungen kommt, die wiederum zu Entzündungen und weiteren Absprengungen führen und neue Herde bilden können. Sitzen diese in unmittelbarer Nähe von Darm oder Blase, kann das Blut auch dadurch abfließen, sodass in Urin und Stuhl Blut sichtbar wird.

Frauen, bei denen die Menstruation bereits in jungen Jahren eingesetzt hat und bei denen die Zykluslänge weniger als 28 Tage beträgt, sind besonders von Endometriose betroffen. Zudem trifft es häufiger jene Frauen, die noch nicht geboren haben. Endometriose kann nach derzeitigem Wissensstand nicht geheilt werden.

Symptome

Hauptsymptom sind Schmerzen. Vor allem Frauen, die sehr früh erkranken, leiden vor, während und nach der Menstruation, selten auch zwischen den Zyklen, unter extrem starken Bauchschmerzen. Sie können bis zur Ohnmacht führen, von Angst, Hilflosigkeit oder Depressionen begleitet sein und sich zu einer regelrechten Schmerzspirale steigern. Diese kann zu chronischen Unterbauchschmerzen (engl. Chronic Pelvic Pain Syndrome = CPPS) führen, einer im deutschsprachigen Raum noch recht unbekannten Krankheit. Nicht zuletzt deshalb fühlen sich CPPS-Betroffene oftmals unverstanden und isoliert.

Endometriose kann auch Rückenschmerzen verursachen, die bis in die Beine ausstrahlen. Ebenso können während oder nach dem Geschlechtsverkehr, während des Eisprungs, bei gynäkologischen Untersuchungen oder bei Blasen- und Darmentleerungen Schmerzen auftreten. In machen Fällen kommt es zusätzlich zu Darmkoliken, Verstopfungen oder Durchfällen, Schmerzen beim Wasserlassen oder Stuhlgang. Aus der Intensität der Schmerzen lassen sich wenig Rückschlüsse ziehen: Kleine Herde können starke Schmerzen verursachen, große Herde schwache oder gar keine. Wenn Blut in Stuhl oder Urin auftaucht, *kann* das ein Hinweis auf Endometriose sein und muss ärztlich untersucht werden.

Insgesamt wird bei Endometriosepatientinnen eine erhöhte Infektanfälligkeit, insbesondere während der Menstruation, beobachtet. Auffallend viele Frauen leiden außerdem unter Allergien sowie einem chronischen allgemeinen Müdigkeits- und Erschöpfungssyndrom. Auch Autoimmunerkrankungen treten bei Frauen mit Endometriose gehäuft auf.

Ursachen

Bis heute ist nicht bekannt, wie oder wodurch Endometriose entsteht. Es werden 4 verschiedene Theorien diskutiert:

Die erste geht davon aus, dass durch Blutgefäße und Lymphbahnen Uterusschleimhautzellen an andere Körperstellen transportiert werden. Auch könnten bei Operationen an der Gebärmutter winzige Partikel unbeabsichtigt verschleppt werden. Die 2. Theorie basiert auf der Annahme, dass es bei der Menstruation zu einem Rückfluss von Blut und Gewebe kommt, wodurch sich diese in Eileitern und Beckengewebe ablagern (retrograde Menstruation). Allerdings vertreten einige Experten die Meinung, dass dies bei allen Frauen vorkommt. Der Rückschluss: Bei von Endometriose betroffenen Frauen liegt zusätzlich eine Störung des Immunsystems und/oder hormonellen Systems vor, die die Erkrankung begünstigt. Die 3. Theorie besagt, dass sich Zellen des Bauchfells spontan in Gebärmutterschleimhautzellen umwandeln können (Metaplasietheorie). Die 4. Theorie fußt auf der Vermutung, dass die Endometrioseherde bereits bei der Geburt angelegt sind. Die Herde wären dann aus embryonalen Geschlechtszellen oder zunächst unspezialisiertem Gewebe entstanden, die sich außerhalb des Uterus zu Gebärmutterschleimhaut entwickelt haben. Damit ließe sich erklären, warum manche Mädchen von der ersten Periode an große Schmerzen haben und diese Erkrankung familiär gehäuft auftritt.

Diagnose

Heute wird Endometriose gern als neue Krankheit dargestellt, hervorgerufen durch Umwelteinflüsse oder falschen Lebensstil. Tatsächlich ist sie aber bereits vor ca. 300 Jahren in historischen Medizinschriften beschrieben worden. Obwohl sie zusehends bekannter wird, handelt es sich bei der Endometriose immer noch um eine so genannte unterdiagnostizierte Erkrankung: Bei vielen Patientinnen werden die Beschwerden nicht als Symptome der Endometriose erkannt, sie müssen sich also viele Jahre quälen, ohne den Grund zu kennen. Derzeit geht man davon aus, dass durchschnittlich jede 10. Frau von Endometriose betroffen ist. Die Dunkelziffer dürfte jedoch höher liegen, denn für eine zweifelsfreie Diagnose ist eine Bauchspiegelung unumgänglich. Erst dadurch ist es möglich, den Schweregrad (1 bis 4) und die Ausbreitung der Herde festzustellen.

Eine Bauchspiegelung ist als schonende Operation einzustufen. In Vollnarkose wird durch den Nabel ein Laparoskop (Sehrohr) sowie ein oder zwei chirurgische Instrumente in den Bauchraum eingeführt. Danach wird Kohlendioxid (CO_2) in den Bauchraum geleitet, was ihn anschwellen lässt. Da die Patientin mit dem Kopf tiefer als das Becken gelagert wird, richten sich die inneren Organe auf, und der Chirurg kann nun jede Stelle der Bauchhöhle ausleuchten, näher untersuchen und aus verdächtigen Stellen Gewebeproben entnehmen. Operable Herde werden meist sofort durch Koagulation (Verdampfung, Verkochung), Hitze oder Laser beseitigt. Am Ende der OP wird der größte Teil des Gases wieder abgesaugt, jedoch ist dies vollständig nicht möglich, weshalb ein etwa dreitägiger leichter Schmerz vor allem in den Schultergelenken (dorthin wandert das restliche Gas meist) unvermeidbar ist. Die Narben sind minimal. Das Diagnosedilemma wird aber deutlich, wenn man sich vor Augen hält, dass in sehr vielen Fällen eine Endometriose erst dann diagnostiziert wird, wenn eine Frau nach jahrelangem Warten nicht schwanger wird und sich deshalb einer Bauchspiegelung unterzieht.

Zurzeit versuchen Forscher, einen Bluttest zur Erkennung von Endometriose zu entwickeln.

Endometriose und Kinderwunsch

Endometriose wird im Allgemeinen nicht als alleinige Ursache unge-
wollter Kinderlosigkeit gewertet, aber sie kann maßgeblich dazu beitragen. Bei etwa jeder 2. Frau, die zur Abklärung ihrer Kinderlosigkeit
eine Bauchspiegelung durchführen lässt, finden die Operateure eine
Endometriose. Frauen mit nachgewiesener Endometriose haben in
über 50 Prozent der Fälle Fruchtbarkeitsprobleme. Eine große Rolle
spielen in diesem Zusammenhang Stärke und Lokalisation der Herde.
Wenn es zu mechanischen Hürden, also starken Verklebungen, Verwachsungen oder gar Verschlüssen der Fortpflanzungsorgane kommt,
kann dies die Ursache für eine ausbleibende Schwangerschaft sein
(s. S. 93). Hinderlich sind auch große Endometriosezysten in den Eierstöcken, die die Eizellreifung stören. Diese Zysten können auch mit
zahlreichen Eizellen gefüllt sein. Dramatisch können sich Endo-
metrioseverdickungen in der Scheide auswirken – der Geschlechtsverkehr verursacht dann nicht selten Schmerzen, was zu einer geringeren
Koitusrate und damit zu schlechteren Chancen, schwanger zu werden,
führt.

In vielen Fällen aber ist die Endometriose nur gering ausgeprägt und
gilt dann nicht als Schwangerschaftsverhinderer.

Es wurde beobachtet, dass Endometriose mit der Geburt des ersten
Kindes und der damit einhergehenden Überflutung des weiblichen
Körpers an Hormonen zurückgeht, ihre Symptome manchmal sogar
dauerhaft verschwinden können.

Therapie

Die Therapie richtet sich nach dem Wunsch der Patientin: Will sie
schmerzfrei leben und/oder schwanger werden? Es sind verschiedene
Behandlungen möglich, so z. B. operative Eingriffe, bei denen die Endometrioseherde entfernt werden, durch konventionelle Chirurgie
(Skalpell), Lasertechnik oder Verödung durch z. B. Hitzeeinwirkung.
Besonders bei einem Kinderwunsch wird die operative Entfernung der
Endometrioseherde durchgeführt, aber auch dann, wenn die Patientin
sehr schwer leiden muss. Unter der medikamentösen Therapie versteht
man die Verabreichung von Schmerzmitteln und/oder eine Hormontherapie. Besteht kein Kinderwunsch, kann die Erkrankung mit Hormonen behandelt werden, um die hormonproduzierenden Organe

und damit die Endometrioseherde ruhig zu stellen. Das können z. B. einige Arten der Pille oder Gestagene sein. Wenn starke Schmerzen das Hauptproblem oder die Endometrioseherde großflächig verteilt sind, kann medikamentös das Verhältnis der Geschlechtshormone zueinander verändert werden. Dieses Verfahren ist allerdings sehr umstritten, denn der Erfolg ist nicht gesichert, was vermutlich mit den unterschiedlichen Schweregraden der Erkrankung zusammenhängt sowie der Frage, inwieweit eine besonders stark ausgeprägte Endometriose hormonell bedingt ist. In diesem Fall besteht zumindest eine bei etwa 30 Prozent liegende Chance, dass den Frauen durch die «künstlichen Wechseljahre» geholfen wird. Die dauerhafte Unterdrückung der Bildung weiblicher Geschlechtshormone wird durch die Einnahme von GnRH-Analoga erreicht. Sie trocknen die Endometrioseherde aus, und damit enden meistens die Schmerzen. Diese Therapie hat allerdings eine Reihe unerwünschter Nebenwirkungen, wie sie für Wechseljahre (s. S. 119) typisch sind, und ist nur für höchstens 6 Monate zu empfehlen.

Schmerzmittel können helfen, die zum Teil unerträglichen Schmerzen zu lindern. Diese Medikamente müssen aber unbedingt vom Arzt verschrieben werden. Wichtig ist es, ein bestimmtes Einnahmeschema einzuhalten, um eine optimale Wirkung zu erreichen und einer Abhängigkeit vorzubeugen.

Ernährung und Verhalten bei Endometriose

Endometriose ist weder durch Ernährungsumstellung noch durch Änderung der Lebensumstände zu heilen. Gleichwohl gibt es Möglichkeiten, die Beschwerden, besonders die Schmerzen, zu lindern und die medikamentöse Therapie zu ergänzen.

Physikalische Therapien wie Massagen, Wechselbäder, Sauna, Fußbäder, Wärmflasche, Leibwickel sowie Fango- oder Schlickpackungen können Linderung verschaffen. Dann gibt es die klassischen Entspannungsübungen wie autogenes Training, Yoga, Atemtherapie und progressive Muskelentspannung nach Jacobson, Qigong oder Tai-Chi. Gymnastik und Sportarten wie Walking empfehlen sich besonders *vor* der schmerzhaften Periode.

Auch durch Akupunktur können Sie Linderung erfahren. Mit Hilfe einer Psychotherapie können Sie lernen, mit den Schmerzen umzugehen.

Um Krämpfe und Schmerzen durch Essen und Trinken nicht noch zusätzlich zu verstärken, sollten Sie auf alle Lebensmittel verzichten, die bei Ihnen Blähungen oder Völlegefühl hervorrufen. In der Regel sind das fast alle Kohlsorten, Hülsenfrüchte, Zwiebeln usw., während bittere Gemüsesorten wie Chicorée, Rauke oder Endivie entkrampfend wirken können. Tees aus Fenchelsamen, auch in Kombination mit Anis oder Kümmel, Kamillen- oder Pfefferminztee, orientalische und asiatische Gewürze wie Kardamom, Sternanis, Kreuzkümmel oder Ingwer fördern die Verdauungsaktivität und mindern damit Druck und Krämpfe im Oberbauch. Wenn Sie sie vertragen, können auch Senf oder Chilis Erleichterung verschaffen. Es gibt jedoch ganz individuelle Unterschiede, die Sie am besten durch Ausprobieren herausfinden. Achten Sie auf eine möglichst regelmäßige Verdauung mit einem nicht zu harten Stuhlgang (s. S. 174).

Um Entzündungen zu vermeiden, die sich rund um die Endometrioseherde bilden und ihrerseits sehr schmerzhaft sein können, sind Omega-3-Fettsäuren und Alpha-Linolensäure hilfreich. Sie können die Bildung von entzündungsfördernden Faktoren verhindern. Diese Fettsäuren sind in Fettfischen, Leinsamen, Leinöl oder Walnussöl enthalten. Auch Olivenöl und Rapsöl haben positive Wirkung. Tierische Fette, besonders solche in Fleisch- und Wurstwaren bewirken im Gegensatz, dass mehr entzündungsfördernde Stoffe (Prostaglandine) gebildet werden. Essen Sie daher nicht öfter als 2-mal in der Woche Fleisch, und meiden Sie besonders den fetten Wurstaufschnitt.

Durch die starken Blutverluste kann sich im Laufe der Zeit ein Eisenmangel einstellen. Um dem vorzubeugen, gibt es Tipps auf S. 52. In schweren Fällen ist ein Eisenpräparat nach Rücksprache mit dem Arzt angeraten.

Wenn Sie Übergewicht haben, besonders wenn sich die Pfunde um den Bauchraum herum angesammelt haben, sollten Sie abnehmen: Der Druck auch von außen auf den Bauchraum kann die Schmerzen noch verstärken.

Eileiterentzündung (Adnexitis)

Eine Entzündung von Eileiter und Eierstöcken (Adnexe = Gebärmutteranhängsel) bezeichnet man als Adnexitis. Da isolierte Entzündungen des Eileiters (Salpingitis) und des Eierstocks (Oophoritis) sehr selten sind, spricht man bei Entzündungen nahe der Eileiter allgemein von Adnexitis. 10 bis 13 von 1000 Frauen erkranken jedes Jahr allein in Deutschland daran, die meisten von ihnen sind zwischen 20 und 35 Jahren alt. Da die Eileiter sehr filigran sind, können durch Entzündungen winzige Narben zurückbleiben. Dadurch steigt die Gefahr für eine spätere Eileiterschwangerschaft: Das befruchtete Ei kann sich in dem Narbengewebe verfangen und hängen bleiben. Im Verlauf einer schweren Entzündung können die Eileiter sogar verkleben – dauerhafte Unfruchtbarkeit ist dann die Folge.

Symptome

Gynäkologen vergleichen eine Adnexitis gern mit einem Chamäleon, denn gerade die Anfangssymptome können recht unterschiedlich ausfallen und einer Blinddarmentzündung, einer Endometriose (s. S. 147) oder einer Eileiterschwangerschaft ähneln.

Oft beginnt die Erkrankung mit einseitigen Unterbauchschmerzen an den Tagen nach der Menstruation. Stechend säuerlich riechender Ausfluss und Schmerzen beim Wasserlassen sind ebenfalls möglich. Bei einem schweren Verlauf einer akuten Adnexitis kommt es zu einem harten, gespannten Bauch mit Übelkeit, Erbrechen und Fieber. Die Schmerzen können bis in Rücken und Beine ausstrahlen. Oftmals sind Gebärmutter und Adnexe vergrößert, geschwollen und druckempfindlich. Bewegungen am Gebärmutterhals bei der Tastuntersuchung werden als äußerst schmerzhaft empfunden.

Ohne Behandlung kann die Adnexitis chronisch über Monate bis Jahre verlaufen. Dabei lassen die akuten Unterbauchschmerzen nach, an ihre Stelle treten Rückenschmerzen – besonders häufig nach dem Geschlechtsverkehr –, die von Narben und Verwachsungen herrühren. Auch der Geschlechtsverkehr selbst tut weh, hinzu kommen Ausfluss, Verstopfung sowie Menstruationsbeschwerden. Hin und wieder, meist in belastenden Lebenssituationen, keimt die Entzündung wieder auf, was sich durch die oben genannten Akutsymptome äußert.

Ursachen

Grundsätzlich kann jede Frau eine Adnexitis bekommen. Nach heutigem Wissen ist die Ursache meist eine aus dem unteren Genitalbereich aufsteigende Infektion, hervorgerufen von Clamydien oder Gonokokken (s. S. 161). Sehr oft liegen auch Mischinfektionen vor, z. B. mit Staphylokokken, Streptokokken oder Colibakterien aus dem Darm, also Bakterien, die auch ohne Sauerstoff überleben können. Auslösende Faktoren können Infektionen beim Geschlechtsverkehr, unter der Geburt oder im Wochenbett, während der Menstruation oder bei operativen Eingriffen durch die Scheide sein. Zu den begünstigenden Faktoren zählen: ungeschützter Geschlechtsverkehr mit häufig wechselnden Partnern, die Verwendung der Spirale, vorangegangene Eileiterentzündungen sowie falsche Analhygiene.

Diagnose

Der Arzt kann oftmals die vergrößerte und druckempfindliche Gebärmutter mit den Adnexen schon bei der Tastuntersuchung diagnostizieren. Durch einen Gebärmutterhalsabstrich wird der Erreger nachgewiesen, eine Blutuntersuchung bestätigt die Entzündung. Manchmal ist auch eine Spiegelung der Bauchhöhle (s. S. 147) nötig, um den Zustand der Adnexe sowie der benachbarten Organe zu beurteilen und Abstriche zu nehmen.

Therapie

Bei einem schnellen Eingreifen ist die Prognose der Erkrankung gut: Ca. 80 Prozent der Patientinnen sind nach einer konservativen Antibiotikatherapie beschwerdefrei.

Komplikationen, die eine Operation unumgänglich machen, ergeben sich, wenn sich die Entzündung ausbreitet. Eine Bauchfellentzündung, ein Darmverschluss oder eine Blinddarmentzündung können die Folge sein. Haben sich Eiteransammlungen (Abszesse) in der Bauchhöhle gebildet, müssen sie durch eine Punktion schnell beseitigt werden.

In seltenen Fällen, wenn trotz zahlreicher Maßnahmen keine Beschwerdefreiheit erzielt wurde, können im chronischen Stadium operative Entfernungen der Eileiter und weiterer Geschlechtsorgane, die durch die Erkrankung geschädigt wurden, nötig sein.

Verhalten bei einer Eileiterentzündung

Patientinnen mit einer akuten Adnexitis sollten so bald als möglich einen Arzt aufsuchen, die verordneten Antibiotika regelmäßig einnehmen und den Begriff «strenge Bettruhe» wörtlich nehmen! Legen Sie sich einen Eisbeutel auf den Unterbauch, das kann die Schmerzen etwas lindern. Nach Abklingen des akuten Stadiums beginnen Sie eine sanfte Wärmebehandlung. Diese dient der Durchblutungssteigerung und dem Abbau von entzündlich verändertem Gewebe. Sie mindern damit die Gefahr von Vernarbungen. Empfohlen werden feuchtwarme Umschläge auf dem Unterbauch (ein kleines Handtuch in warmes Wasser tauchen und auflegen), Sitzbäder oder eine Kurzwellendiathermie (Erwärmung von Gewebe durch das Anlegen eines elektromagnetischen Feldes). Diese Verfahren dürfen Sie aber nur anwenden, solange sich kein Hinweis auf einen erneuten entzündlichen Prozess findet.

Ist die Erkrankung in ein chronisches Stadium übergegangen, können Ihnen Moorbäder und Fangopackungen helfen, möglicherweise im Rahmen eines Kuraufenthaltes.

Eine Therapie mit Antibiotika ist bei dieser Art der bakteriellen Infektion unumgänglich, möglicherweise unterstützt durch alternative Heilmethoden mit Orangenwurzel, Wiesenklee, Knoblauch, Sonnenhut oder Ringelblume.

Entzündungen der Scheide: Pilze und Bakterien

Die Schleimhaut der Scheide sondert ein Sekret mit einem pH-Wert von 4 bis 4,5 ab. In derart saurem Milieu können die meisten Bakterien nicht gedeihen. Ausnahme: die «freundlichen» Döderlein-Bakterien. Sie produzieren die Milchsäure, die das Scheidensekret sauer machen und damit das Eindringen von Krankheitserregern erschweren. Die Besiedlungsdichte der Döderlein-Bakterien in der Scheidenflora einer gesunden Frau ist zudem so hoch, dass «Störenfriede» schlicht und einfach keinen Platz haben, um sich zu vermehren. Während der fruchtbaren Tage wird der chemische Schutzwall niedriger: Damit die Spermien durch den Kanal schwimmen können, wird das Milieu kurzfristig weniger feindlich, sprich weniger sauer.

Dieses stetige Ausbalancieren eines stabilen, sauren Klimas in der

Vagina gleicht einem kleinen chemischen Wunder: Je nach Bedarf und Zeitpunkt werden schützende Bakterien und Milchsäure produziert. Leider geht dabei aber auch immer mal wieder etwas schief, und es kommt zu einer Scheidenentzündung, die wahrscheinlich jede Frau schon mindestens einmal in ihrem Leben gehabt hat.

Meistens kündigt sich eine solche Entzündung mit Ausfluss an. Ist dieser weißlich oder klar und riecht unauffällig oder gar nicht, handelt es sich um normales Sekret. Sind jedoch Keime die Übeltäter, riecht der Ausfluss unangenehm säuerlich oder fischig und nimmt eine gelbliche, manchmal auch grünliche Farbe an. Mit Hilfe eines Genitalabstrichs und wenn nötig weitergehender Untersuchungen wird der Erreger bestimmt, um eine gezielte Therapie zu ermöglichen.

Für diese Region des Körper gilt: Die eine Frau ist empfindlich, die andere nicht; die eine nur in einer bestimmten Lebensphase, die andere gerade dann nicht; die eine merkt es sofort, die andere später …

Wir stellen im Folgenden die 3 großen Gruppen der Scheidenentzündungen vor: Pilzinfektionen, Entzündung der Scheide (Kolpitis), Entzündung der Bartholini-Drüsen (Bartholinitis).

Pilzinfektionen sind lästig, aber harmlos. Häufiger Verursacher ist der Hefepilz Candida albicans, auch Soor genannt. Auf Schleimhaut und Haut ist er, wie viele andere Pilze, ein natürlicher, unauffälliger Bestandteil unseres Biosystems – solange er nicht überhand nimmt! Erst dann werden Hautpilze unangenehm. Die Sprosspilze der Gattung Candida befallen in zu großer Zahl meistens die Scheide, sie können aber auch bis zum After und Darm hochsteigen. Die Folgen sind Rötung, starkes Jucken, weißlicher, quarkähnlicher Belag, der nach Hefe riecht, sowie cremeartiger, geruchloser Ausfluss. Mögliche Ursachen dafür, dass sich die Pilze gegen das normale, gesunde Klima in der Vagina durchgesetzt haben, sind Antibiotika, Stress, Eisenmangel, ein schwaches Immunsystem, Hitze, öffentliche Warmbäder wie z. B. Whirlpools, aggressive Seifen, Geschlechtsverkehr mit einem infizierten Partner oder ein veränderter Hormonspiegel durch Pille, Schwangerschaft, Medikamente oder die Wechseljahre.

Eine **Entzündung der Scheide (Kolpitis)** basiert auf einem Ungleichgewicht der Scheidenflora: Dann gerät das normalerweise durch die Döderlein-Bakterien stabil gehaltene saure Milieu der Scheide durcheinander, und der pH-Wert tendiert in Richtung alkalisch. Dies führt fast immer zu Ausfluss, der in Farbe und Geruch stark variieren kann. Die Scheide fühlt sich wund und gereizt an, ist gerötet und brennt. Ebenfalls ein häufiges Symptom ist Juckreiz. Ursachen können z. B eine Infektion mit Bakterien wie den Gardnerella-Bakterien sein oder wenn natürliche Hautpilze oder Parasiten wie Trichomonaden (s. S. 166) überhand nehmen. Aber auch Stress, Medikamente, wechselnde Sexualpartner oder ein niedriger Östrogenspiegel wie beispielsweise in den Wechseljahren können Scheidenentzündungen verursachen. Ganz gleich, ob die Symptome unauffällig oder quälend sind, untersucht werden muss eine entzündete Vagina auf jeden Fall, denn es kann auch eine Geschlechtskrankheit (s. S. 160) dahinter stecken.

Eine **Entzündung der Bartholini-Drüsen (Bartholinitis)**, die den in ihrer unmittelbaren Nähe liegenden Scheideneingang befeuchten, ist zwar recht selten, dann aber sehr schmerzhaft. Ursache ist eine Verstopfung der feinen Drüsen. Es gibt 2 Symptome: Meistens schwillt eine der beiden Schamlippen stark an, wird rot und schmerzt. Es kann aber auch zu einem fast hühnereigroßen Abszess kommen, der unter Umständen entfernt werden muss. Meistens lösen Keime aus Scheide oder Darm die Verstopfung der Drüsen aus. Zudem erhöht sich die Gefahr einer Bartholinitis, wenn sich die Scheide häufig entzündet.

Ernährung und Verhalten bei Infektionen im Unterleib

Vermeiden Sie alles, was das gesunde Klima in Ihrer Scheide gefährdet. Achten Sie z. B. darauf, dass Sie immer saubere Hände haben, wenn Sie Ihre Vagina berühren. Aber übertreiben Sie nicht! Viele Frauenärzte sind der Ansicht, dass übertriebene Hygiene die häufigste Ursache von Scheidenentzündungen ist. Und in der Tat sind viele Waschlotionen, parfümierte Seifen und Shampoos, Intimsprays und Deos viel zu aggressiv für die empfindliche Schleimhaut der Scheide. Daher der Rat: Scheidenspülungen sind bei gesunden Frauen überflüssig. Zum Reinigen der äußeren Geschlechtsorgane eignet sich Wasser am besten, für die innere Sauberkeit sorgt der Körper selbst. Verzichten Sie auf Waschlappen, darin können sich Bakterien gut vermehren.

Tragen Sie während einer Infektion Unterwäsche aus kochbaren Naturfasern und möglichst keine Slipeinlagen mit Plastikfolien, damit es nicht zu einem Wärmestau kommt (Bakterien und Pilze lieben feuchte Wärme!) und ausreichend Luft die empfindliche Stelle erreichen kann.

Auch wenn Sie keine Infektion haben, sollten Sie sich nach dem Stuhlgang immer von vorn nach hinten abwischen, um Keime aus dem Darm nicht in die sensible Nachbarregion zu transportieren. Ebenfalls ein Rat für alle Tage: Lassen Sie Ihren Badeanzug nach dem Schwimmen nicht auf der Haut trocknen, denn er kann Sporen enthalten (ruhende Keime, die auf einen günstigen Moment warten, um sich zu entwickeln). Waschen Sie ihn gründlich aus und lassen ihn auf der Leine trocknen.

Überlegen Sie, ob die Beschwerden in Zusammenhang mit Ihrem Verhütungsmittel oder Sexualleben stehen könnten. Manche Pillen oder Spermizide können das saure Scheidenmilieu schädigen, und auch die Spirale kann Scheidenentzündungen begünstigen. Veranlassen Sie Ihren Partner, täglich seinen Penis zu waschen, denn unter der Vorhaut können sich Keime vermehren.

Achten Sie während Ihrer Periode darauf, den Tampon nicht zu oft zu wechseln – die Scheide trocknet sonst aus und wird dadurch anfälliger für Keime. Im Zweifelsfall steigen Sie vorübergehend auf Binden um.

Wenn Sie eine Infektion haben, muss auch immer der Partner mitbehandelt werden. Der hat unter Umständen überhaupt keine Symptome, ist aber trotzdem Träger der Erreger und steckt Sie immer wieder an.

Handelt es sich um eine bakterielle Infektion, sind unter Umständen Antibiotika unumgänglich, bei Pilzen wird ein Antipilzmittel (Fungizide, als Creme oder Zäpfchen) verordnet.

Weil bei Pilzinfektionen unter anderem Eisenmangel und Pillen mit hohem Gestagenanteil als ursächlich diskutiert werden, sollten Sie diesbezüglich mit Ihrem Arzt sprechen und gegebenenfalls die Pille wechseln und den Eisenspiegel bestimmen lassen.

Um das natürliche Gleichgewicht der Milchsäurebakterien bei einer Scheideninfektion wiederherzustellen, kann Naturjoghurt wahre Wunder bewirken. Um ihn in die Scheide zu transportieren, können Sie Tampons, Spritzen (natürlich ohne Nadeln!) oder Sitzbäder verwenden. Wer mag, kann auch zerdrückten Knoblauch zufügen, der tötet viele schädliche Bakterien ab. Ärzte verschreiben häufig Zäpfchen und Salben mit Milchsäurebakterien. Die Naturheilkunde empfiehlt unter anderem Sitzbäder oder Umschläge mit Eichenrinde oder Frauenmantel, dazu Wannenbäder mit Lavendel- oder Sandelholzöl.

Auch bei einer Bartholinitis verschaffen Sitzbäder und Umschläge mit Frauenmantel, oder auch mit Kamille, Heilung und Linderung. Wenn Sie es aushalten können, setzen Sie sich auf in Tücher eingeschlagene Eispacks.

Generell gilt: Vaginale Infektionen gehören zum Alltagsprogramm in jeder gynäkologischen Arztpraxis. Ernst genommen werden sollten sie auf jeden Fall, besonders wenn sie gehäuft auftreten. Manche Ärzte vermuten hinter chronischen Infektionen in diesem Bereich des Körpers Partnerschaftskonflikte oder andere schwere seelische Belastungen. Was auch immer der Grund ist: Gönnen Sie sich neben allem, was Ihr Arzt Ihnen rät, vor allem Ruhe, Entspannung, eine ausreichende Flüssigkeitszufuhr sowie regelmäßiges und gesundes Essen, denn eine ausgewogene Ernährung ist die beste Möglichkeit, das Immunsystem zu stärken und damit Infektionen zu vermeiden (s. S. 61). Milchsäurehaltige Lebensmittel wie Joghurt oder Buttermilch aber auch milchsauer vergorene Säfte können gezielt zur Kräftigung der Abwehrkräfte beitragen. Durch Antibiotika kann die empfindliche Darmflora gestört werden, mit der Folge, dass Sie unter Durchfällen oder Verstopfung leiden (s. S. 174). Fragen Sie Ihren Arzt nach Präparaten, die die Darmflora unterstützen. Gesunde Fette mit z. B. Omega-3-Fettsäuren können Entzündungsvorgänge positiv beeinflussen und ebenfalls die Abwehrkräfte stärken. Eine Unterversorgung mit Vitaminen oder Mineralstoffen schwächt das Immunsystem oder begünstigt sogar Erkrankungen wie z. B. bei Eisenmangel. Wenn Sie diesen Mangel nicht durch eine Umstellung Ihrer Ernährung ausgleichen können, sollten Sie mit Ihrem Arzt über eine zusätzliche Einnahme von Vitamin- oder Mineralstoffpräparaten sprechen. Das gilt bei Eisenmangel besonders für Vegetarierinnen, die ihren Bedarf häufig nicht über die Nahrung decken können.

Sexuell übertragbare Krankheiten

Früher nannte man sie Geschlechtskrankheiten, heute setzt sich zunehmend die Definition sexuell übertragbare Krankheiten («Sexually

Transmissible Diseases» = STD) durch. Bis heute sind etwa 20 STD bekannt. Sie werden durch Viren, Bakterien, Pilze, Parasiten oder Protozoen (tierische Einzeller) ausgelöst und in erster Linie bei Geschlechtsverkehr oder engem körperlichen Kontakt übertragen. Gelegentlich ist auch eine nichtsexuelle Übertragung (z. B. über das Blut) möglich. Trotz eines Höchstmaßes an medizinischer Versorgung und Hygiene nehmen die Neuinfektionen mit sexuell übertragbaren Krankheiten auch heute noch in den westlichen Industrienationen zu.

Außer Aids und anderen viralen Erkrankungen wie genitaler Herpes oder Hepatitis B, sind fast alle STD heilbar, aber auf die leichte Schulter nehmen sollte man sie deshalb noch lange nicht: Erschreckende Spätschäden oder chronische Beschwerden können die Folgen einer Infektion sein. Hinzu kommt, dass einige der Erreger «weiterdenken». Sie entwickeln neue Generationen, gegen die viele Antibiotika nichts mehr ausrichten können, mit anderen Worten: Sie sind resistent geworden. Damit können Infektionen nicht mehr erfolgreich behandelt werden und werden immer gefährlicher, zum einen für den Erkrankten selbst, zum anderen aber auch, weil die Erreger mit dem nächsten, ungeschützten Geschlechtsverkehr den Partner infizieren können.

Um es noch einmal zu betonen: Übertragen werden Geschlechtskrankheiten hauptsächlich durch den Geschlechtsverkehr. Daher sollte außerhalb einer monogamen Beziehung die Benutzung von Kondomen oberstes Gebot sein – denn sie sind das sicherste Mittel zur Infektionsvermeidung. Das gilt für jede Krankheit und ist nicht auf bestimmte Kulturregionen der Erde beschränkt. Besteht der Verdacht, sich eine STD zugezogen zu haben, sollte unverzüglich ein Arzt aufgesucht werden. Zur Unterbrechung der Infektionskette muss der betreffende Partner mitbehandelt werden.

Die wichtigsten STD sind: Infektion mit Chlamydien, Gonorrhoe (Tripper), Syphilis (Lues), Feigwarzen (Condylome), Herpes genitalis, Infektion mit Trichomonaden, AIDS.

Eine Infektion mit **Chlamydien** ist die häufigste aller sexuell übertragbaren Krankheiten in der westlichen Welt. Allein in Deutschland sind Schätzungen zufolge 1,1 Millionen Menschen mit Chlamydien infiziert, weibliche Hauptbetroffene sind sexuell aktive Mädchen und junge Frauen. Die Diagnose erfolgt bei Frauen durch einen Abstrich vom Gebärmutterhals. Häufig wird die Krankheit erst zusammen mit einer Gonorrhoe festgestellt, deren Symptome sehr ähnlich sind. Die Bakterien (Clamydia trachomatis) werden durch den Kontakt der Schleimhäute beim Geschlechtsverkehr übertragen. Bei einer frühzeitigen und richtigen Diagnose heilt die Infektion nach einer etwa zweiwöchigen Antibiotikatherapie folgenlos aus.

Rechtzeitig zum Arzt zu gehen, ist im Falle von Chlamydien nicht immer einfach, denn die Bakterien gelten nicht zuletzt deshalb als ausgesprochen heimtückisch, weil sie bei 9 von 10 Betroffenen anfangs keine oder nur minimale Beschwerden verursachen. Erst später, etwa 10 bis 20 Tage nach der Ansteckung, kommt es sowohl bei Frauen als auch bei Männern zu starkem, säuerlich riechendem Ausfluss und Schmerzen beim Wasserlassen. In späteren Stadien sind schmerzhafte Unterleibsentzündungen, vor allem am Gebärmutterhals, die Folge. Manche Frauen haben auch Zwischenblutungen, ein Druckgefühl in der Blase sowie Schmerzen beim Geschlechtsverkehr.

Unbehandelte Chlamydieninfektionen bergen erhebliche Risiken: Kinderlosigkeit und Eileiterschwangerschaften infolge von Eileiterverklebungen treten zehnmal so häufig auf wie bei gesunden Frauen. Das Robert-Koch-Institut schätzt, dass etwa ein Drittel aller Fälle von Unfruchtbarkeit auf Chlamydien zurückzuführen sind. Zudem erhöhen Chlamydien laut einer Studie aus Finnland das Risiko für Gebärmutterhalskrebs. Die Wissenschaftler hatten bei Untersuchungen an rund 530 000 Skandinavierinnen festgestellt, dass Frauen, in deren Blutproben sich Antikörper gegen die Mikroben fanden, mehr als doppelt so häufig daran erkrankten.

Bei einer Schwangerschaft drohen vorzeitiger Blasensprung und damit eine Frühgeburt. Bei der Geburt kann eine infizierte Mutter die Chlamydien auf ihr Kind übertragen. Jährlich erleiden in Deutschland rund 20 000 Neugeborene eine chronische Infektion mit Chlamydien, Augen- und Lungenentzündung können die Folge sein. Bei der ersten Schwangerenvorsorgeuntersuchung wird daher routinemäßig ein Abstrich genommen.

Die weltweit häufigste der meldepflichtigen STD ist die **Gonorrhoe**, auch Tripper genannt. Sie wird durch Bakterien (Neisseria gonorrhoeae) bei direktem Kontakt mit den Schleimhäuten übertragen. Bis die ersten Symptome auftreten, vergehen zwischen 2 und 7 Tage.

Frauen müssen dann oft Wasser lassen. Im Urin befindet sich ein eitriger Ausfluss. Es folgen Fieber und Unterleibsschmerzen. Stärkere Regel- und Zwischenblutungen können auftreten. Die Diagnose erfolgt über Abstriche von Genitalsekreten und Bakterienkulturen im Labor. Helfen können nur Antibiotika. Früher verabreichte man Penicillin, heute sind viele Erreger der Gonorrhoe dagegen resistent. Wichtig sind eine Therapiekontrolle nach Ende der Behandlung (7 Tage später) sowie eine Blutuntersuchung (nach 2 Monaten).

Unbehandelte Gonorrhoe kann schwere Folgen haben. Bei Frauen können sich chronische Entzündungen der Organe des kleinen Beckens (engl. Pelvic inlammatory disease, PID) mit Schmerzen und Fieber entwickeln. Besonders betroffen sind dabei die Gebärmutterschleimhaut oder die Eileiter. In seltenen Fällen breitet sich die Krankheit im ganzen Körper aus, dann können Gelenkentzündungen, Hautausschläge, Fieber und Schüttelfrost die Folgen sein.

Syphilis (Lues) ist eine weltweit verbreitete, chronisch verlaufende, meldepflichtige Geschlechtserkrankung. Etwa 500 Jahre lang war sie ein wahres Schreckgespenst der Menschheit, doch seit der Entdeckung des Penicillins hat diese Erkrankung erheblich an Bedrohlichkeit verloren. Ausgelöst wird Syphilis durch das Bakterium Treponema pallidum, das beim ungeschützten Geschlechtsverkehr über die Schleimhaut oder durch eine Hautverletzung übertragen wird. Seit einigen Jahren ist ein starker Anstieg von Neuinfektionen zu verzeichnen. Etwa 2 Drittel der Infizierten sind homosexuelle Männer, die wegen der nachlassenden Angst vor Aids zunehmend auf Kondome verzichten. Zum anderen infizieren sich immer mehr heterosexuelle Männer an aus dem Ostblock stammenden Prostituierten.

Der Verlauf der Krankheit wird in 4 klinische Stadien eingeteilt: Etwa 3 Wochen nach der Infektion entstehen bei der Frau an Scheide und Schamlippen, selten auch im Mundbereich, schmerzlose, daher oft zunächst unbemerkte oder unterschätzte, rötlich braune, münzgroße Geschwüre (Schanker). Nach etwa 6 Wochen schwellen die nächstgelegenen Lymphknoten an. Wenn jetzt nicht richtig behandelt wird, beginnt 8 bis 12 Wochen nach der Ansteckung das 2. Stadium, das etwa 2 Jahre dauert. Es bilden sich erneut Hautausschläge, besonders an den Handflächen und Fußsohlen. Manche von ihnen sind so blass, dass man sie kaum erkennt, andere erscheinen anderswo am Körper und ähneln anderen Krankheiten. Aufgrund dieser unterschiedlichen Erscheinungsformen bezeichnet man die Syphilis auch als «Chamäleon der Hautkrankheiten». Ein Befall innerer Organe ist selten, allerdings fühlt man sich krank, hat Fieber, Kopf- und Halsschmerzen, leidet unter Gewichtsverlust und Müdigkeit. Primäre und sekundäre Phase können ohne Behandlung abheilen (gerade deshalb ist die Gefahr groß, dass man die Krankheit verschleppt und andere ansteckt), zurzeit geht man aber davon aus, dass etwa 30 Prozent der Patienten ab diesem Zeitpunkt in das 3. Stadium (latente Syphilis) übergehen. Dieses beginnt etwa 5 Jahre nach der Infektion. Wenn auch äußerlich nicht mehr oder nur noch wenig erkennbar, ist der Patient weiterhin Träger des Bakteriums, das nun beginnt, Schäden an den inneren Organen zu verursachen. Diese Schäden werden manchmal erst im 4. oder späten Stadium der Syphilis sichtbar, eintretend etwa 20–30 Jahre nach der Infektion. Dann kann es zu schweren neurologischen Symptomen, Herz- und Knochenveränderungen und einem allgemeinen Verfall bis hin zum Tod kommen.

Die Diagnose der Syphilis erfolgt durch direkten mikroskopischen Erregernachweis oder durch Bluttests mit Antikörperbestimmung. Therapiert wird mit Penicillin oder bei Unverträglichkeit mit einem anderen Antibiotikum.

Syphilis kann von der infizierten, unbehandelten Mutter auf das ungeborene Kind übertragen werden. Häufig führt das zum Absterben des Kindes und einer Todgeburt. Bleibt das Baby am Leben, muss es sofort behandelt werden, auch wenn es noch keine Symptome zeigt, um schwere Störungen oder sogar den Tod zu verhindern.

Herpes genitalis wird ausgelöst durch das Herpes-simplex-Virus, von dem man 2 Typen kennt: Der eine ist für den so genannten Lippenherpes verantwortlich (HSV 1), der andere ruft eine Vaginalinfektion hervor, die man bei Frauen meist an der Vulva sieht (HSV 2). Beide Typen gelangen durch die selbe Eintrittspforte, die Haut, in den menschlichen Körper. Ein typischer Infektionsverlauf: Ein Mensch berührt bei sich oder jemand anderem eingerissene oder feuchte Hautstellen, direkt nachdem er eine infektiöse Wunde berührt hat. Die meisten Menschen mit HSV 1 haben den Virus noch vor ihrem 5. Lebensjahr erworben. Sie ist keine durch Geschlechtsverkehr übertragene Krankheit, obwohl sie wie HSV 2 ansteckend ist und durch Kreuzinfektion auch in den genitalen Bereich übertragen werden kann. HSV 2 hingegen wird meistens durch Sexualkontakt übertragen. Die Wahrscheinlichkeit, sich beim Sex bei einer Person mit akuten Herpes-genitalis-Wunden infiziert zu haben, liegt bei 75 Prozent, da diese Wunden nicht immer gut sichtbar sind: Bei der Frau können sie tief verborgen in der Vagina, beim Mann im Penis oder unter der Vorhaut verborgen sein. Der Ansteckung folgt ein Jucken und Brennen in der Scheide, dann füllen sich dort und an den Schamlippen kleine, weiße Hautbläschen mit Wasser, was sie zunehmend druckschmerzhaft macht. Die Bläschen platzen auf und ergeben jene schmerzhafte Wunden, die innerhalb von ein bis 2 Wochen vernarben, bis dahin jedoch hochansteckend sind. Ein häufiges Begleitsymptom sind geschwollene Lymphknoten in der Leiste sowie ein allgemeines Krankheitsgefühl inklusive Fieber. Frauen sind von Herpes genitalis häufiger betroffen als Männer. Das hochinfektiöse Virus bleibt ein Leben lang im Körper, allerdings ohne Symptome. Es kann jedoch durch ein schwaches Immunsystem sowie Stress und übermäßige, direkte Sonneneinwirkung jederzeit wieder aktiviert werden.

Es gibt gute antivirale Medikamente gegen die Auswirkungen des Herpes genitalis, jedoch ist hier wie beim Lippenherpes schnelles Handeln oberstes Gebot.

Kondome schützen nur bedingt vor einer gegenseitigen Ansteckung. Im Falle einer Erkrankung sollte man daher für diese Zeit auf Geschlechtsverkehr verzichten.

Condylome (Feigwarzen) sind gutartige Hautauswüchse in Form von spitzen, rosa, graubräunlichen oder weißen Warzchen. Ihre Größe variiert von stecknadelkopfgroß bis zu mehreren Zentimetern. Sie kommen am Anus, am Scheideneingang, an den Schamlippen sowie am Gebärmutterhals vor und neigen zu Flächenbildung. Weil sie keine Schmerzen bereiten, bemerken sie viele Frauen erst einmal nicht. Sie sind jedoch als weiche Knubbel gut tastbar. Sie treten frühestens 2 bis 4 Wochen nach der Infektion auf, manchmal auch erst Monate später. Feigwarzen werden von Humanpapillomaviren (HPV) ausgelöst und kommen sehr oft vor, die Zahl der Neuinfektionen steigt weltweit. Die Viren, von denen über 60 verschiedene bekannt sind, befallen sowohl Frauen als auch Männer, junge Menschen scheinen besonders anfällig zu sein, was in Studien auf die höhere Zahl wechselnder Sexualpartner während dieser Lebensphase zurückgeführt wird. Feigwarzen müssen umgehend behandelt werden, denn andernfalls wachsen sie ungehemmt, und das Virus wird weiter übertragen. Nur sehr selten kann er auch auf anderem Wege als den direkten Hautkontakt, etwa durch ein gemeinsam benutztes Handtuch, auf einen neuen Wirt wandern. Bei der Bekämpfung von Feigwarzen kommen unter anderem eine Laserbehandlung oder wöchentliches Auftragen einer ätzenden Substanz in Betracht. Generell können Feigwarzen auch nach erfolgreicher Therapie immer wieder auftreten und sind dann oft Anzeichen für ein geschwächtes Immunsystem. Stress und Rauchen begünstigen den erneuten Ausbruch ebenfalls. Frauen, die schon einmal Feigwarzen hatten, sollten regelmäßig zur Krebsvorsorge gehen, da es eine Unterart gibt, die Krebs am Muttermund auslösen kann.

Jede 3. Scheideninfektion geht auf **Trichomonaden** zurück. Sie sind schnell bewegliche, birnenförmige, einzellige Parasiten, die ein Milieu bevorzugen, das weniger sauer ist als das der Vagina. Übertragen werden sie sowohl durch Geschlechtsverkehr als auch durch Wasser, Speichel oder Handtücher. Ein Viertel der infizierten Frauen hat keinerlei Beschwerden. Bei den übrigen 75 Prozent äußert sich die Infektion durch einen schaumigen, grünlich gelben, stechend riechenden Ausfluss, vaginales Brennen sowie schmerzhaftes Wasserlassen. Die Diagnose erfolgt über einen Genitalabstrich. Therapiert wird, sofern keine Frühschwangerschaft besteht, mit dem Wirkstoff Metronidazol. Wichtig ist, dass beide Partner mit dem Antibiotikum behandelt werden (Männer haben oft keine Symptome und wissen daher gar nicht, dass sie Überträger sind). Es gibt aber auch die Möglichkeit, sich mit Knoblauch Linderung zu verschaffen: Eine geschälte Knoblauchzehe in einem Säckchen aus Verbandsmull (ganz wichtig: mit Rückholfaden!) in die Vagina einführen. Säckchen und Inhalt 3- bis 4-mal am Tag wechseln. Knoblauch wirkt antiseptisch und tötet Bakterien ab. Weitere Verhaltenstipps: Duschen statt baden und Baumwollunterwäsche tragen.

Mit dem **AIDS** auslösenden HI-Virus (Human Immunodeficiency Virus) infizieren sich trotz weltweiter Aufklärungskampagnen jedes Jahr allein in Deutschland etwa 2000 Menschen. Im Jahr 2002 fielen 600 Patienten in Deutschland der unheilbaren Immunschwächekrankheit zum Opfer, 12 Prozent von ihnen waren weiblichen Geschlechts.

Bei den Neuinfektionen beträgt der Anteil der Frauen etwa 25 Prozent. Frauen haben ein höheres Risiko, sich beim ungeschützten Geschlechtsverkehr mit dem HI-Virus zu infizieren als heterosexuelle Männer. Der Grund: Die Schleimhautfläche der Vagina ist groß und bietet damit eine empfindlichere Angriffsfläche.

Das immunschwächende HI-Virus wurde 1983 entdeckt, seine verheerende Folgeerkrankung Aids wurde 1981 erstmals diagnostiziert. Zurzeit gibt es weder Heilung noch Impfung, jedoch verbessern sich die Therapiemöglichkeiten stetig. So ist nach 15 Jahren relativer Hilflosigkeit im Kampf gegen Aids seit 1996 die so genannte Kombinationstherapie im Einsatz. Hierbei handelt es sich um einen Medikamentencocktail aus verschiedenen Virusstatika, die die Vermehrung des Virus im Körper hemmen. So kann sowohl die Zeitspanne zwischen Infektion und Ausbruch von Aids als auch die Überlebenszeit und Lebensqualität der Betroffenen insgesamt verlängert werden. Durch diese neue Form der Behandlung sterben jedes Jahr in Deutschland etwa 1000 HIV-Infizierte weniger.

Das HI-Virus findet sich in Blut (einschließlich Menstruationsblut), Scheidensekret, Sperma, anderen Körperflüssigkeiten sowie Muttermilch und kann auf verschiedenen Wegen übertragen werden: durch ungeschützten Geschlechtsverkehr (vaginal, anal oder oral), durch Übertragung von HIV-haltigem Blut (Transfusionen), durch infizierte Spritzen, Kontakt mit infiziertem Blut und frischen Wunden oder durch eine Mutter auf ihr ungeborenes Kind. Das Virus attackiert das Immunsystem, besonders die T-Helfer-Zellen, die einen gesunden Organismus vor Infektionen schützen. Mehr noch: Das Virus dringt in die Zellen ein und zwingt sie regelrecht, millionenfache Kopien des HI-Virus zu produzieren. Das schwächt das Immunsystem, und der HIV-infizierte Mensch ist anfälliger gegenüber Infektionen als ein gesunder. Diese Art der Infektionen werden als opportunistisch (Ausnutzen einer günstigen Lage) bezeichnet, weil die Erreger ein schwaches Immunsystem für sich nutzen. Infektionen, gegen die sich ein gesunder Organismus wehren kann, können für einen HIV-Infizierten zu schwersten Krankheiten führen, die ihn wiederum mehr und mehr schwächen. Gleichzeitig breiten sich die Viren in seinem Körper immer stärker aus, sodass er immer infektanfälliger wird, bis schließlich der Tod eintritt.

Die Infektion an sich verläuft unbemerkt, im Blut nachweisbar sind die Antikörper bereits 3 bis 12 Wochen später. In etwa 50 Prozent der Fälle treten in den ersten 2 bis 4 Wochen grippeähnliche Symptome auf, die wieder verschwinden und oftmals jahrelang nicht wiederkehren. Etwa 35 Prozent der Betroffenen entwickeln in den ersten 5 bis 7 Jahren Symptome einer Abwehrschwäche. Art und Schwere variieren von Mensch zu Mensch, häufig sind jedoch vergrößerte Lymphdrüsen an 2 oder 3 Körperstellen über mehr als 3 Monate hinweg die ersten Symptome. Deutliche Anzeichen dafür, dass die tödliche Krankheit Aids ausgebrochen ist, treten bei sehr vielen HIV-infizierten Menschen in den ersten 7 bis 15 Jahren auf, wenn sich das Virus im gesamten Körper ausgebreitet hat. Aids kündigt sich mit Gewichtsabnahme, Hautausschlägen, Gürtelrose, Pilzinfektionen, Husten, Nachtschweiß und Fieber an. Den vollständigen Ausbruch der Krankheit signalisieren häufig eine Lungenentzündung oder schwere Durchfälle. Zum Vollbild Aids zählen des Weiteren Tuberkulose, Herpes, Pilzerkrankungen, Menstruationsstörungen, Depressionen, ein allgemeiner geistiger Verfall durch Infektionen des Nervensystems, Krebsarten wie Hautkrebs (Kaposisarkom), Gebärmutterhalskrebs (Zervixkarzinom) sowie weitere lebensgefährliche Tumore und Infektionen.

Die Ernährung spielt gerade bei HIV-infizierten und Aidskranken eine besondere Rolle, um den geschwächten Organismus zu unterstützen und zu stärken. Unter gar keinen Umständen darf man etwa eine Diät machen oder sich einseitig ernähren. Je nach Schweregrad der Erkrankung besteht ein stark erhöhter Bedarf an Eiweiß, hochwertigen Fetten, Kalorien, Vitaminen und Mineralstoffen. Eine der jeweiligen Situation angepasste Ernährung ist hilfreich und sogar notwendig, um einer Mangelernährung vorzubeugen. Dafür sollte man spezialisierte Ernährungsberater und -therapeuten konsultieren.

Jede Art der Entspannung wie Massagen und andere Entspannungstechniken sind zu empfehlen, dazu Sport und Geselligkeit. Ganz wichtig ist die soziale Integration von HIV-Infizierten und Aidserkrankten. Hilfe für Betroffene und ihre Angehörigen bietet die Deutsche Aidshilfe (Adresse im Anhang).

Geschlechtsunspezifische Beschwerden und Erkrankungen, die bei Frauen besonders häufig vorkommen

Beschwerden der Verdauungsorgane

Von Problemen mit dem Darm sind Frauen stärker betroffen als Männer: Sie haben 3-mal so oft Verstopfung und verwenden entsprechend mehr Abführmittel. Meistens handelt es sich um junge Frauen zwischen 20 und 40 Jahren. Unter einem Reizdarm leiden 14 bis 24 Prozent aller Frauen. Auch Gallensteine treten bei Frauen 3-mal häufiger auf als bei Männern.

Was passiert im Verdauungstrakt?

Alle Organe und Gewebe des Magen-Darm-Traktes dienen der Aufbereitung und Verdauung der Nahrung, damit lebenswichtige Nährstoffe durch die Darmwand in die Blutbahn und damit in den Körper gelangen können (Resorption). Das ist ein langwieriger Prozess und kann tagelang dauern. Er beginnt mechanisch mit dem Zerkleinern durch gründliches Kauen, gefolgt von der chemischen Zersetzung mit Hilfe von Verdauungsenzymen. Diese werden vorrangig in der Bauchspeicheldrüse und im Dünndarm, aber auch in den Speicheldrüsen des Mundes gebildet.

Durch Herunterschlucken gelangt der Speisebrei in den Magen. Hier wird er gründlich mit Salzsäure vermischt, um Bakterien abzutöten und Eiweiß vorzuverdauen. Anschließend wird der Brei portionsweise in den Dünndarm befördert. Je nachdem, um welche Speise es sich handelt, ist die Verweildauer im Magen unterschiedlich: Flüssigkeiten verlassen ihn schnell wieder; bereits nach etwa 20 Minuten hat die Hälfte der getrunkenen Flüssigkeit den Magen wieder verlassen, während sich noch nach zwei Stunden mindestens die Hälfte der festen Speisen darin befinden. Dabei bleiben fette oder schlecht gekaute Lebensmittel längere Zeit im Magen als z. B. eiweißreiche.

Magenverweildauer in Stunden

Gekochter Fisch, Reis, gekochtes Ei, gekochte Milch	1–2
Brötchen, Rührei, Sahne, Kartoffeln	2–3
Schinken, Geflügel (gekocht), Spinat, Schwarzbrot und Bratkartoffeln	3–4
Kalbs- und Rindfleisch	4–5
Schweinefleisch	5–7
Ölsardinen	8–9

Im Dünndarm, genauer im Zwölffingerdarm (Duodenum), wird der saure Brei basisch (das Gegenteil von sauer) gemacht, damit die etwa 30 verschiedenen Enzyme die Nahrungsbestandteile angreifen können. Für Kohlenhydrate, Fette und Proteine gibt es jeweils eigene Enzyme, die sowohl von der Bauchspeicheldrüse als auch in der Dünndarmschleimhaut gebildet werden. Zum Emulgieren der Fette kommt der Gallensaft aus der Leber dazu. Alle Enzyme werden bereits mit Beginn der Mahlzeit in «Alarmbereitschaft» versetzt, sodass sie, wenn der Speisebrei den Dünndarm erreicht, sofort aktiv werden können und nicht erst, wie häufig behauptet, nach Bedarf produziert werden. Im nachfolgenden Leerdarm (Jejunum) und Krummdarm (Ileum), die zusammen etwa 3 Meter lang sind, erfolgt die Aufnahme der Nährstoffe durch die Darmwand. Danach befinden sich fast nur noch unverdauliche Bestandteile, Wasser, Mineralsalze und Abfallstoffe im Darm. Im Dickdarm (Colon) werden die Salze zusammen mit der restlichen Flüssigkeit resorbiert, die sich aus der Trinkmenge, den Sekreten aus Speichel, Magen, Galle und Bauchspeicheldrüse zusammensetzt und pro Tag etwa 8 Liter ausmacht.

Der Darm ist aber nicht nur Verdauungsorgan, sondern auch Teil des menschlichen Abwehrsystems. Mit einer Oberfläche von mehreren hundert Quadratmetern besitzt der Darm die größte Angriffsfläche für Abfall- und Schadstoffe. Um zu verhindern, dass diese Stoffe in den Körper gelangen, ist eine Barriere notwendig, die aus Darmbakterien, Darmwand und Immunsystem gebildet wird. Eine Schlüsselrolle kommt dabei der Darmflora zu. Dieses «darmassoziierte Immunsystem» macht immerhin 70 Prozent unseres Abwehrsystems aus und ist mit ihm ständig in Kontakt. Bei zahlreichen Erkrankungen, wie z. B. Allergien, Neurodermitis, Abwehrschwäche und Verdauungsstörungen ist diese Barrierefunktion gestört. Die Folge: Krankheitserreger und Schadstoffe gelangen vermehrt in unseren Körper, wodurch Beschwerden auftreten oder bereits vorhandene verstärkt werden können. Umgekehrt sorgt ein gesunder Darm mit einer intakten Darmflora für ein starkes Immunsystem und trägt entscheidend zu unserem Wohlbefinden bei.

Noch etwas macht den Verdauungstrakt, über den man ja eigentlich nicht gern spricht, aus: das Bauchhirn (enterisches Nervensystem). Dieses «zweite Gehirn» besitzt mit über 100 Millionen mehr Nervenzellen als das Rückenmark. Seine Zelltypen, Wirkstoffe und Rezeptoren stimmen nahezu genau mit denen des Kopfhirns überein. Eigentlich kein Wunder, denn Gehirn und Darm entstammen derselben Anlage im Embryo. Das Darmhirn produziert auch Botenstoffe, so entstehen z. B. 95 Prozent des körpereigenen Serotonins im Darm. Ferner reagiert das Darmhirn auf Psychopharmaka, arbeitet selbständig, kann krank werden und Neurosen entwickeln. Entscheidungen «aus dem Bauch heraus» werden tatsächlich vom Bauchhirn getroffen. Es steht in enger Verbindung zum Kopfhirn, dem es allerdings viel mehr Signale sendet als es von dort empfängt. Um das Bauchhirn genauer zu erforschen, gibt es eine ganz neue wissenschaftliche Disziplin: die Neurogastroenterologie.

Viele Erkrankungen im Magen-Darm-Trakt, deren Ursache man bisher nicht kannte, werden inzwischen auf Störungen des Bauchhirns zurückgeführt. Patienten mit chronischer Verstopfung z. B. besitzen deutlich weniger Nervenzellen in ihrer Darmwand, wie Studien erst kürzlich gezeigt haben. Mehr als 40 Prozent der Reizdarmpatienten leiden gleichzeitig unter Angsterkrankungen oder Depressionen. Werden diese z. B. mit Psychopharmaka behandelt, bessern sich vielfach auch die durch den Reizdarm hervorgerufenen Beschwerden. Möglicherweise hängen die häufigen Magen- und Darmprobleme von Frauen mit dem Bauchhirn zusammen, das ebenso sensibel wie das Kopfhirn auf Stress, Ärger oder Trauer reagiert und sogar ein Gedächtnis besitzt: Nach einer Magen- und Darminfektion kann es sich die Reaktionen der Darmbakterien «merken» und später darauf reagieren. Wenn wir durch Anspannung «die Nerven verlieren», betrifft das nicht nur das

Gehirn im Kopf, sondern das Bauchhirn reagiert ebenso stark: entweder mit Verstopfung oder Durchfall. Viele Reizdarmpatienten sind in der Vergangenheit der Hypochondrie beschuldigt worden; durch die Entdeckung des Bauchhirns und dessen Funktionen werden in Zukunft ganz neue Behandlungsansätze möglich werden.

Magen- und Oberbauchbeschwerden

Unter häufigem Völlegefühl leiden besonders Frauen, weil die Nahrung ihren Magen etwa um ein Drittel langsamer verlässt als bei Männern. Kommen noch Schmerzen und Blähungen, Sodbrennen, Appetitlosigkeit, Übelkeit, Erbrechen und vermehrtes Aufstoßen dazu, spricht der Arzt von funktioneller Dyspepsie. Darunter leiden 25 Prozent der Bevölkerung, Frauen sind doppelt so häufig betroffen wie Männer. Ursachen können ein gestörter Transport des Speisebreis (z. B. vermittelt durch das Bauchhirn), Überempfindlichkeit gegenüber Fetten, Säuren oder starken Gewürzen etc., eine gestörte Magensäuresekretion durch Stress, «stumme» Gallensteine oder eine Helicobacter-pylori-Infektion sein. Viele der Beschwerden sind unangenehm, bedeuten aber keine schwere, organische Erkrankung, ausgenommen eine Infektion mit Helicobacter, die mit Antibiotika behandelt werden muss und Sodbrennen (Reflux). Dieses wird von den Betroffenen zwar als unangenehm, nicht aber als Krankheit empfunden. Dabei bewirkt aber gerade das saure Aufstoßen Verätzungen an der Speiseröhre, die langfristig zu Geschwüren bis hin zu Krebs führen können.

Ernährung und Verhalten bei Magenbeschwerden

- Grundsätzlich gilt: Nehmen Sie Rücksicht auf Ihren Magen, der täglich Schwerstarbeit bei der Aufbereitung der Nahrung leistet. Manche Beschwerden verschwinden, wenn man ihn nicht überfordert. Essen Sie daher öfter kleine Mahlzeiten, und achten Sie darauf, was Ihnen bekommt. Essen Sie in Ruhe und nicht hastig oder unter Stress.
- Vermeiden Sie scharf Gebratenes, Frittiertes oder Paniertes sowie hoch erhitzte Fette.

- Viele kleine, am besten *eiweißreiche* Mahlzeiten wie mageres Fleisch, Fisch, magerer Käse oder Quark über den Tag verteilt binden die Magensäure und verhindern Völlegefühl und Reflux.
- Bereiten Sie Ihre Speisen schonend zu: dünsten, dämpfen oder köcheln.
- Essen Sie früh zu Abend, und gehen Sie nach dem Essen ein wenig spazieren.
- Leinsamen(schleim) schützt die empfindlichen Schleimhäute der Speiseröhre, die durch Sodbrennen schmerzhaft gereizt sein können.
- Gegen Magenübersäuerung hilft Kartoffelsaft (Apotheke).
- Gegen langsame Magenentleerung (Völlegefühl) helfen bittere Kräuter und Gemüse, wie Endivie, Chicoree, Rauke, Radicchio, Schleifenblume, Schafgarbe, Melisse, Tausendgüldenkraut, Enzian- oder Angelikawurzel. Artischocken oder Artischockenextrakt (Apotheken und Drogerien) haben eine gallefördernde Wirkung und helfen bei der Fettverdauung. Auch scharfe Gewürze wie Senf oder Chili (vorsichtig ausprobieren) können Erleichterung verschaffen. Heimische und asiatische Gewürze und Kräuter können ebenfalls lindernde Wirkung haben: Beifuß, Bockshornklee, Dill, Fenchel, Ingwer, Kreuzkümmel, Kurkuma oder Zimt. So genannte Entschäumer mit Dimeticon zerstören Gasblasen im Magen und nehmen damit auch das Völlegefühl.
- Pepsin (z. B. Pepsinwein) bringt Erleichterung (nicht verwenden, wenn Sie Säureblocker einnehmen).
- Eine Wärmflasche oder schon ein Kissen auf dem Bauch kann Linderung verschaffen.
- Vermeiden Sie Kaffee, Schokolade, Kakao, Alkohol, Zucker, süße Speisen und Kuchen sowie Trockenfrüchte und Obstkonserven mit Zucker.
- Vermeiden Sie sehr heiße oder kalte Speisen und Getränke.
- Stressabbau und Entspannung helfen gegen nervösen Magen. Geeignet sind autogenes Training, Yoga, Gymnastik, Walken oder Joggen. Auch Sauna, Wechselbäder oder warme Wickel können entspannend wirken.
- Völlegefühl und Übelkeit können auch eine andere Ursache haben: Unverträglichkeit von Milch, genauer gesagt von Milchzucker (Lak-

toseintoleranz). Das ist bedingt durch einen Mangel an einem Enzym (Laktase), das den Milchzucker aufspaltet. Ihr Arzt kann diesen Mangel durch Analyse der Atemluft feststellen. Die Beschwerden verschwinden, wenn Sie milchzuckerhaltige Lebensmittel meiden und statt dessen gesäuerte Milchprodukte bevorzugen. Außerdem gibt es in der Apotheke das Enzym Laktase als Medikament.

Darmerkrankungen

Zu den häufigsten Darmbeschwerden gehört die Verstopfung. Die meisten Frauen haben allerdings falsche Vorstellungen davon, was eine normale Verdauung bedeutet und fühlen sich schon nach einem Tag ohne Gang auf die Toilette verstopft. Dabei kann man Verstopfung oder eine regelmäßige Darmfunktion gar nicht genau definieren; die Normalität bewegt sich zwischen dreimal täglich Stuhlgang bis dreimal in der Woche. Besonders Frauen neigen dazu, schon bei kleinster Unregelmäßigkeit mit Abführmitteln nachzuhelfen, die jedoch, vor allem bei regelmäßigen Gebrauch, schädlicher sind als die vermeintliche Verstopfung. Selbst natürliche Mittel haben einen Gewöhnungseffekt und schädigen möglicherweise die Nervenzellen des Bauchhirns.

Ernährung und Verhalten bei Verstopfung

- Trinken Sie viel. Da die meisten Frauen zu wenig trinken, kann schon das allein Ursache für die Verstopfung sein: Der Stuhl ist zu hart und kann nicht weitertransportiert werden. Am besten trinken Sie ein Glas Wasser oder Saft schon vor dem Frühstück.
- Massieren Sie den Bauch im Uhrzeigersinn sanft kreisend vor dem Aufstehen.
- Essen Sie zum oder vor dem Frühstück eingeweichte Backpflaumen oder Feigen.
- Nehmen Sie geschroteten Leinsamen, Flohsamen (Plantago psyllium) oder indische Flohsamenschalen (aus Plantago ovata) mit viel Flüssigkeit ein, indem Sie die Samen in etwas Saft einrühren. Aufgrund der Quellwirkung müssen Sie danach unbedingt ein weiteres

Glas Wasser trinken. Diese Quellstoffe sind auch bei Verletzungen oder Erkrankungen am Darmausgang hilfreich (Analfissuren). Kleie oder andere sehr ballaststoffhaltige Lebensmittel können besonders zu Beginn der Darmumstellung sogar stopfend wirken.

- Essen Sie reichlich Obst, Salat und Gemüse und milchsaure Lebensmittel wie Joghurt, Buttermilch oder Sauerkraut.
- Rühren Sie Milchzucker z. B. in Joghurt oder Getränke ein (Vorsicht bei Milchzuckerunverträglichkeit).
- Bei sehr hartem Stuhl im Enddarm helfen Glyzerinzäpfchen als Sofortmaßnahme.
- Bei hartnäckiger Verstopfung hilft Laktulose (Apotheke), die den Stuhl auflockert. Es besteht keine Gefahr der Gewöhnung, und das Mittel ist auch geeignet bei Darmdivertikeln (sackartige Ausstülpungen der Darmwand).
- Körperliche Aktivität und Gymnastik, wie z. B. Beckenbodenübungen, fördern die Darmbewegung.
- Bei sehr schweren organischen oder anatomischen Veränderungen können heute die betroffenen Darmabschnitte operiert werden.

Reizdarm

Symptome bei Reizdarm (nicht zu verwechseln mit Morbus Crohn oder Colitis ulcerosa) sind starkes Unwohlsein, Unregelmäßigkeiten beim Stuhlgang, Blähungen und Schmerzen im Bauch und beim Stuhlgang. Frauen klagen oft zusätzlich über starke Beschwerden bei der Menstruation und beim Wasserlassen. Da keine organische Ursache zu erkennen ist, wurden früher die Symptome durch einen Reizdarm nicht selten als Hypochondrie abgetan. Heute führt man die Ursache auf eine Fehlfunktion des Bauchhirns zurück, bei der die Kommunikation zwischen Kopf- und Bauchhirn gestört ist. Die Patientin kann durch die Beschwerden in einen regelrechten Teufelskreis geraten: Die Angst, z. B. Darmkrebs zu bekommen oder sogar bereits zu haben, kann die Symptome weiter verschlimmern, was wiederum die Angst verstärkt. Wichtig ist daher zu wissen, dass der Reizdarm nicht lebensbedrohlich ist und nicht zu einer Tumorerkrankung führt. Um diese Ängste zu bewältigen, sind Entspannungsübungen hilfreich, oder möglicherweise ist sogar eine Psychotherapie angeraten. Die «Seele baumeln lassen» hilft nicht nur der Psyche, sondern ebenso dem Darm und seinem Gehirn. Generelle Ernährungsverbote oder -gebote gibt es nicht, sondern die einfache Regel lautet: Erlaubt ist, was bekommt. Eine individuelle Ernährungstherapie kann helfen, die jeweils richtigen Lebensmittel herauszufinden. Bei Verstopfung eignen sich Lactulose, Leinsamen oder Flohsamen (s. o.), bei Durchfall Heilerde, schwarzer, gesüßter Tee mit einer Prise Salz, Blaubeeren, Heidelbeeren oder ein geriebener Apfel. Auch Wasserkakao und schwarze Herrenschokolade, die einen Kakaogehalt von mindestens 70 Prozent besitzt, hemmen Durchfall. Glukose-Elektrolyt-Lösungen (Zucker-Mineralstoff-Lösungen), die Sie in der Apotheke bekommen, dicken den Stuhl ein, ohne dass Sie anschließend unter Verstopfung leiden. Auch Kapseln mit Saccharomycis boulardii, einem Hefepilz, können helfen. Sie sollten aber niemals ohne ärztlichen Rat und für längere Zeit Medikamente einnehmen, die die Darmbeweglichkeit durch z. B. Loperamid (Immodium) verringern.

Der Wechsel zwischen Verstopfung und Durchfall kann die empfindliche Darmflora stören, die sich mit Hilfe von Sauermilchprodukten, Präparaten mit Lactobazillen oder Escherichia coli (Apotheke) regenerieren kann.

Gallensteine

Frauen leiden etwa dreimal so häufig wie Männer an Gallensteinen, dabei fördern Übergewicht und eine cholesterinreiche, ballaststoffarme Ernährung ihre Entstehung. Auch erhöhte Triglycerid- und Zuckerspiegel (s. S. 205) im Blut lassen die Steine wachsen, während eine hohe Konzentration des guten HDL-Cholesterins die Bildung verhindert.

Gallensteine entstehen, wenn die Gallenflüssigkeit zu viel Cholesterin enthält, das nicht gelöst werden kann und zunächst als kleine Kristalle ausfällt. Daraus können im Laufe der Zeit Gallensteine entstehen. Die Beschwerden sind anfänglich unspezifisch: Besonders nach fettreichen Mahlzeiten treten Schmerzen im Oberbauch, Völlegefühl, Blähungen oder Übelkeit auf. Wenn sich aber ein Stein löst und im Gallengang stecken bleibt, kommt es zu einer Kolik, deren manchmal unerträgliche Schmerzen bis in den Rücken und die Schultern ausstrahlen. Verschließt ein Stein den Gallengang, kann die Gallenflüssigkeit nicht mehr ablaufen, die Gallenfarbstoffe treten ins Blut über und verfärben besonders das Weiße im Auge gelblich (Verschlussikterus = Gelbsucht). Außerdem können eine Gallenblasen-(Cholezystitis), Gallengang- (Cholangitis) oder Bauchspeicheldrüsenentzündung (Pankreatitis) die Folge sein. Da chronische Entzündungen zu Gallenblasentumoren führen können, werden Gallensteine chirurgisch zusammen mit der Gallenblase entfernt oder mit Hilfe von Stoßwellen zertrümmert. Sind jedoch keine oder nur geringe Beschwerden vorhanden und die Steine noch klein, genügt unter Umständen eine Therapie mit Gallensäuren (Ursodeoxycholsäure), die die Cholesterinsynthese hemmen und die Löslichkeit verbessern. Diese Behandlung wird auch als Prävention vor Gallensteinen, etwa bei erblicher Belastung eingesetzt.

Eine gesunde, ausgewogene Ernährung (s. S. 61) und die Vermeidung von Übergewicht und Fettstoffwechselstörungen (s. S. 221) ist die wirkungsvollste Prävention vor Gallensteinen.

Beschwerden der Harnwege und Harnblase

Während der Darm und eine geregelte Verdauung für die Lebensqualität von Frauen immense Bedeutung besitzen, führen Nieren und Blase in ihrem Bewusstsein eher ein Schattendasein. Dabei leiden gerade Frauen öfter an Beschwerden im Urogenitaltrakt: Etwa jede 2. Frau erkrankt mindestens einmal in ihrem Leben an einer Entzündung der Blase und/oder der Harnwege, und nahezu jede 3. Frau leidet unter Harninkontinenz. Allein in Deutschland sind das rund 5,5 Millionen Frauen. Von Nieren- oder Harnleitersteinen sind allerdings Männer etwa doppelt so häufig betroffen wie Frauen.

Der Urogenitaltrakt
Jeder Mensch besitzt 2 Nieren, die etwa in der Lendengegend rechts und links von der Wirbelsäule liegen. Sie sind von Bindegewebe umge-

ben und zu ihrem Schutz gemeinsam mit den Nebennieren in ein Fettpolster eingebettet, das selbst bei starker Gewichtsabnahme stabil bleibt. Nur in ganz extremen Hungersituationen greift der Körper auf dieses Fett zurück. Im Gegensatz zu anderen Organen sind die Nieren nicht fest im Körper verankert und reagieren daher empfindlich auf Erschütterungen. Deshalb empfiehlt es sich etwa beim Motorradfahren dringend, einen Nierengurt zu tragen. Hauptaufgabe der Nieren ist es, die Salz- und Wasserausscheidung zu kontrollieren und damit den Wasserhaushalt des Körpers zu regulieren. Gleichzeitig sondern die Nieren End- und Abfallstoffe des Stoffwechsels sowie Ab- und Umbauprodukte, z. B. von Medikamenten, ab. Damit nicht genug: Sie können zwischen Fremdstoffen und solchen, die der Körper weiterverwenden kann, unterscheiden. Dazu gehören z. B. Zucker oder Aminosäuren, die über die Blutbahn wieder in den Körper zurückgeführt werden. Um diese Aufgaben erfüllen zu können, besitzen sie höchst effiziente Filtersysteme. Täglich werden die Nieren, die nur etwa 120 bis 200 g schwer sind, durch ein feines Netz von Blutgefäßen (Kapillaren) mit etwa 1700 l Blut durchströmt. Die Kapillaren umspinnen netzartig die Arbeitseinheiten der Nieren (Nephrone), wovon jede Niere etwa 1,2 Millionen besitzt. In ihnen wird der Harn mehrfach filtriert und gelangt schließlich durch feine Papillen in das Nierenbecken. Von dort wird er in kleinen Portionen über den Harnleiter in die Blase geleitet. Die Harnblase selbst ist nur noch Sammelorgan für den Harn, den die Nieren zur Ausscheidung freigegeben haben. Sie ist mit einer kräftigen Muskulatur ausgestattet, die nach oben die Blase zum Harnleiter verschließt, um einen Rückfluss zu vermeiden. Nach unten geht die Muskulatur in die Harnröhre über, die einen inneren und einen äußeren Schließmuskel besitzt, der willentlich gesteuert werden kann. Maximal kann die Blase 800 ml aufnehmen; der Harndrang setzt jedoch bereits bei etwa 300 bis 350 ml ein. Über die Harnröhre wird der Urin schließlich ausgeschieden. Sie ist mit 3 bis 4 cm bei Frauen deutlich kürzer als bei Männern (20 bis 25 cm) und mündet im Scheidenvorhof kurz hinter der Klitoris.

Außer ihrer Funktion als Entgiftungs- und Ausscheidungsorgan haben die Nieren noch weitere, lebenswichtige Funktionen: die Regulierung des Säure-Basen-Haushaltes und des Blutdrucks, die Umwandlung von der Vorstufe des Vitamins D zum aktiven Vitamin oder die

Bildung des Hormons Erythropoetin, das das Knochenmark zur Bildung der roten Blutkörperchen anregt.

Blasenentzündung (Zystitis)

Eine Entzündung der Blase äußert sich durch Brennen und Schmerzen beim Wasserlassen. Aus diesem Grund vermeiden Patientinnen häufig den Gang zur Toilette, doch gerade dieses Verhalten verschlimmert die Entzündung noch. Selbst wenn man gerade auf der Toilette war, verspürt man starken Harndrang. Der Urin ist trüb, flockig, kann unangenehm riechen und sogar Blut enthalten. Krampfartige Schmerzen im Unterbauch begleiten nicht selten eine Blasenentzündung. Wenn Fieber hinzukommt und die Schmerzen bis in den Rücken und die Seiten ausstrahlen, können das Zeichen für eine Nierenbeckenentzündung sein.

Blasenentzündungen sind in den meisten Fällen durch Bakterien verursacht, allen voran Escherichia coli (E. coli), die aus dem Darm stammen, aber auch Infektionen mit Enterokokken, Proteus oder Staphylokokken sind möglich. Ist die Konzentration der eingedrungenen Bakterien nur gering, kann sich der Körper dagegen wehren. Wenn jedoch die allgemeine Abwehr durch andere Infektionen oder Unterkühlung, wie beispielsweise durch Sitzen auf kalten Steinen, geschwächt ist, können die Bakterien über die Harnröhre in die Blase gelangen und sich dort vermehren. Auch wenn die Trinkmenge zu gering oder eine regelmäßige Blasenentleerung nicht möglich ist, vermehren sich die Keime in der Blase. Schlimmstenfalls können sie über den Harnleiter bis in die Nieren wandern und die Nierenbeckenentzündung verursachen.

Häufig entsteht eine Blasenentzündung durch falsche Reinigung nach dem Stuhlgang. Dadurch gelangen Bakterien aus dem Stuhl in die Harnröhre. Aber auch Mittel, die das normale Bakterienwachstum in der Scheide stören, wie z. B. chemische Verhütungsmittel (Spermizide) oder übertriebene Hygiene mit Intimsprays oder Scheidenspülungen, können Blasenentzündungen nach sich ziehen. Ferner können durch den Geschlechtsverkehr Darmbakterien in die Harnröhre gelangen, da Anus, Scheide und Harnröhre nahe beieinander liegen («Flitterwochen-Zystitis»). Die Veränderungen an der Scheidenschleimhaut nach der Menopause können ebenfalls Ursache für Blasenentzündungen sein.

Ernährung und Verhalten bei Blasenentzündung

Auch wenn eine Blasenentzündung nicht gefährlich ist, sollten Sie bei den ersten Anzeichen einen Arzt aufsuchen, der durch eine Urinuntersuchung den auslösenden Erreger feststellen und somit gezielt therapieren kann. Eine frühzeitige Behandlung schützt außerdem vor einer Nierenbeckenentzündung. Aber auch Sie selber können viel zur Vermeidung einer Zystitis beitragen:

- Trinken Sie reichlich: Mindestens 2 Liter Flüssigkeit am Tag spülen Nieren und Blase gründlich durch und verhindern die Vermehrung von Keimen. Bärentraubenblättertee, roter Trauben- oder Preiselbeersaft unterstützen die Blase.
- Gehen Sie regelmäßig zur Toilette: Wenn der Urin zu lange in der Blase bleibt, können sich Bakterien ungehindert vermehren.
- Achten Sie auf die richtige Hygiene: Nach dem Stuhlgang niemals in Richtung Scheide/Harnröhre wischen. Auch sollten Sie kein Bidet benutzen und auf Scheidenspülungen verzichten, sondern zur Reinigung feuchte Tücher verwenden. Intimsprays sind völlig unnötig, sie zerstören den physiologischen Schutz der Schleimhaut.
- Verhalten bei und nach dem Geschlechtsverkehr:
  Besonders wenn Sie öfter unter einer Zystitis leiden, sollten Sie auf Spermizide (Gel, Creme oder Schaum) sowie ein Diaphragma verzichten. Nach dem Geschlechtsverkehr sollten Sie, wenn möglich, die Blase entleeren.
- Verhalten nach der Menopause: Wenn Ihre Scheide zu Trockenheit neigt, verwenden Sie östrogenhaltige Vaginalcremes. Diese fördern das Wachstum «guter» Bakterien, die vor dem Befall unerwünschter Keime schützen.
- Beugen Sie Infekten vor: Ausgewogene Ernährung (s. S. 61) stärkt das Immunsystem. Der regelmäßige Verzehr von gesäuerten Milchprodukten wie Joghurt oder Quark schützt vor einer Zystitis, denn die Milchsäurebakterien reduzieren die Erreger im Darm. Preiselbeersaft lindert nicht nur die Beschwerden bei einer Infektion, sondern seine Tannine können auch davor schützen. Dafür genügt täg-

lich 1/3 l Saft. Ähnliche Wirkung besitzen Tabletten aus Bärentrau-
benblättern. Auch Großmutters Rat, warme Schlüpfer zu tragen, hat
immer noch Bedeutung: Halten Sie Nieren und Blase warm!

Harninkontinenz (Blasenschwäche)

Bei Blasenschwäche kommt es zu unkontrolliertem Urinabgang: Wenn
man dem Harndrang nicht sofort mit dem Gang zur Toilette nachkommen kann, entleert sich die Blase, ohne dass man etwas dagegen
tun kann. Auch leichte körperliche Belastungen, Lachen oder Niesen
können unwillkürliches Wasserlassen bewirken. Das führt zu hygieni-
schen und psychischen Problemen bis hin zu sozialer Isolation. Ursachen können Harnwegsinfektionen, Östrogendefizit in den Wechseljahren, Erschlaffung der Muskulatur oder Beckenbodensenkung z. B.
nach mehreren Geburten oder einer Gebärmutterentfernung sein,
aber auch Stress und psychische Belastungen.

Ernährung und Verhalten bei Blasenschwäche

- Kräftigen Sie die Beckenbodenmuskulatur: Lassen Sie sich von einer
  Physiotherapeutin Übungen zeigen, mit denen Sie die Beckenbodenmuskulatur stärken. Trainieren Sie, sooft Sie die Möglichkeit haben. Sie können auf der Toilette auch versuchen, das Wasserlassen
  mehrfach zu unterbrechen. Beides trainiert die Muskeln, die Blase
  und verbessert die Kontrolle.
- Versuchen Sie ein Toilettentraining: Gehen Sie alle ein bis 2 Stunden
  zur Toilette – ob Sie müssen oder nicht. Verlängern Sie nach einiger
  Zeit die Abstände, bis Sie Ihren individuellen Rhythmus gefunden
  haben.
- Entspannen Sie sich: Ganz besonders bei Stressinkontinenz helfen
  Entspannungsübungen wie autogenes Training oder Yoga.
- Konsultieren Sie Ihren Arzt: Vielen Frauen ist die Inkontinenz so
  peinlich, dass sie nicht einmal mit ihrem Arzt darüber sprechen. Dabei gibt es Medikamente (Anticholinergika), die die Blasenmusku-
  latur beeinflussen können.
- Trinken Sie ausreichend: Aus Angst, das Wasserlassen nicht kontrollieren zu können, trinken viele Frauen zu wenig. Das kann zu Infek-

tionen in Blase oder Niere führen, die die Inkontinenz weiter verschlimmern. Variieren Sie das Toilettentraining mit unterschiedlicher Trinkmenge.

- Verwenden Sie Einlagen: Damit Sie sich im Alltag sicher fühlen, verwenden Sie bei Bedarf Binden, Einlagen oder eigens dafür konzipierte Slips.

Osteoporose

Unter Osteoporose (Osteo = Knochen-, Poros = Öffnung) versteht man eine Erkrankung des Skeletts, bei der sich Knochenmasse und -gewebe verringern. Dadurch verliert der Knochen an Stabilität, und die Gefahr von Knochenbrüchen steigt. Osteoporose macht sich schmerzhaft bemerkbar: Da die Wirbelsäule in sich zusammensackt, verspannt sich die Muskulatur, und das führt zu erheblichen Schmerzen an Brust- und Lendenwirbeln sowie an den Rippenbögen. Die Folge sind Haltungsschäden bis hin zum so genannten «Witwenbuckel» und einem «Bauch ohne Übergewicht». Durch Messung der Knochendichte, Knochenbiopsien und Röntgenuntersuchungen kann eine Osteoporose diagnostiziert werden.

In Deutschland gibt es über 6 Millionen Osteoporosekranke. 18 Prozent aller Frauen über 40 Jahre (Männer 8 Prozent) sind davon betroffen, nach dem 60. Lebensjahr trifft es sogar jede 3. Frau. Damit gehört die Osteoporose mit Diabetes und Rheuma zu den häufigsten chronischen Erkrankungen, die am besten durch frühe Prävention verhütet wird. Damit kann man nicht früh genug beginnen, denn noch bis zum 40. Lebensjahr bauen sich die Knochen auf. Erst danach beginnt ein langsamer Abbau von etwa 0,5 bis 1,5 Prozent im Jahr. Ziel ist es also, in den ersten 4 Lebensjahrzehnten eine maximale Knochenmasse aufzubauen, andernfalls droht im späteren Lebensalter eine Osteoporose.

Eine Unterversorgung mit Calcium und Vitamin D können Ursache dafür sein, dass sich in jungen Jahren nicht genügend Knochensubstanz bildet. Übertriebenes Schlankheitsbewusstsein, häufige Diäten und eine milchfreie Ernährung, die in manchen «gesunden» Ernährungsformen propagiert wird, führen zu einem Mangel an diesen Nährstoffen. Die hohe Rate der Osteoporosekranken heute führt man z. B. auf die schlechte Ernährung während und nach dem Zweiten Weltkrieg zurück. Östrogenmangel in jungen Jahren, wie bei verspäteter Pubertät, früher Menopause oder Anorexie verhindern ebenfalls die Bildung einer starken Knochenmasse. Medikamente wie Cortison sowie chronische Erkrankungen z. B. von Schilddrüse oder Nieren hemmen ebenso den Knochenaufbau. Auch so genannte Lifestyle-Faktoren haben negativen Einfluss auf die Knochen, wie z. B. Rauchen, Alkohol, zu reichlicher Kaffeegenuss und fehlende körperliche Aktivität. Schließlich spielt auch Vererbung eine Rolle. Wenn beispielsweise Mutter oder Großmutter an Osteoporose erkrankt ist, ist besondere Aufmerksamkeit geboten.

Knochengesundheit beginnt durch den Aufbau einer starken Knochensubstanz in jungen Jahren und hilft, eine spätere Osteoporose zu verhindern. Auch nach der Menopause, wenn der Östrogenspiegel sinkt, ist Osteoporose kein unabwendbares Schicksal. Die Gefahr, dass die Knochen brüchiger werden, steigt zwar mit höherem Lebensalter, dennoch können Sie erfolgreich vorbeugen oder wenn Sie schon Anzeichen einer Osteoporose verspüren, den Krankheitsverlauf verbessern. Anders als sonst heißt das Ziel in diesem Fall aber nicht schlank sein um jeden Preis, sondern ein BMI (s. S. 215) um die 25 reduziert die Knochenbrüchigkeit. Der Grund: Fettzellen (s. S. 210) produzieren geringe Mengen an Östrogenen, die den Knochenabbau hemmen.

Ernährung und Verhalten zur Prävention von Osteoporose

- Ihre Ernährung sollte täglich mindestens 1000 mg Calcium enthalten. Beachten Sie, dass pflanzliche Lebensmittel nur wenig Calcium enthalten: einer Tasse Milch entsprechen 3 Tassen Brokkoli. Außerdem wird Calcium aus pflanzlichen Lebensmitteln schlechter resorbiert als aus tierischen (s. S. 53). Lassen Sie sich, wenn nötig, ein Calciumpräparat von Ihrem Arzt verschreiben.
- Fördern Sie die Vitamin-D-Synthese (s. S. 54) durch tägliche Bewegung an der Luft (auch an bedeckten Tagen und im Schatten). Medikamente mit Vitamin D (400 bis 800 µg) sind besonders in den

dunklen Wintermonaten zu empfehlen. Fragen sie Ihren Arzt, es gibt Kombipräparate mit Vitamin D und Calcium.
- Machen Sie regelmäßig Krafttraining, das fördert die Knochensubstanz mehr als Ausdauertraining.
- Essen Sie wenig Phosphat, das in Wurst, Schmelzkäse, Cola oder Fleischextrakt enthalten ist.
- Weitere Tipps zur Ernährung s. S. 61

1000 mg Calcium sind enthalten in (Beispiel)

200 ml Milch	240 mg
150 g Joghurt	180 mg
45 g Käse (2 Scheiben, z. B. Gouda, 45 % Fett i. Tr.)	340 mg
200g Spinat	240 mg

Den Rest liefern Mineralwasser und weitere pflanzliche Lebensmittel

Kopfschmerzen und Migräne

Frauen leiden etwa viermal so häufig an Kopfschmerzen wie Männer. Die bekannteste Form ist die *Migräne*, von der etwa 10 Prozent der Menschen in Deutschland betroffen sind – Frauen fast doppelt so häufig wie Männer. Migräne tritt familiär gehäuft auf; die meisten Menschen trifft es in den mittleren Lebensjahren.

Symptome
Der pulsierende Schmerz tritt anfallartig meistens auf einer Kopfseite, und dort oft hinter dem Auge, auf. Er verstärkt sich bei körperlicher Aktivität und geht häufig mit Schwindel, Übelkeit und Erbrechen sowie Licht-, Lärm- und Geruchsempfindlichkeit einher. 10 bis 15 Prozent der Migränepatienten entwickeln etwa eine Stunde vor dem Anfall eine «Aura» (Wahrnehmungsstörungen wie z. B. Flimmern vor den Augen). Migräneattacken treten durchschnittlich ein- bis zweimal pro Monat auf und können bis zu 72 Stunden anhalten.

Ursachen und Auslöser

Warum manche Menschen unter Migräne leiden und andere nicht, ist nicht eindeutig geklärt. Fest steht, dass Störungen im Gehirn oder Zentralnervensystem eine Rolle spielen. Kommen individuelle Schlüsselreize, so genannte Triggerfaktoren wie z. B. Schlafmangel, punktuell hohe Arbeitsbelastung, Wetterumschwung oder der Genuss bestimmter Nahrungsmittel (s. u.) hinzu, wird eine Migräneattacke ausgelöst. Charakteristisch ist das Auftreten an arbeitsfreien Tagen oder auf Reisen, wenn sich der Schlaf- und Wachrhythmus verändert. Nachgewiesener Auslöser sind auch die weiblichen Geschlechtshormone. Etwa jede 10. Migränepatientin erleidet ausschließlich vor, während oder kurz nach der Periode einen Anfall (menstruelle Migräne). Auch kann die Einnahme der Pille die Migräne verschlimmern oder verbessern. Während der Schwangerschaft lassen die Schmerzen häufig deutlich nach. Sind die Wechseljahre vorüber, werden die Migräneattacken schwächer und seltener, eine Neuerkrankung nach dem 40. Lebensjahr ist selten.

Ernährung und Verhalten bei Migräne

Kündigt sich eine Migräneattacke an, ist schnelles Handeln gefragt. Manchmal genügen schon eine Tasse starker Kaffee, ein Eisbeutel oder ein leichtes Schmerzmittel sowie der sofortige Rückzug in einen dunklen, ruhigen und kühlen Raum. Bei starken und häufigen Schmerzen helfen oftmals nur vom Arzt verordnete Migränemittel. Um eine Medikamentenvergiftung und Abhängigkeit zu verhindern, empfehlen viele Mediziner bei mehr als 3 Attacken pro Monat eine prophylaktische Therapie. Diese beinhaltet die kontinuierliche Einnahme von bestimmten Arzneimitteln über mehrere Monate. Welche Medikamente in Frage kommen, kann nur der Arzt entscheiden. Die medikamentöse Therapie sollte begleitet werden von einer Verhaltenstherapie z. B. zur besseren Verarbeitung von Stress und Schmerzen. Viele Patienten berichten von guten Erfahrungen mit Naturheilverfahren wie Akupunktur oder Massagen. Unbedingt ratsam ist es, regelmäßig Entspannungsübungen zu machen (z. B. Yoga oder Muskeltiefenentspannung nach Jacobsen) und Ausdauersport zu treiben. Ein regelmäßiger Schlaf-Wach-Rhythmus kann ebenfalls hilfreich sein. Durch Führen eines Migränekalenders können Sie selbst feststellen, was die Migräne möglicherweise ausgelöst hat. Achten Sie dabei auch auf Ihre Ernährungsgewohnheiten, denn bestimmte Lebensmittel werden ebenfalls für Migräne verantwortlich gemacht: ausgereifter Käse, Schokolade, Rotwein, Nüsse, gepökelte Fleisch- und Wurstwaren und in seltenen Fällen Zitrusfrüchte und Tomaten. Sowohl Kaffee als auch Kaffeeentzug können eine Attacke verursachen. Ein Wechsel der Pille kann die Häufigkeit der Attacken reduzieren.

Generell gilt: Vermeiden Sie die Auslösefaktoren Ihrer Migräne und suchen Sie, auch wenn es frei verkäufliche Medikamente gegen Migräne gibt und diese Ihnen vielleicht helfen, einen migräneerfahrenen Arzt auf! Sie könnten sonst in einen gefährlichen Kreislauf aus Medikamenteinnahme und daraus resultierender Nebenwirkungen (z. B. medikamenteninduzierter Dauerkopfschmerz) geraten.

Migräne wird oft verwechselt mit **Spannungskopfschmerz**. Dieser strahlt dumpf drückend auf beiden Kopfseiten vom Hinterkopf zur Stirn oder in die Schultern aus. Meistens setzt das «Schraubstockgefühl» mitten am Tag ein und lässt erst Stunden bis Tage später nach. Ursachen sind oftmals Muskelverspannungen in Kombination mit körperlicher oder psychischer Überlastung. Hilfe können neben einer medikamentösen Therapie Akupunktur, manuelle Medizin oder Neuraltherapie bringen. Manchen Betroffenen hilft auch das Verreiben einiger Tropfen Pfefferminzöl auf Schläfen und Stirn, es stimuliert die Kältesensoren der Haut und wirkt muskelentspannend. Magnesiumpräparate können zur Vorbeugung ebenso beitragen wie Ausdauersport. Langfristig sollten Betroffene die Ursachen ihrer Beschwerden beseitigen, etwa einen ergonomisch ungünstig gestalteten Arbeitsplatz, andauernden Schlafmangel oder Partnerschaftsprobleme. Auch eine medikamentöse Therapie zur Vorbeugung ist möglich.

Depressionen

Depressive Störungen gehören zu den am meisten unterschätzten Krankheiten. Die Weltgesundheitsorganisation (WHO) befürchtet sogar, dass bis zum Jahr 2020 Depressionen die zweithäufigste Ursache für Arbeitsunfähigkeit sein werden. Frauen leiden doppelt so häufig wie Männer unter Depressionen. Vermutlich sind 3 Gründe dafür verantwortlich: erhöhte erbliche Disposition, mehr Stressfaktoren durch die Lebensumstände und Schwankungen der Geschlechtshormone.

Häufig fühlen sich Frauen von ihren Lebensumständen und -situationen so überfordert, dass sie sich außerstande sehen, in bestimmten Situationen angemessen zu reagieren. Der Rolle, die ihnen die Gesellschaft zuschreibt und die sie sich selbst auf Grund von Traditionen und Erziehung geben, fühlen sie sich nicht gewachsen. Sozioökonomische Abhängigkeiten und eine immer noch nicht selbstverständliche Gleichberechtigung verstärken die Spannung noch. Konflikte ergeben sich auch aus der Überforderung, Mutterschaft, Familie und Beruf gleichermaßen erfolgreich bewältigen zu wollen. Gewalt in der Familie, unter der jede 5. Frau in Deutschland zu leiden hat, erschweren die Situation erheblich. Hinzu kommt, dass viele Frauen in der Wahrnehmung ihres eigenen Körpers verunsichert sind, da der Druck, bestimmten, zum Teil unerfüllbaren Normen entsprechen zu müssen, immens geworden ist. Das führt zu einem gestörten Körpergefühl, Selbstzweifeln und Verunsicherung in Bezug auf ihre Sexualität. Beschwerden und Erkrankungen an den weiblichen Geschlechtsorganen können zu Verlust- und Todesängsten bis hin zu Depressionen führen. Psychologen vermuten sogar, dass Frauen Depressionen als Auflehnung oder spezifische Resignation betrachten, da es für sie gefahrloser sei, depressiv zu werden als gewalttätig.

Weitere Gründe für die hohe Quote von Depressionen bei Frauen sind die hormonellen Schwankungen, denen sie ausgesetzt sind. Die Menarche, die die erste Hormonflut bedeutet, stürzt viele Mädchen in ihre erste Depression, die z. B. in einer Essstörungen Ausdruck findet. Auch PMS (s. S. 77), Depressionen nach einer Geburt («Wochenbettdepression») oder in der Zeit der Perimenopause sind mehr als nur Stimmungsschwankungen, sondern wahrhaftig Krankheiten, die aber nur selten als solche erkannt und ernst genommen werden.

Es gibt zahlreiche unterschiedliche Symptome, wie sich diese Spannungen äußern: Migräne, Verspannungen und Schmerzen der Rückenmuskulatur, Erschöpfung, Angstzustände mit Panikattacken,

Depressionen, Verdauungsstörungen (s. S. 169), Wahnvorstellungen, Schlafstörungen, Tablettenmissbrauch oder Borderline-Syndrom bis hin zum Suizid.

Allen gemein ist, dass sie nur mit professioneller Hilfe, nämlich Psychotherapie und/oder Medikamenten, gelindert werden können. Wenn Sie glauben, an einer Depression zu leiden, zögern Sie nicht, einen Arzt Ihres Vertrauens aufzusuchen. Depressionen sind meistens gut zu behandeln: 80 Prozent der Fälle sind heilbar. Zunächst erfolgt eine sehr genaue Diagnose, um zum Beispiel Begleiterkrankungen zu erkennen, auf die die Therapie dann sorgfältig und individuell abgestimmt wird.

Ernährung und Verhalten bei Depressionen

Psychische Erkrankungen lassen sich zwar durch Verhaltensänderung lindern, diese können Sie aber nur mit Hilfe eines Psychiaters oder Psychotherapeuten erlernen. Vorübergehende Stimmungsschwankungen, die jeder hin und wieder erlebt, kann man jedoch selbst beeinflussen:

- Körperliche Bewegung: Jeder Sport vertreibt schlechte Stimmung, vorausgesetzt, er macht Ihnen Spaß. Bewegung vertreibt Stresshormone, fördert die Bildung von Glückshormonen und die Durchblutung. Sport macht bei mittelschweren Depressionen sogar Medikamente überflüssig. Am besten, Sie schließen sich einer Gruppe Gleichgesinnter an, denn gemeinsam macht Sport mehr Freude.
- Lachen Sie: Studien haben bewiesen, dass Lachen das Immunsystem stärkt und die Bildung der Glückshormone forciert. Zwar ist eine Minute Lachen so belebend wie 45 Minuten Entspannungstraining, aber es genügt manchmal schon, wenn Sie Ihr Gesicht nur zum Lachen verziehen; die Muskeln geben ein Signal ans Gehirn, das die Bildung der glücklich machenden Hormone veranlasst.
- Suchen Sie das Licht: Dunkelheit, besonders im Winter, führt zu einer verstärkten Bildung von Melatonin, das schlaffördernd wirkt. Gehen Sie daher so oft wie möglich ins Freie, und leuchten Sie Ihre Wohnung gut aus. Es gibt sogar eine Lichttherapie mit eigens dafür entwickelten Lampen. UV-Licht fördert außerdem die Bildung von Vitamin D (s. S. 54), das ebenfalls antidepressive Wirkung besitzt.

- Essen Sie kohlenhydratreich: Die glücksbringende Wirkung von Schokolade ist bekannt. Essen Sie daher ruhig hin und wieder ein Stück, wenn Sie niedergeschlagen sind. Auch Milch mit Honig kann aufmunternd wirken. Die Ursache ist die Bildung von Serotonin, ein Neurotransmitter, der für die Signalübertragung im Gehirn zuständig und als Glückshormon bekannt geworden ist. Serotonin wird aus der Aminosäure Tryptophan gebildet, die besonders reichlich in Milch und Milchprodukten vorhanden ist. Im Zusammenspiel mit Kohlenhydraten kann Tryptophan die Bluthirnschranke überwinden und ins Gehirn gelangen, wo das Serotonin gebildet wird.
- Essen Sie Fisch: Untersuchungen haben gezeigt, dass in Ländern, in denen viel Fisch gegessen wird, weniger Menschen an Depressionen erkranken. Verantwortlich dafür sind vermutlich die Omega-3-Fettsäuren (s. S. 140). Möglicherweise helfen Ihnen zusätzlich Präparate, die Omega-3-Fettsäuren enthalten.
- Naturheilkunde und orthomolekulare Medizin: Bei leichten Fällen von Depressionen helfen Tees oder Kapseln aus Johanniskraut, Baldrian oder Melisse. Sie sollten die Einnahme aber mit Ihrem Arzt absprechen. Auch Magnesium und Vitamine, besonders das Vitamin B, können hilfreich sein.

Essstörungen

Essstörungen sind psychosomatische Erkrankungen, von denen Mädchen und Frauen 10-mal häufiger betroffen sind als Männer. Das «Einstiegsalter» liegt in der Regel zwischen dem 14. und 25. Lebensjahr.

Man unterschiedet verschiedene Formen der Essstörungen: Magersucht (Anorexie), Ess-Brech-Sucht (Bulimie) und ungezügeltes Essen (binge-eater), wobei die Zustände ineinander übergehen können.

Anorexie (Magersucht)

Diese Form der Essstörung beginnt meist in der Pubertät. Die jungen Mädchen sind irritiert über die körperlichen Veränderungen, die sie in dieser Zeit durchmachen. Sie versuchen, durch radikales Hungern die normale Gewichtszunahme zu stoppen und dem Idealbild Schönheit = Schlanksein zu entsprechen. Sie wollen das Erwachsenwerden von Körper und Psyche aufhalten und den neuen, weiblichen Körper geradezu aushungern.

Auch der Eltern-Kind-Konflikt, der zur Abnabelung von der Familie und zur Selbstfindung nötig ist (s. S. 68) verunsichert den Teenager und kann maßgeblich zur Flucht in die Magersucht beitragen. Schließlich können noch weitere Umstände Essstörungen bewirken wie familiäre Konflikte, soziale oder soziokulturelle Einflüsse, Störungen des Selbstwertgefühls oder erbliche Belastungen, um nur einige zu nennen.

Die Betroffenen haben eine zwanghafte Angst, dick zu werden und gleichzeitig ein gestörtes Körperbild von sich selbst: Trotz ihres geringen Körpergewichtes halten sie sich für zu dick. Sie beschäftigen sich ständig mit Essen – bekochen z. B. ihre Familie –, essen selbst aber nur winzige Mengen oder verweigern das Essen fast ganz. Hunger betäuben sie mit Hilfe von Kaugummi oder trinken große Mengen Wasser. Sie weigern sich, in Gesellschaft wie etwa am Familientisch zu essen und behaupten, bereits vorher etwas verzehrt zu haben. Schlimmstenfalls nehmen sie, damit niemand etwas merkt, an den gemeinsamen Mahlzeiten teil und erbrechen anschließend heimlich (Bulimie). Auch übertriebene körperliche Aktivität, Appetitzügler und Abführmittel werden zum forcierten Gewichtsverlust eingesetzt.

Die gesundheitlichen Folgen der Anorexie sind einschneidend: Die Hormonveränderungen können eine verspätete Pubertät, ein Ausbleiben der Regel oder Unfruchtbarkeit nach sich ziehen. Nährstoffmangel kann zu Wachstumsstopp, Kreislaufbeschwerden oder Muskelschwäche führen. Bei länger anhaltender Anorexie beträgt die Todesrate 5 bis 20 Prozent.

Bulimie (Ess-Brech-Sucht)

Während Anorexie schon seit langem bekannt ist, gilt Bulimie erst seit 1980 als Krankheit. Auch von der Ess-Brech-Sucht sind überwiegend Frauen betroffen, die Zahl der Erkrankten nimmt stetig zu. Man schätzt, dass in Deutschland in der Altersgruppe 18 bis 35 Jahre etwa 2,5 Prozent der Frauen daran leiden. Die Dunkelziffer ist jedoch groß, da viele Frauen gelegentlich erbrechen oder Abführmittel verwenden, um das Gewicht zu reduzieren. 4 von 5 Patientinnen erkranken vor dem 22. Lebensjahr, bei der Hälfte der Betroffenen geht eine Anorexie voraus.

Auch bei der Bulimie steht die Sorge um das Körpergewicht im Vordergrund, allerdings leiden die Betroffenen unter ungezügelten Essanfällen: Mit nur einer Mahlzeit können sie bis zu 10 000 Kalorien zu sich nehmen und erbrechen anschließend wieder. Diese abwechselnden Ess- und Brechanfälle können sich mehrfach hintereinander wiederholen.

Binge-Eating (Anfallsessen)

Menschen, die von dieser Erkrankung betroffen sind, leiden ebenfalls unter massiven Essattacken, doch anders als Bulimiker erbrechen sie nicht anschließend. Daher sind Binge-Eater meistens adipös und werden infolge davon häufig depressiv. Innerhalb von Minuten bis zu Stunden können sie große Mengen an Nahrungsmitteln unkontrolliert verschlingen, gefolgt von Selbstvorwürfen und Schuldgefühlen. Ganz ähnlich wie Drogensüchtige versuchen die Binge-Eater, ihre heimlichen Fressattacken vor der Umwelt zu verbergen und geraten damit in eine soziale Isolation.

Wie kann man einer Essstörung vorbeugen?

Wenn auch noch nicht alle Gründe dafür bekannt sind, warum ein Mädchen an einer Essstörung leidet, so kann gerade innerhalb der Familie viel zur Vorbeugung getan werden. Ganz besonders wichtig ist die Vorbildfunktion: z. B. ein normaler, zwangloser Umgang mit Essen, gemeinsame Mahlzeiten am Tisch mit offenen, freundlichen Gesprächen. Wecken Sie Interessen, die vom eigenen Körper ablenken, oder motivieren Sie zu Sport, der das Körpergefühl fördert: Der junge Mensch muss bestärkt werden, sich in dem neuen Körper wohl zu fühlen.

Wichtig sind auch fair geführte Auseinandersetzungen, die dem Teenager das Gefühl geben, ernst genommen zu werden. In dieser Zeit des körperlichen Umbruchs sollte in der Familie möglichst niemand eine Diät machen und laut über Speckpölsterchen lamentieren. Das heißt aber nicht, dass man sich nicht gemeinsam über eine wohlschmeckende, gesunde Ernährung verständigen kann.

Essstörungen sind schwere psychosomatische Erkrankungen, bei denen nur eine Psychotherapie durch einen erfahrenen Therapeuten helfen kann. Besonders Magersucht führt, wenn sie nicht oder zu spät behandelt wird, bei etwa 20 Prozent zum Tode. Nur 50 Prozent der Kranken können auf Dauer geheilt werden. Auch bei Bulimie ist der Behandlungserfolg umso größer, je früher mit einer Therapie begonnen wird. Leider werden die Anfänge oft nicht beachtet, weil schon junge Mädchen, selbst wenn sie bereits überschlank sind, als «schön» bezeichnet und nicht selten beneidet werden.

Schon bei dem geringsten Verdacht auf eine Essstörung bei Ihnen oder Ihrer Tochter sollten Sie einen Arzt aufsuchen oder sich in Beratungsstellen (Adressen im Anhang) helfen lassen.

Geschlechtsunspezifische Beschwerden und Erkrankungen, die für Frauen besonders gefährlich sind

Herz-Kreislauf-Erkrankungen

In Deutschland wie auch der gesamten westlichen Welt sind Herzerkrankungen und Infarkte die häufigste Todesursache. Fast jeder zweite Bundesbürger stirbt daran – aber während die Rate bei den Männern sinkt, steigt sie bei den Frauen.

Bisher galten Erkrankungen am Herz-Kreislauf-System als «typische Männersache». In den fünfziger bis siebziger Jahren des letzten Jahrhunderts beschäftigte sich die Forschung dementsprechend fast ausschließlich mit dem Patienten «Mann» und vernachlässigte die Bedeutung von Herz-Kreislauf-Erkrankungen bei Frauen. Hinzukommen mag auch, dass man die Schutzwirkung der natürlichen Östrogene überschätzt bzw. die Risikofaktoren, die diese Schutzwirkung aufheben, unterschätzt hatte. Denn nach wie vor *erkranken* zwar in jedem Lebensalter mehr Männer als Frauen an Herz-Kreislauf-Erkrankungen, aber mehr Frauen, besonders jüngere, *sterben* daran. Dafür gibt es mehrere Gründe:

- Die Symptome, die einen Herzinfarkt ankündigen, sind bei Mann und Frau unterschiedlich. Oftmals bringen weder die Frauen noch ihr Umfeld und selbst die Ärzte die Beschwerden in Zusammenhang mit einem drohenden Infarkt, sodass Notfallmaßnahmen zu spät ergriffen werden. Ganz besonders bei jüngeren Frauen verläuft ein Infarkt anders als bei älteren Frauen oder Männern und wird daher zunächst als solcher gar nicht erkannt. Daher werden Frauen bei einem Infarkt später ins Krankenhaus eingeliefert und sterben öfter (37 Prozent) als Männer (32 Prozent) bereits auf dem Weg dahin oder kurz nach Erreichen der Klinik. Nach 2 bis 28 Tagen haben nur 36 Prozent der Frauen (Männer 44 Prozent) den Infarkt überlebt.
- Bei Operationen, z. B. koronarem Bypass, ist die Sterblichkeit junger Frauen 3-mal höher als bei Männern. Das liegt vermutlich unter an-

derem daran, dass die weiblichen Herzkranzgefäße geschlängelter und die Durchmesser enger sind.

- Viele Frauen, die einen Infarkt erleiden, haben bereits schwere Erkrankungen wie z. B. Diabetes oder Bluthochdruck, auf die sie häufig medikamentös schlechter eingestellt sind als Männer.
- Viele Frauen wissen nicht, dass auch sie ein Risiko für Herz-Kreislauf-Erkrankungen besitzen. Nur wenige werden von ihrem Arzt darüber aufgeklärt, und sie kennen infolgedessen weder Risikofaktoren noch die Warnsignale ihres eigenen Körpers (s. u.).
- Selbst wenn die Diagnose eindeutig feststeht, bekommen weniger Frauen eine gleichermaßen wirksame Behandlung wie männliche Patienten. Nach dem Krankenhausaufenthalt setzt sich die Ungleichbehandlung fort. Bei deutlich mehr Frauen werden in der ambulanten Therapie Zusammensetzung und Dosierung der notwendigen Medikamente so verändert, dass kein ausreichender Schutz vor einer Neuerkrankung besteht.
- Da eine Reihe von Herzmedikamenten bei Frauen sehr unangenehme Nebenwirkungen haben können, ändern Patientinnen auch selber Dosierungen oder brechen eigenmächtig notwendige Therapien ab.
- Frauen nehmen an Rehabilitationsmaßnahmen seltener teil als Männer, weil die Ärzte ihnen weniger häufig dazu raten. Hinzu kommt, dass Frauen aufgrund von z. B. familiären Verpflichtungen eher von Rehabilitationsmaßnahmen abgehalten werden oder sie vorzeitig abbrechen.

Aufgrund der ungleichen Beachtung, die Männer und Frauen im Zusammenhang mit Herzinfarkten erfahren, hat die amerikanische Ärztin und Wissenschaftlerin Bernardine Healy den Begriff «Yentl*-Syndrom» für Herz-Kreislauf-Erkrankungen bei Frauen geprägt: Eine Patientin muss erst einmal mit den gleichen typischen und schweren Anzeichen *beweisen*, dass sie herzkrank ist, um die gleiche Behandlung wie ein männlicher Herzpatient zu bekommen.

---

* Yentl ist eine Frau aus einer Kurzgeschichte von Isaac Singer, die sich als Mann verkleidet, um eine Schule besuchen und studieren zu dürfen.

Wie funktioniert das Herz?

Das Herz ist ein hohler Muskel, dessen Wand aus 3 Schichten besteht: der inneren Herzhaut (Endokard), der eigentlichen Muskulatur (Myokard) und der äußeren Herzhaut (Epikard). Die Herzscheidewand teilt das Herz in eine rechte und eine linke Hälfte. Die rechte Seite ist für den Lungen-, die linke Seite für den Körperkreislauf zuständig. Beide Hälften sind jeweils noch einmal unterteilt, in den kleineren Vorhof und die größere Kammer (Ventrikel). Von dort treten links die Hauptschlagader (Aorta) und rechts die Lungenarterie aus. Die Kammern sind von den Vorhöfen durch Klappen getrennt, ebenso besitzen Aorta und Lungenarterien Klappen, die gewährleisten, dass das Blut nicht in die Vorhöfe bzw. Kammern zurückfließen kann.

Mit jedem Herzschlag wird das Blut schubweise durch den Körper gepumpt: Zieht es sich zusammen (Systole), wird das Blut in die Aorta und die Lungenarterie gepresst. Durch die Aorta werden Gehirn und Körper mit sauerstoffreichem Blut versorgt. In der folgenden Entspannungsphase (Diastole) fließt das sauerstoffarme Blut in die rechte und das sauerstoffreiche, aus der Lunge kommende, in die linke Herzkammer. In einer Minute passiert das etwa 70-mal, bei körperlicher Anstrengung oder Stress kann die Herzfrequenz auf 120 bis 200 Schläge pro Minute steigen. Den Weg, den das Blut durch den Körper nimmt, nennt man den großen oder Körperkreislauf. Dadurch werden kleine und kleinste Blutgefäße (Kapillaren) mit Blut durchströmt, sodass auch das entfernteste Gewebe mit Sauerstoff versorgt wird. In Ruhe bewegt das weibliche Herz etwa 4 Liter Blut/min (*Herzminutenvolumen* = HMV), Männer dazu im Vergleich 5 bis 6 Liter. Bei körperlicher Anstrengung müssen die Muskeln stärker durchblutet werden, also muss das Herz mehr pumpen. Das HMV kann in extremen Situationen auf 25 Liter pro Minute steigen.

Die *Herzfrequenz* (Herzschlag pro Minute) wird vom vegetativen Nervensystem, Hormonen und vom Herzen selbst gesteuert, das ein eigenes Erregungsleitungssystem besitzt. Dazu gehört der Sinusknoten, den man auch als physiologischen Herzschrittmacher bezeichnet. Die Impulse, die der Sinusknoten aussendet, werden mit Hilfe des Elektrokardiogramms (EKG) erfasst.

Der *Blutdruck* ist, vereinfacht ausgedrückt, der Druck, gegen den die linke Herzkammer das Blut pumpen muss. Dabei gibt es einen hohen

(Systole) und einen niedrigen (Diastole) Wert, ausgedrückt in mm Hg (mm Quecksilbersäule). Der systolische Druck gibt die Kraft in dem Augenblick an, wenn sich das Herz zusammenzieht und das Blut mit größter Kraft gegen die Arterienwände drückt. Der diastolische Druck misst den Augenblick der Entspannung, wenn der Druck auf die Gefäßwände am niedrigsten ist. Eine Mindesthöhe des Blutdrucks ist erforderlich, damit die Versorgung aller Organe mit Blut gewährleistet ist.

Da der Herzmuskel wie alle Organe, Gewebe und Muskeln auch Sauerstoff und Nährstoffe benötigt, gibt es dafür ein eigenes Versorgungssystem: die Herzkranzgefäße. Sie zweigen gleich hinter der Aortenklappe in die rechte und die linke Koronararterie ab und verästeln sich immer mehr, sodass das ganze Herz mit einem Netz von winzig kleinen Adern (Kapillaren) überzogen ist. Auf diese Weise fließt pro Minute 1/4 l Blut in den Herzmuskel. Das Versorgungsnetz ist so ausgelegt, dass gesunde Herzkranzgefäße 200-mal mehr Blut transportieren können, als selbst bei stärkster Anstrengung gebraucht wird. Da das Herz als Motor des Körpers von einer regelmäßigen Sauerstoffversorgung abhängig ist, machen sich Schäden wie etwa Verengungen an den Herzkranzgefäßen besonders dramatisch bemerkbar. In der Medizin werden sie als koronare Herzerkrankungen zusammengefasst und sind in Deutschland für Mann *und* Frau die häufigste Todesursache.

Diagnose von Erkrankungen der Herzkranzgefäße
Zu den Diagnoseverfahren von Erkrankungen der Herzkranzgefäße gehören körperliche Untersuchungen und Labortests, außerdem EKGs im Ruhezustand und unter Belastung sowie Ultraschalluntersuchungen des Herzens (Echokardiogramm) und der Schlagadern (Doppler-Duplexsonogramm) sowie röntgenologische Untersuchungen der Blutgefäße (Angiographien), Messung der Durchblutung des Herzmuskels (Myocardscintigraphie) oder Herzkatheteruntersuchungen (Koronarangiographie).

Therapien
Bei Verdacht auf einen Herzinfarkt ist <u>sofort</u> der Notarzt (in Deutschland Telefon: 112) zu verständigen, denn eine Krankenhauseinweisung

ist unumgänglich! Bereits im Krankenwagen wird der Notarzt mit einer Therapie beginnen, die im Krankenhaus im Rahmen einer Intensivbehandlung fortgesetzt wird. Hier eine kleine Aufstellung möglicher Maßnahmen, die von Fall zu Fall unterschiedlich sein wird:

- Mit Hilfe bestimmter Medikamente wie Nitrate, Betablocker, ACE-Hemmer, Schmerzmittel oder Kalziumantagonisten soll die Sauerstoffversorgung des Herzens verbessert, der Herzrhythmus stabilisiert und Schmerzen gelindert werden.
- Durch Erweiterung des Blutgefäßes (z. B. Ballondilatation) oder medikamentöse Auflösung des Thrombus (Thrombolyse) wird versucht, das verschlossene Blutgefäß wieder zu öffnen. Das muss möglichst innerhalb der ersten 6 Stunden erfolgen!
- Operative Maßnahmen, wie z. B. eine Bypass-Operation, sind möglich.

Jede Erkrankung des Herz-Kreislauf-Systems muss vom (Fach-) Arzt diagnostiziert und behandelt werden.

Was ist bei Frauen anders?

Während nur jede 25. Frau einem Krebsleiden erliegt, stirbt fast jede 2. Frau an einer koronaren Herzerkrankung. Trotzdem ist die Angst davor, an Krebs zu sterben, sehr viel stärker verbreitet. Lange Zeit wurde auch in der Medizin ignoriert, dass für Frauen Herz-Kreislauf-Erkrankungen Todesursache Nummer 1 sind. Glücklicherweise setzt allmählich ein Umdenkungsprozess ein. Doch die Sensibilität gegenüber den besonderen Warnsignalen des weiblichen Körpers muss noch stärker und die Aufklärung der Frauen umfassender werden.

Anders als beim Mann, bei dem die Vorboten des Herzinfarktes durch Brustschmerzen, die in den linken Arm ausstrahlen, sowie ein Engegefühl in der Brust einfach zu diagnostizieren sind, haben Frauen häufig ganz unspezifische Symptome, die ebenso gut als Zeichen für allgemeines Unwohlsein gedeutet werden können. Diese Beschwerden können so uncharakteristisch sein, dass Frauen sie selbst gar nicht ernst nehmen und oft auch nicht richtig beschreiben können.

Wenn sich bei Frauen die Vorboten eines Infarktes überhaupt als Beschwerden in der Brust äußern, ähneln diese eher einem Enge- oder

Druckgefühl als Schmerzen. Ungewöhnliche Müdigkeit und Schlafstörungen, die schon Wochen vorher auftreten, sowie Kurzatmigkeit, Verdauungsstörungen oder Angstgefühle können hingegen Hinweise auf einen drohenden Infarkt sein. Auch Schwächegefühle, kalte Schweißausbrüche sowie Schwindelanfälle, Schmerzen im Oberbauch und Übelkeit sind nicht selten Vorläufer eines Infarktes, können allerdings leicht als Magenverstimmung oder Gallenkolik missdeutet werden. Selbst wenn eine Frau unter Schmerzen im Brustbereich klagt, werden diese nicht selten falsch interpretiert. Besonders bei älteren Frauen wird stattdessen eine Osteoporose dafür verantwortlich gemacht.

Fehldiagnosen können auch zustande kommen, da Labor- und Untersuchungsergebnisse z. T. sehr unspezifisch sind, mit der Folge, dass lebensrettende Maßnahmen erst zu spät eingesetzt werden können. Chirurgische Eingriffe wie Bypassoperationen oder Aufdehnungen der Herzkranzgefäße können bei Frauen zu größeren Komplikationen führen. Das liegt einerseits an der weiblichen Anatomie und andererseits daran, dass Frauen im Durchschnitt 10 bis 15 Jahre älter sind, wenn sie einen Infarkt erleiden. Zu diesem Zeitpunkt leiden viele schon unter anderen Krankheiten wie Diabetes, Bluthochdruck oder Fettstoffwechselstörungen, die die Herzkranzgefäße bereits geschädigt und den Körper geschwächt haben.

Auch die Frauen selbst müssen umdenken, denn die wenigsten beziehen das Risiko Herzinfarkt auf sich persönlich. So sind es gerade die Frauen, die bei Familie und Freunden frühzeitig Krankheitssymptome erkennen, während sie bei sich selbst die Risiken oder sogar die Vorzeichen für einen Infarkt ignorieren.

Wenn bei Ihnen ein oder mehrere Risikofaktoren (s. u.) zutreffen, Sie zudem unter unerklärlicher Müdigkeit leiden, sich insgesamt schlecht fühlen und starke Angstgefühle entwickeln, zögern Sie nicht und konsultieren Sie Ihren Haus- oder einen Facharzt.

Risikofaktoren für die Entstehung von Herzerkrankungen und Schlaganfall
Diabetes mellitus Typ II

Diabetes (s. S. 204) stellt für Frauen eine besondere Gefahr dar, denn er hebt den hormonellen Schutz auf, den eine Frau vor der Menopause besitzt. Gegenüber Nichtdiabetikerinnen ist das Risiko, eine koronare Herzkrankheit zu bekommen, 8-mal so hoch; bei diabetischen Männern ist es nur 3-mal so hoch. Obwohl Diabetiker zu den Hochrisikopatienten gehören, bleiben die Vorzeichen eines drohenden Herzinfarktes unbemerkt (stiller Infarkt), weil durch den Diabetes das Schmerzempfinden verringert ist.

Fettstoffwechselstörungen

Unter Störungen im Fettstoffwechsel (s. S. 210) versteht man unterschiedliche Erkrankungen, wie erhöhte Blutspiegel vom Gesamtcholesterin oder der Triglyceride und Veränderungen im Verhältnis von schlechtem LDL-Cholesterin zu gutem HDL-Cholesterin. In den meisten Fällen treten Fettstoffwechselstörungen kombiniert auf, das heißt, dass sowohl der Cholesterin- als auch der Triglyceridspiegel erhöht ist. Für Frauen ist eine hohe Konzentration des schlechten LDL-Cholesterins besonders gefährlich, wenn gleichzeitig der HDL-Spiegel niedrig ist. Studien haben gezeigt, dass selbst eine so minimale Erhöhung des HDL von nur 1 mg/dl Blut das Infarktrisiko um 3 Prozent senkt (Männer 2 Prozent). Auch ein hoher Triglyceridspiegel, besonders bei gleichzeitig erhöhtem LDL-Cholesterin, bedeutet für Frauen ein besonderes Risiko.

Bluthochdruck

Hypertonie (s. S. 219) gilt als weiterer Risikofaktor für Frauen, zumal der Blutdruck nach der Menopause, wenn der Hormonschutz entfällt, üblicherweise ansteigt. Allerdings ist die Bedeutung des Bluthochdrucks bei Frauen geringer als bei Männern, es sei denn, es bestehen weitere Risikofaktoren wie Adipositas oder Fettstoffwechselstörungen.

Übergewicht

Sowohl für Männer als auch für Frauen ist Übergewicht ein Wegbereiter für Herz-Kreislauf-Erkrankungen. Für Frauen ist die Adipositas besonders dann gefährlich, wenn das Fettverteilungsmuster «männlich» ist (s. S. 214).

Treffen diese 4 genannten Risikofaktoren zusammen, bezeichnet man das als *metabolisches Syndrom.* Diese Kombination ist so bedrohlich, dass Mediziner vom «tödlichen Quartett» sprechen.

Rauchen

Das Risiko für Herz-Kreislauf-Erkrankungen ist bei Frauen um mehr als das 5-fache erhöht, wenn sie täglich mehr als 14 Zigaretten rauchen. Die Gefahr, einen Schlaganfall zu erleiden, ist 3-fach erhöht. Vermutlich ist das Rauchen für Frauen (s. S. 242) vor der Menopause gerade deshalb so schädlich, weil Nikotin und andere Giftstoffe die Keimzellen in den Ovarien schädigen. Diese produzieren dadurch weniger herzschützende Östrogene.

Falsche Ernährung

Ungesunde Ernährung ist ein eigenständiger Risikofaktor für die Entstehung von Herz-Kreislauf-Erkrankungen. Der Genuss von viel Fleisch und Wurst erhöht die Gefahr für eine Arteriosklerose (s. S. 225).

Homocystein

Ein erhöhter Homocysteinspiegel im Blut (s. S. 48) ist ein Wegbereiter für Arteriosklerose. Grenzwert ist ein Homocysteinwert von 10 µmol/l Blutplasma, nimmt er nur um 5 µmol/l zu, steigt bei Frauen das Risiko für eine koronare Herzerkrankung um 60 Prozent (Männer: 80 Prozent). Veränderungen im Hormonspiegel wie durch die Pille oder die Wechseljahre können den Homocysteinspiegel erhöhen.

Bewegungsmangel

Sport verhindert Arteriosklerose und kann sie teilweise sogar wieder rückgängig machen. Bereits nach 4 Wochen Training verbessert sich die Durchblutung des Herzmuskels. Schon ein strammer Spaziergang von eineinhalb Stunden in der Woche reduziert den Risikofaktor Arteriosklerose um 15 Prozent.

Stress und psychosoziale Faktoren

Frauen, die starken, emotionalen Spannungen und depressiven Stimmungen durch Anforderungen in Beruf oder Familie ausgesetzt sind, laufen eher Gefahr, eine koronare Herzerkrankung zu bekommen als solche, die einen starken, emotionalen Rückhalt durch Familie und Freunde haben. Auch soziale Isolation, wie sie besonders ältere, allein lebende Frauen erleben müssen, ist häufig die Ursache für eine Herz-Kreislauf-Erkrankung.

Erbliche Faktoren

Verschiedene Gendefekte können Fettstoffwechselstörungen bewirken, die erhöhte Cholesterin- (besonders LDL) und Triglyceridkonzentrationen nach sich ziehen. Diese Stoffwechselstörung kann bereits im Kindesalter auftreten. Für Menschen, die unter dieser familiären Hypercholesterinämie leiden, ist das Risiko einer Herzerkrankung vielfach erhöht. Eine medikamentöse Therapie ist meistens nicht zu vermeiden.

Alkoholmissbrauch

Während geringe Mengen an Alkohol sogar vor Herz-Kreislauf-Erkrankungen schützen können, verdoppelt sich die Infarktgefahr bei zu reichlichem Alkoholgenuss. Frauen sind dabei mehr gefährdet als Männer, denn die weibliche Leber baut den Alkohol langsamer ab (s. S. 250). Täglich sollten Frauen nicht mehr als 1/8 l Wein oder 1/4 l Bier trinken.

Orale Kontrazeptiva (Verhütungsmittel)

Bei Einnahme der Pille besteht eine dreifach höhere Gefahr, einen Schlaganfall zu erleiden. Zusammen mit Rauchen erhöht sich das Risiko noch einmal. Die Gefahr, einen Herzinfarkt zu bekommen, ist mit der Kombination von Pille und Rauchen um das 3- bis 20-fache größer, jeweils in Abhängigkeit vom Alter und anderen Risikofaktoren.

Hormonelle Störungen

Alle Veränderung der hormonellen Balance können das Risiko für eine Herz-Kreislauf-Erkrankung erhöhen, z. B. hervorgerufen durch frühe Menopause, polycystisches Ovar, Probleme in der Schwangerschaft (Diabetes, Bluthochdruck, Gestose) oder eine In-vitro-Fertilisation.

Experten diskutieren außerdem eine Gefahr durch Bakterien aus der Gruppe der Chlamydien.

Wie entstehen koronare Herzerkrankungen?

Ursache für eine koronare Herzerkrankung ist eine Arteriosklerose. Sklerose heißt «krankhafte Verhärtung» und bedeutet, dass durch Ablagerungen die Arterien enger werden und verhärten. Die Folgen reichen von Engegefühl und Schmerzen in der Brust (Angina Pectoris) bis hin zum Herzinfarkt.

Um besser verstehen zu können, wie eine Arteriosklerose entsteht, ist es wichtig zu wissen, wie die Arterien aufgebaut sind: Sie bestehen aus 3 Schichten, von denen die innerste die Intima (Endothel) ist. Sie sorgt dafür, dass das Blut ungestört durch die Gefäße fließen kann. Darüber liegt eine Muskelschicht (Media). Diese ist nötig, damit sich das Blutgefäß dehnen oder zusammenziehen kann. Die äußere Schicht (Adventitia) besteht aus Bindegewebe, mit dem das Blutgefäß befestigt ist.

Bei der Arteriosklerose handelt es sich um eine Entzündung, an der eine ganze Reihe von Botenstoffen (Zytokine) beteiligt sind. Sie beginnt mit einer Schädigung des Endothels (endotheliale Dysfunktion). Ursache dafür können Rauchen, Übergewicht, Diabetes, Fettstoffwechselstörungen, Homocystein und andere, bisher noch nicht genau bekannte Faktoren, wie Infektionen, sein. Wie im Körper überall bei Verletzungen «heften» sich Blutzellen an, z. B. Monozyten und T-Lymphozyten (Zellen der Immunabwehr), um die defekte Stelle zu reparieren und wieder zu verschließen. Sie wandern in das Endothel hinein und verwandeln sich dort in Fresszellen (Makrophagen). Diese haben nun eine Eigenschaft, die sich fatal auf das ganze Gefäßsystem auswirkt: Ist der Blutspiegel an LDL-Cholesterin erhöht, nehmen sie geradezu unbegrenzt LDL-Cholesterin auf. Man spricht dabei vom Scavangereffekt (Scavanger = Straßenfeger). Die Makrophagen werden so zu fettreichen Schaumzellen, dem Hauptbestandteil der gefürchteten Plaques (Platte, Zellanhäufungen) auf der sonst glatten Schicht des Endothels. Gleichzeitig bilden die Makrophagen Botenstoffe, die die Muskelzellen der Media aktivieren, sodass diese nun ihrerseits in das Endothel einwandern. Zusammen mit den Plaques bilden sie eine Art Buckel und verengen auf diese Weise die Arterie immer mehr (Stenose).

Platzen die Plaques auf, bildet sich ein Blutpfropf (Thrombus), der die Koronararterien verschließt. Dadurch entsteht im Herzmuskel ein schwerer Sauerstoffmangel (=Ischämie), und die Herzmuskelzellen sterben ab (Infarkt).

Herzmuskelgewebe, das einmal auf diese Weise zerstört wurde, lässt sich durch keine Therapie in gesundes, funktionsfähiges Gewebe zurückbilden, es bleibt dauerhaft geschädigt und vermindert die Pumpleistung des Herzens. Schlimmer noch: An dieser Stelle können sich neue Thromben bilden, die, wenn sie ins Gehirn gespült werden, einen Schlaganfall auslösen.

> Thrombus: Blutgerinnsel, verstopft das Gefäß am Ort seiner **Entstehung**. Embolus: Gefäßpfropf, der vom Blutstrom mitgeschwemmt wird und eine Gefäßverstopfung an einem anderen Ort bewirkt. Aus einem Thrombus kann ein Embolus werden.

Wie entsteht ein Schlaganfall?

Bei einem Schlaganfall ist die Durchblutung des Gehirns plötzlich unterbrochen (Ischämie), weil ein Thrombus (40 bis 50 Prozent der Fälle) oder Embolus (30 bis 35 Prozent der Fälle) ein Gefäß verschließt. Letzterer kann an den Herzkranzgefäßen oder anderswo im Körper entstanden und mit dem Blutstrom ins Gehirn gelangt sein.

Eine andere Ursache für einen Schlaganfall kann der Riss einer Hirnarterie mit Hirnblutungen durch plötzlichen Blutdruckanstieg sein (20 bis 25 Prozent der Fälle).

Mit einer koronaren Herzerkrankungen steigt das Risiko, einen Schlaganfall zu erleiden, um das 6-fache. Die Kombination der Risikofaktoren Rauchen und Pille erhöht die Wahrscheinlichkeit, einen Schlaganfall zu bekommen, um den Faktor 35.

Ernährung und Verhalten zur Prävention von Herzerkrankungen

Die Ursache für Herz-Kreislauf-Erkrankungen ist meistens ein ungesunder Lebensstil. Das bedeutet, dass durch Veränderung der Lebensgewohnheiten Herzerkrankungen vermieden werden könnten – rein rechnerisch sogar um 82 Prozent: Nichtrauchen, ein BMI unter 25, täglich mindestens eine halbe Stunde körperliche Bewegung und eine gesunde Ernährung (Tipps s. S. 221).

Diabetes mellitus

Hinter dem Begriff Zuckerkrankheit (Diabetes mellitus) verbergen sich verschiedene Formen eines krankhaft gestörten Zuckerstoffwechsels. Bei allen Varianten besteht ein Insulinmangel, allerdings sind die Ursachen dafür unterschiedlich.

Was ist und wie entsteht Diabetes?

Jede Zelle des Körpers benötigt und verarbeitet Zucker (Glukose). Man schätzt, das der Bedarf des Menschen bei etwa 200 g Zucker am Tag liegt. Besonders das Gehirn hat mit täglich 120 bis 140 g einen hohen Verbrauch und ist auf einen stetigen Zustrom von Zucker angewiesen. Die Versorgung der Organe erfolgt mit dem Blutstrom, der den Zucker transportiert. Die Konzentration des Zuckers im Blut wird durch ein kompliziertes System im Körper eingestellt. Insulin und Glucagon, zwei Hormone, die in der Bauschspeicheldrüse (Pankreas) gebildet werden, sind für die Regulation zuständig. Glucagon erhöht den Zuckerspiegel, Insulin senkt ihn. Ein Mangel an Insulin bewirkt also eine erhöhte Konzentration an Zucker im Blut, wie das bei Diabetes der Fall ist. Daher wird Diabetes mellitus (lat. *honigartiger Durchfluss*) auch als Zuckerkrankheit bezeichnet. Auf große Schwankungen der Zuckerkonzentration im Blut reagiert der Körper empfindlich: Fällt er unter 40 mg/dl können die Organe, allen voran das Gehirn, nicht ausreichend mit Zucker versorgt werden, und Anfälle, Koma oder sogar der Tod sind die Folgen. Wenn die Konzentration über 180 mg/dl steigt, werden sofort die Nieren angeregt, den Zucker auszuscheiden.

Es gibt mehrere Formen dieser Krankheit: Diabetes Typ I werden wir nur kurz erläutern, Diabetes Typ II dagegen ausführlich erklären, weil dieser durch Ernährung und Verhalten stark beeinflusst, wenn nicht sogar vermieden werden kann.

Diabetes Typ I

Bei Diabetes Typ I produziert der Körper nur wenig oder kein Insulin. Die Ursache ist eine Fehlleistung des Immunsystems, das sich gegen sich selber richtet und die Zellen der Bauchspeicheldrüse (Betazellen), die das Insulin produzieren, zerstört. Mediziner sprechen von einer Autoimmunerkrankung, bei der der Organismus Antikörper, d. h. Abwehrstoffe, gegen körpereigenes Gewebe richtet. Gefährlich bei Diabetes I ist, dass die Symptome erst dann auftreten, wenn bereits über 3/4 der Insulin produzierenden Zellen zerstört sind. Heutzutage gibt es Tests, mit denen man schon vor Ausbruch der Krankheit feststellen kann, ob Antikörper gegen die Betazellen vorhanden sind.

Wenn die Bauchspeicheldrüse kein Insulin mehr bilden kann, steigt der Blutzuckerspiegel gefährlich an. So früh wie möglich muss daher der Betroffene das fehlende Insulin ersetzen. Man nennt diese Form deshalb auch insulinabhängigen Diabetes. Meistens beginnt er bereits im Kindes- oder Jungendalter (juveniler Diabetes).

Erste erkennbare Symptome sind starker Durst und häufiges Wasserlassen, Müdigkeit sowie Gewichtsabnahme trotz gesteigerter Nahrungsaufnahme. Laboruntersuchungen zeigen, dass der Blutzuckerspiegel und die Zuckerausscheidung im Harn erhöht sind.

Während früher, vor Entdeckung des Insulins, Diabetes I tödlich verlief, hat ein Diabetiker heute dieselbe Lebenserwartung wie ein gesunder Mensch. Zwar gibt es in Bezug auf Ernährung und Lebenshaltung gewisse Regeln, aber die gegenseitige Anpassung von Insulindosis mit der Mahlzeitenfrequenz und -menge machen ein normales Alltagsleben möglich. Heutzutage gibt es sogar Leistungssportler mit Diabetes Typ I.

Nur etwa 5 Prozent aller Diabetiker haben diesen insulinabhängigen Diabetes. Entstehung und Ausbruch hängen nicht mit Lebenshaltung oder Ernährung zusammen. Für weitere Informationen verweisen wir auf die Fachliteratur zum Thema Diabetes Typ I.

Diabetes Typ II

Ganz anders sieht es bei Diabetes Typ II aus: Die Bauspeicheldrüse produziert ausreichend Insulin, aber aus verschiedenen Gründen reagiert der Körper nicht darauf, sodass der Blutzuckerspiegel steigt. Mediziner sprechen von einer Insulinresistenz (s. S. 208). Dadurch stellt die Bauchspeicheldrüse schließlich die Insulinproduktion ein, und der nun manifeste Diabetes Typ II muss mit oralen Antidiabetika oder Insulin behandelt werden.

Fast 95 Prozent aller Diabetiker haben einen Diabetes Typ II. Diese Form des Diabetes trat in der Vergangenheit erst in späteren Lebensjahren auf und wurde daher auch «Alterszucker» genannt. Mit der Bezeichnung wurde diese Form des Diabetes etwas verharmlost, und seine tatsächlichen Auswirkungen sind verkannt worden. Man wird umdenken müssen, denn vom «Alterszucker» sind heutzutage mehr und mehr Jugendliche betroffen. Schätzungsweise sind in Deutschland bereits etwa 5000 Kinder und Jugendliche unter 16 Jahren an Diabetes Typ II erkrankt; die meisten von ihnen wissen es nicht einmal. Damit tragen schon Kinder ein hohes Risiko in sich, früher oder später am Herz-Kreislauf-System zu erkranken. In der westlichen Welt ist Diabetes II in *allen* Altersstufen die häufigste chronische Erkrankung. In den letzten 30 Jahren hat sich in Deutschland die Zahl der Diabetiker versechsfacht, und etwa 4 bis 5 Millionen Menschen sind erkrankt. Mediziner befürchten sogar, dass 8 Millionen Menschen Diabetes Typ II haben, viele davon aber noch nichts wissen. Weltweit gibt es rund 130–150 Millionen Diabetiker, Tendenz stark steigend. Zwar ist der erbliche Faktor, Diabetes Typ II zu bekommen, sehr hoch, aber die Veranlagung *allein* ist nicht schuld: Übergewicht, Bewegungsmangel, falsche und zu reichliche Ernährung spielen die entscheidende Rolle. Selbst leichtes Übergewicht bei einem BMI von 25 lässt das Risiko für Diabetes um das 3- bis 5fache steigen; bei einem BMI von 35 steigt es um das 30fache. Umgekehrt kann eine Gewichtsreduktion um 5 Prozent bereits Diabetes verhindern oder zumindest den Ausbruch verschieben.

Diagnose

Bei Verdacht auf Diabetes werden verschiedene Untersuchungen durchgeführt, die sowohl den aktuellen als auch den Langzeitblutzuckerwert bestimmen. Außerdem wird mit Hilfe von Provokationstests (Provokation = Herausforderung) die Funktion der Bauchspeicheldrüse geprüft.

Blutzuckerwerte

Die normale Blutzuckerkonzentration beträgt 60–100 mg/dl im nüchternen Zustand. Bei Werten, die mehrfach 120 mg/dl übersteigen, besteht Verdacht auf Diabetes. Da diese aber nur die augenblickliche Situation widerspiegeln, gibt es Labortests, die es ermöglichen, auch langfristige Blutzuckerschwankungen zu erkennen. Die Bestimmung z. B. des HbA1c-Wertes lässt Rückschlüsse auf den Zuckerwert während der vergangenen 4 bis 6 Wochen zu. Hb steht für Hämoglobin, den roten Blutfarbstoff, an den sich überflüssiger Zucker anheftet. Je höher der Blutzuckerspiegel, umso mehr Zucker dockt sich an das Hämoglobin an. Der normale HbA1c-Wert beträgt 6 Prozent, für einen gut eingestellten Diabetiker sprechen 6 bis 8 Prozent, Werte über 10 Prozent weisen auf eine sehr schlechte Stoffwechsellage hin. Jede Erhöhung um ein Prozent bedeutet eine durchschnittliche Erhöhung des Blutzuckerspiegels um 30 mg/dl.

Mit Hilfe des Glukosetoleranztests (Zuckerbelastungstest) wird die Funktionsfähigkeit der Bauchspeicheldrüse bzw. der Insulin produzierenden Zellen überprüft. Zunächst wird der Nüchternblutzucker gemessen, danach trinkt man 300 ml Wasser mit 75–100 g Zucker. Nach ein, 2 und 3 Stunden werden die Blutzuckerwerte erneut gemessen. Bei Gesunden verändern sich die Glukosekonzentrationen nach einer Stunde auf 70–160 mg/dl, nach 2 Stunden auf 70–120 mg/dl und nach 3 Stunden auf 70–100 mg/dl.

Auf eine versteckte Zuckerkrankheit lassen folgende Grenzwerte schließen: 101–130 mg/dl (nüchtern), 161–220 mg/dl (1 Stunde), 121–150 mg/dl (2 Stunden), 101–130 mg/dl (3 Stunden).

Zucker im Harn

Steigt der Blutzuckerwert auf über 180 mg/dl, wird Zucker auch über die Nieren ausgeschieden. Mit Hilfe von Teststreifen lässt sich das leicht erkennen. Dieser einfache Test ist vielfach der erste Hinweis auf eine diabetische Stoffwechsellage.

Therapie

Gewichtsabnahme, Sport und Ernährungsumstellung gehören zu den wichtigsten Therapiezielen bei Diabetes. Beginnt man früh genug damit, lassen sich sogar schon diabetische HbA1c-Werte normalisieren. Wenn der Diabetes durch eine Verhaltensänderung nicht (mehr) in den Griff zu bekommen ist, wird der Arzt orale Antidiabetika oder Insulin verordnen. Diese medikamentösen Maßnahmen sollten aber nicht dazu verleiten, nachlässig hinsichtlich Ernährung oder dem Bewegungsprogramm zu werden. Das eigene Verhalten beeinflusst auch zusammen mit den Arzneimitteln den Verlauf und die Schwere der Krankheit.

Risiken

2/3 aller Diabetiker sind Frauen, die durch Diabetes Typ II im Hinblick auf Herz-Kreislauf-Erkrankungen (s. S. 193) besonders gefährdet sind. Durch den Diabetes verlieren sie in jüngeren Jahren sogar den östrogenbedingten Schutz. Sind bei weiblichen Diabetikern weitere Risikofaktoren vorhanden (s. S. 198), erhöht sich die Gefahr, einen Schlaganfall zu erleiden, um das 8-fache (bei Männern um das 6-fache).

Ab dem 45. Lebensjahr erkranken Frauen doppelt so oft an Diabetes wie Männer, der mit zunehmendem Alter das Risiko für Herz-Kreislauf-Erkrankungen zudem weiter erhöht.

Aber Diabetes kann noch andere üble Spätfolgen haben, die letztendlich alle durch eine mangelhafte Durchblutung und damit unzureichende Nähr- und Sauerstoffversorgung von Organen und Geweben bedingt sind. Zum Beispiel: die *diabetische Neuropathie* die durch Schädigung der feinen Nervenenden entsteht, woraus Störungen des Schmerzempfindens resultieren. Verletzungen werden dadurch nicht bemerkt, weil sie nicht schmerzen. Werden sie nicht versorgt, können sie sich entzünden (diabetischer Fuß).

Bei der *diabetischen Retinopathie* ist die Versorgung der Netzhaut durch die feinen Blutgefäße gestört. Sie betrifft Frauen öfter als Männer und ist die häufigste Ursache für Erblindung bei Frauen unter 65 Jahren. Bei frühzeitiger Behandlung ist das Fortschreiten der Krankheit zu stoppen.

Andere Erkrankungen, die mit der Insulinresistenz in Zusammenhang stehen können: Bei den meisten Frauen mit *PCO* (Polycystische-Ovarien-Syndrom, s. S. 139) besteht eine Insulinresistenz und damit ein hohes Risiko für Diabetes Typ II und Herz-Kreislauf-Erkrankungen. Auch die Entstehung von *Krebs* kann durch Hyperinsulinämie begünstigt werden.

Was ist eine Insulinresistenz?

Bevor Diabetes Typ II ausbricht, besteht schon lange Jahre zuvor eine Insulinresistenz. Da diese ebenso wie Diabetes für Frauen immens gefährlich ist, umgekehrt aber auch vermieden werden kann, sollen die physiologischen Zusammenhänge hier etwas genauer erläutert werden.

Die Bildung von Insulin ist abhängig vom Blutzuckerspiegel: ist er hoch, wird viel Insulin gebildet; ist er niedrig, wird entsprechend kein oder nur wenig Insulin produziert. Mediziner bezeichnen dies als substratabhängigen Vorgang, das heißt, dass das Substrat selbst (hier der Zucker) die Hormonbildung steuert. Das ist ganz wichtig, um zu verstehen, wie wir selbst durch Ernährung und Lebensumstände die Menge an Insulin bestimmen, die der Körper jeweils benötigt.

Alle Zellen unseres Organismus benötigen Energie, die sie durch komplizierte Umbauvorgänge aus Zucker (Glukose) gewinnen, der entweder aus den Speichervorräten des Körpers oder aus den Nahrungskohlenhydraten stammt. Insulin sorgt dafür, dass der Zucker überhaupt in die Zellen aufgenommen werden kann. Dazu müssen die Zellen erst einmal mit Hilfe von Rezeptoren, in die das Insulin wie ein Schlüssel ins Schloss passt, «aufgeschlossen» werden. Hat das Insulin einen solchen Rezeptor besetzt, kann der Zucker in die Zelle eindringen.

Daneben beeinflusst Insulin auch den Fettstoffwechsel: Es fördert die Bildung von Fettsäuren und Triglyceriden, steigert die Aufnahme von Fettsäuren in die Fettzellen und hemmt gleichzeitig den Abbau von Fett.

Wenn die Nahrung über einen längeren Zeitraum zu reichhaltig ist und dadurch der Blutzuckerspiegel steigt, wird dieser sensible Mechanismus gestört. Um die höhere Zuckermenge aus dem Blut zu eliminieren, muss die Bauchspeicheldrüse mehr Insulin produzieren. Dadurch entsteht im Laufe der Zeit eine Hyperinsulinämie (= hoher Insulinspiegel im Blut). Die Zellen, die eigentlich den Zucker aufnehmen sollten, haben aber selbst nur eine bestimmte Aufnahmekapazität. Wenn diese überschritten ist, verringern sie Anzahl und Empfindlichkeit ihrer Rezeptoren: Sie sind resistent (widerstandsfähig) gegenüber Insulin geworden. Da jetzt das Insulin die Zellen nicht mehr «aufschließen» kann, verbleibt der Zucker im Blut. Das hat zur Konsequenz, dass die Bauchspeicheldrüse nun *noch* mehr Insulin produziert, ohne dass jedoch die Zellen mehr Zucker aufnehmen können. Gleichzeitig wird aus dem zirkulierenden Zucker Fett gebildet, das die Insulinresistenz der Zellen noch einmal verstärkt.

Diese Spirale zwischen Insulinbildung und -resistenz wird immer enger. Irgendwann, meistens nach mehreren Jahren, ist die Kapazität der Bauchspeicheldrüse schließlich erschöpft, und sie stellt die Bildung von Insulin ein. Bis dahin weiß der Betroffene häufig nicht einmal etwas von der Zeitbombe, die in seinem Körper tickt, aber schon in diesem Stadium können Blutgefäße, Nerven und Organe durch die verminderte Insulinwirkung bzw. den erhöhten Blutzucker geschädigt werden.

Machen Sie darum regelmäßig einen Gesundheitscheck, der auch die o. g. Laborparameter einschließt. Das ist besonders wichtig, wenn in Ihrer engeren Verwandtschaft jemand an Diabetes II erkrankt ist, wenn Sie selbst übergewichtig sind und insbesondere, wenn das Verhältnis Taille zu Hüfte den normalen Wert übersteigt (s. S. 214).

Tipps zu Ernährung und Verhalten s. S. 221.

Fettstoffwechselstörungen

Fettstoffwechselstörungen mit erhöhten Cholesterin- und Triglyceridspiegeln im Blut sind für Frauen vermutlich die Hauptursachen für Herz-Kreislauf-Erkrankungen. Liegt die Konzentration von LDL-Cholesterin über 150 mg/dl, steigt das Risiko für einen Herzinfarkt bei Frauen deutlich. Während die natürlichen Östrogene den LDL-Spiegel niedrig halten, steigt er bei rund 40 Prozent aller Frauen über 55 Jahren. Ist gleichzeitig die Konzentration des «guten» HDL-Cholesterins niedrig, wächst die Gefahr für Herz-Kreislauf-Erkrankungen noch weiter.

Um die Wortverwirrung um den Fettstoffwechsel etwas zu klären, hier ein paar Erläuterungen zum Verständnis:

Triglyceride (s. S. 40) sind die eigentlichen Fette, die wir mit der Nahrung aufnehmen und, wenn sie nicht gebraucht werden, in den Fettzellen des Körpers, den Adipozyten, gespeichert werden. Ein normalgewichtiger Erwachsener hat ca. 8 kg Triglyceride gespeichert, das entspricht etwa einem Energiebedarf für 40 Tage.

Cholesterin ist ein fettähnlicher Stoff, der in allen Zellmembranen des Körpers gebraucht wird. Es ist außerdem Grundsubstanz bei der Synthese von Vitamin D, Hormonen wie z. B. den Geschlechtshormonen und Gallensäuren. Vermutlich hat Cholesterin auch wichtige Funktionen im Immunsystem. Die höchsten Cholesteringehalte im Körper haben Gehirn, Nebennieren, Eierstöcke, Hoden und Leber. Am Tag werden etwa ein bis 2 Gramm Cholesterin im Blut transportiert. Da Cholesterin aber ebenso wie andere Fette nicht wasserlöslich ist, muss es erst in eine wasserlösliche Transportform überführt werden. Dazu geht Cholesterin mit anderen Substanzen wie Fetten, Fettsäuren, und Proteinen (Eiweiß) Verbindungen ein, die Lipoproteine (Lipo = Fett-) heißen und in dieser Form wasserlöslich sind. Gleichzeitig dienen diese Lipoproteine auch dem Fett selbst als Transporthilfe.

Je nachdem, aus wie viel Proteinen diese Lipoproteine bestehen, unterscheidet man in solche mit niedriger (VLDL- und LDL-Cholesterin) und hoher (HDL) Dichte.

Das *VLDL (Very Low Density Lipoprotein)* enthält hauptsächlich Triglyceride (Triglyceride 65 Prozent, Cholesterin 15 Prozent), die von der Leber zu den Geweben transportiert werden. Dabei gibt es «unterwegs» immer mehr Triglyceride ab, bis aus dem VLDL das LDL geworden ist.

Das *LDL (Low Density Lipoprotein)* transportiert hauptsächlich Cholesterin (Cholesterin 45 Prozent, Triglyceride 10 Prozent) von der Leber zu den Körpergeweben, deren Zellen spezielle Rezeptoren besitzen, mit deren Hilfe sie Cholesterin aufnehmen können. Hat eine Zelle genug Cholesterin gespeichert, verweigern die Rezeptoren den Eintritt, und das LDL muss im Blut bleiben. Je länger es sich dort befindet, desto mehr LDL wird oxidiert. Das ist die gefährlichste Form des LDL und wesentlicher Auslöser der Arteriosklerose (s. S. 201). Bei Diabetikern z. B. findet man höhere Konzentrationen von oxidiertem LDL im Blut.

Da der Körper aber immer bestrebt ist, Schäden selbst zu beheben, gibt es auch hierfür einen Reparaturmechanismus: das «gute» HDL *(High Density Lipoprotein)*, das 50 Prozent Eiweiß, 18 Prozent Cholesterin und 2 Prozent Triglyceride enthält. Es nimmt überschüssiges Cholesterin mit und transportiert es zur Leber zurück. Selbst aus den Plaques, die die Arterien verengen (s. S. 202), kann das HDL Cholesterin entfernen und so vor Arteriosklerose schützen. Auch die Erweiterung der Arterien wird durch HDL reguliert.

Die Leber synthetisiert aus überschüssigem Cholesterin Gallensäuren, die über den Gallengang in den Darm gelangen. Befinden sich dort Ballaststoffe, z. B. die hochwirksame Haferkleie, binden diese die Gallensäuren und damit das Cholesterin, die mit dem Stuhl ausgeschieden werden. Auf diese Weise gehen dem Körper Gallensäuren «verloren», die die Leber aus Cholesterin neu bilden muss. Die Konzentration des guten HDL bleibt dabei stabil.

Wodurch entstehen Fettstoffwechselstörungen?

Die Konzentration der Blutfette wird nicht zuletzt durch die Ernährung beeinflusst. Die Höhe der Fettzufuhr, die Qualität der Fette bzw. der Fettsäuren und die Höhe der Ballaststoffzufuhr sind wichtige Parameter: Nahrungsfette mit einem hohen Anteil an gesättigten Fettsäuren wandern in die Fettdepots, während ungesättigte Fettsäuren sehr schnell in das gute HDL-Cholesterin eingebaut werden.

Den Einfluss, den das Körperfett selber auf die Blutfettspiegel nimmt, haben Forscher erst später erkannt. Lange Zeit war man der Meinung, dass das Fettgewebe nur ein träger Energiespeicher ist und die Anzahl der Fettzellen, einmal in der Kindheit gebildet, während des ganzen Lebens konstant bleiben: Bei Gewichtszunahme werden die Fettzellen dicker, nimmt man ab, werden auch die Fettzellen wieder kleiner.

Heute weiß man, dass sich auch beim Erwachsenen u. a. durch den Einfluss von Insulin neue Fettzellen (Adipozyten) bilden können, die umgekehrt mit einer Gewichtsabnahme wieder verschwinden. Adipozyten unterliegen, wie andere Zellen auch, einem ständigen Auf- und Abbau und produzieren sogar Hormone (z. B. Östrogene) und hormonähnliche Substanzen. Die Bildung dieser Hormone und verschiedener anderer Botenstoffe hat einen einfachen Grund: So kann, wenn die Fettspeicher gefüllt sind, dem Körper ein Sättigungsgefühl signalisiert werden, oder es erfolgt umgekehrt ein Signal für Hunger. Leptin oder Adiponectin sind z. B. solche Botenstoffe, die ihrerseits wieder mit dem Insulin korrespondieren.

Dieses System aus gegenseitigem Hemmen oder Fördern ist fein ausgeklügelt und funktioniert hervorragend, solange Anzahl und Größe der Fettzellen ein bestimmtes Maß nicht übersteigen. Passiert dies, wie bei der Adipositas, gerät das System aus dem Takt. Das daraus resultierende Ungleichgewicht veranlasst die Adipozyten zu einem höheren Stoffwechselumsatz, sodass zunehmend freie Fettsäuren und Triglyceride ins Blut gelangen. Diese fördern die Insulinresistenz (s. S. 208) und regen gleichzeitig die Leber zur Bildung von Lipoproteinen an. Gleichzeitig bewirkt die Insulinresistenz eine Abnahme des HDL. Die Aktivität der Fettzellen im Bauchraum ist besonders hoch, und das erklärt, warum die Fettansammlung um den Bauch herum mehr Einfluss auf das Stoffwechselgeschehen als das «ruhende» Fett auf den Hüften hat.

Diagnose

Zur Bestimmung der Blutfettwerte Gesamtcholesterin, Triglyceride, HDL und LDL sollte der Patient nüchtern sein, d. h. am besten 12 bis 14 Stunden vorher die letzte Mahlzeit eingenommen haben.

| | | Risiko* | |
	Ideal*	gering	stark
Gesamtcholesterin mg/dl	< 200	bis 240	> 300
LDL-Cholesterin mg/dl	< 130	130–160	> 160
Triglyceride mg/dl	< 160	bis 200	> 200
HDL-Cholesterin (Frauen) mg/dl	> 45		
Quotient LDL:HDL	< 3	3–5	> 5

* ob die Werte «normal» oder schon als risikoreich einzustufen sind, richtet sich u. a. danach, ob bereits andere Risikofaktoren vorhanden sind.

Man unterscheidet bei erhöhten Blutfettwerten zwischen einer primären und einer sekundären Hyperlipidämie. Bei der sekundären Hyperlipidämie sind die Ursachen bekannt. Das können z. B. eine Unterfunktion der Schilddrüse, Nieren- oder Gallenerkrankungen oder eine Schwangerschaft sein. Auch bestimmte Medikamente verändern die Konzentration der Blutfette. Mit der Behandlung der ursächlichen Erkrankung, Beendigung der Schwangerschaft oder dem Absetzen der Medikamente normalisieren sich die Blutfettwerte in der Regel wieder. Anders bei der primären Hyperlipidämie, die 95 Prozent der Fettstoffwechselstörungen betreffen: Hier ist der direkte Auslöser nicht bekannt, oder die Störung ist auf mehrere Ursachen, wie Übergewicht, Ernährungsfehler, Diabetes Typ II, Rauchen oder Bewegungsmangel, zurückzuführen.

Therapien

Jede Therapie hat zum Ziel, durch Änderung des Ernährungsverhaltens die Blutfettwerte wieder zu normalisieren. Zusätzlich können Artischocken oder Dragees und Säfte mit Artischockenextrakt die Bildung und Ausscheidung von Gallensäuren fördern. In schweren Fällen, wenn z. B. noch weitere Risikofaktoren bestehen oder erbliche Belastungen eine Rolle spielen, wird zusätzlich mit Hilfe von Medikamenten der Blutfettspiegel gesenkt. Je nachdem, welche einzelne Fettfraktion durch die Therapie beeinflusst werden soll, verordnet der Arzt nach genauer Diagnosestellung unterschiedliche Medikamente. Als besonders wirksam haben sich Statine erwiesen. Sie hemmen die Neubildung und fördern die Ausscheidung von Cholesterin. Auch Anionenaustauscher oder Fibrate können wirksam sein. Ihr Arzt wird entscheiden, welche Medikamente für Sie die richtigen sind. Bitte machen Sie keine eigenen Experimente.

Gleich welches Arzneimittel Sie einnehmen: Medikamente allein können ohne Veränderung der Lebensumstände die Risiken durch hohe Blutfettwerte nur geringfügig reduzieren.

Tipps zu Ernährung und Verhalten s. S. 221.

Übergewicht

Westlicher Lebensstil mit kalorienreicher Nahrung, Nahrungsmittelüberfluss und wenig Bewegung führen dazu, dass immer mehr Menschen übergewichtig sind, zunehmend auch Kinder und Jugendliche. Es wird geschätzt, dass heutzutage jede 4. Frau und jeder 5. Mann in Deutschland adipös ist (BMI > 30), Tendenz steigend. Beobachtungen aus den Jahren 2000/2001 haben gezeigt, dass bereits 7,5 Prozent der untersuchten Mädchen (7 Prozent der Jungen) adipös waren.

Diese «epidemiehafte Zunahme der Adipositas und ihrer Begleiterkrankungen» bezeichnete der Präsident der Deutschen Adipositas Gesellschaft im Jahr 1998 als «größte Herausforderung für das nächste Jahrtausend».

BMI	
Normalgewicht	18,8–24,9
Übergewicht	25,0–29,9
Adipositas Grad I	30,0–34,9
Adipositas Grad II	35,0–39,9
Extreme Adipositas Grad III	> 40

Für die meisten Menschen ist Übergewicht ein kosmetisches Problem, weil «schön» mit «schlank» gleichgesetzt wird – die wenigsten denken dabei an ihre Gesundheit. Ein paar Pfund zu viel sind natürlich noch nicht krankhaft, erst wenn das Gewicht ein bestimmtes Maß überschreitet, wird es zu Adipositas (Adipositas = Fettsucht, lat. adipis = fett-) und damit zur Krankheit.

Berechnet und bewertet wird Übergewicht mit dem BMI (Body Mass Index). Dieser berücksichtigt sowohl die Körpergröße als auch die Körperoberfläche des Menschen und gibt an, wie viel Kilo der Mensch pro m² Körperoberfläche wiegt. Die Formel lautet: Gewicht (kg): Körpergröße (m) x Körpergröße (m) = BMI.

Um das Ausmaß bestimmen zu können, gibt es eine Klassifizierung durch die WHO, dabei wird zwischen Normal- und Übergewicht sowie Adipositas in verschiedenen Schweregraden unterschieden (s. Tabelle).

Aber das Gewicht allein ist nicht Maß dafür, ob eine Gefahr für die Gesundheit besteht. Ein sportlicher Mensch mit viel Muskelmasse hat möglicherweise einen hohen BMI, ist aber nicht gefährlich übergewichtig. Ein weiterer, wichtiger Faktor ist deshalb die Verteilung des Fettes. Dazu genügt zunächst ein Blick in den Spiegel: Haben sich überflüssige Pfunde um Hüfte und Po (Birnenform) abgelagert, besteht kaum eine Gefahr für die Gesundheit. Ist mit der Gewichtszunahme jedoch der Bauchumfang gestiegen (Apfelform), sollte man wachsam sein. Wenn der Quotient aus Taillenumfang : Hüftumfang über 0,85 (Männer über 1,0) liegt, ist Vorsicht geboten! Das Fett um den Bauch herum ist gefährlich, weil es einen schnelleren Fettumsatz hat als das Hüftfett: 24 Stunden lang hat der Übergewichtige mit Bauchfett ein

Überangebot an Zucker und Fett im Blut, während das bei schlanken Menschen nur kurzfristig nach dem Essen der Fall ist. Es entstehen ständig freie Fettsäuren, aus denen die Leber z. B. das gefährliche LDL produziert.

Wenn diese bauchbetonte Fettverteilung (androide Fettverteilung) bei Männern in der Regel auch häufiger vorkommt (andro = männlich), ist sie für Frauen ungleich gefährlicher: Selbst wenn eine Frau nur leichtes Übergewicht hat (BMI zwischen 25 und 30), mit einer androiden Fettverteilung ist ihr Risiko für Diabetes II deutlich erhöht.

Essverhalten

Der gravierendste Grund für die stetige Zunahme der Adipositas ist die Überversorgung mit Kalorien. Dagegen steht der Minderverbrauch durch körperliche Aktivität, sodass die tägliche Energiebilanz positiv ist: Man isst mehr, als man verbraucht.

In den westlichen Industrienationen ist das Nahrungsangebot unüberschaubar groß und ständig verfügbar, sowohl zu den regulären Mahlzeiten als auch in Form von Snacks oder Fastfood. Nicht mehr Hunger bestimmt die Nahrungsaufnahme, sondern der Appetit, der durch Angebot und Werbung zusätzlich angeregt wird.

Nur noch wenige Familien essen wenigstens eine Mahlzeit gemeinsam am Familientisch. Die Frauen und Mütter, traditionell immer noch verantwortlich für die Küche, sind berufstätig und haben keine Zeit oder Lust, regelmäßig zu kochen. Die Tagesabläufe von Schulüber Bürozeiten bis zu Schichtarbeit oder Feierabendbeschäftigung klaffen zudem auseinander, sodass die Zeit für gemeinsames Essen bzw. gemeinsame Beschäftigungen generell knapp ist. Schließlich leben immer mehr Menschen als Single, die für sich allein keine Mahlzeiten zubereiten mögen. Bequeme Alternativen sind Fertiggerichte, Fastfood, Snacks oder Sandwiches, die alle in der Regel viel Fett enthalten. Obwohl mehr als doppelt so kalorienhaltig, sättigt das Fett aber weniger als Eiweiß und Kohlenhydrate. Außerdem sind die fettreichen Mahlzeiten meistens kleiner, also weniger voluminös. Da das Gehirn aber auch optisch über die Portionsgrößen Sättigung vermittelt, machen die kleinen Mahlzeiten nicht richtig satt: Man isst mehr, als man braucht und gut tut.

Da Essen immer verfügbar ist und die Mahlzeiten nicht mehr regelmäßig eingenommen werden, isst jeder wann, wo, wie viel oder so oft er will, nicht selten in Eile und nebenbei.

Das Gefühl, satt zu sein, setzt erst 10–15 Minuten nach einer Mahlzeit ein und wird durch die dauernde Nahrungsaufnahme «überessen», sodass das Signal «Sättigung» nicht realisiert wird. Auch das hat zur Folge, dass man zu viel isst. Dazu kommen alkoholische Getränke und Softdrinks, deren Kaloriengehalt meistens unterschätzt oder gar nicht beachtet wird. Die Folge: Es wird zu viel konsumiert, und zwar sowohl qualitativ an Fett und Kohlenhydraten als auch quantitativ an Kalorien.

Bewegung
Dem Zuviel an Nahrung steht ein Zuwenig an Bewegung entgegen, sodass die überschüssigen Kalorien als Fett gespeichert werden.

Genetische Faktoren
Übergewicht und Adipositas treten nicht selten familiär gehäuft auf, sodass auch Vererbung eine Rolle spielen kann. Allerdings vermuten Forscher, dass bei nur etwa einem Prozent der Bevölkerung Adipositas genetisch bedingt ist. Weitere 10 bis 20 Prozent haben eine genetische Veranlagung, aus der erst durch überkalorische Ernährung und Bewegungsmangel Übergewicht oder Adipositas entstehen.

Risiken
Schon leichtes Übergewicht verursacht Beschwerden, die sich mit steigendem BMI und androidem Fettverteilungsmuster noch verstärken wie z. B. Kurzatmigkeit, schnelles Ermüden oder starkes Schwitzen. 35 Prozent aller übergewichtigen Frauen leiden unter Erkrankungen der *Gallenwege* (s. S. 176), mit Entzündungen oder Gallensteinen. Auch Sodbrennen (Reflux) tritt bei Übergewicht häufiger auf.

Das Gewicht belastet auch die Gelenke, die sich dadurch schneller abnutzen. Die Folge ist *Arthrose*, besonders in den Hüft- oder Kniegelenken. Diese schmerzhaften Veränderungen führen zu eingeschränkter Beweglichkeit, wodurch die Adipositas noch verstärkt wird. Auch Gerinnungsstörungen, die sich in Krampfadern oder Beinvenenthrombosen zeigen können, treten vermehrt bei Übergewicht auf.

Fruchtbarkeit, Schwangerschaft und Geburt werden ebenfalls vom

Gewicht bestimmt: Adipositas beeinflusst über das erhöhte Insulin die Konzentration der Geschlechtshormone derart, dass Zyklusstörungen bis hin zu polycystischen Ovarien die Folge sein können. Daher haben viele adipöse Frauen Probleme, überhaupt schwanger zu werden, und die Schwangerschaft ist oft von Komplikationen wie Schwangerschaftsdiabetes, Venenthrombosen oder Bluthochdruck begleitet. Die Kinder übergewichtiger Frauen erkranken häufiger an Diabetes als die von normalgewichtigen Müttern.

Schlafapnoe (Atemstörungen während des Schlafes) tritt zwar bei Frauen seltener auf als bei Männern (2 Prozent gegenüber 40 Prozent), aber mit steigendem Gewicht und androider Fettverteilung nimmt auch für sie das Risiko zu.

Adipositas erhöht das Risiko für *Tumorerkrankungen*, wie Brust- und Endometrium-, Ovarial- oder Gebärmutterhalskrebs. Auch hier spielt das Fettverteilungsmuster eine Rolle. Die Ursache liegt vermutlich in der verstärkten Hormonproduktion der Fettzellen im Bauchraum.

Bei der Entstehung des *metabolischen Syndroms* (s. S. 199) stellt sich die Frage, was kommt zuerst: Übergewicht oder Insulinresistenz? Sicher ist, dass Übergewicht mit androider Fettverteilung ein wichtiger, unabhängiger Risikofaktor für Insulinresistenz ist. Auch Herz-Kreislauf-Erkrankungen, Bluthochdruck und Fettstoffwechselstörungen können die Folge von Übergewicht sein.

Auf die Frage, ob Übergewicht allein die Lebenserwartung verkürzt, gibt es keine eindeutige Antwort, denn Folge- und Begleiterkrankungen, wie Herz-Kreislauf-Erkrankungen oder Diabetes sind bei Adipositas die Regel. Die Framingham-Studie hat im Beobachtungszeitraum von 50 Jahren gezeigt, dass Frauen (Nichtraucherinnen) durch Übergewicht etwa 3,3 Lebensjahre verlieren (Raucherinnen: 7,2 Jahre). Durch Adipositas beträgt der Verlust an Lebensjahren bei Nichtraucherinnen 7,1 Jahre, adipöse Raucherinnen büßen 13,3 Lebensjahre ein.

Übergewicht und Adipositas verursachen fast ebenso viele vermeidbare Krankheiten und Todesfälle wie das Rauchen. Umgekehrt reduziert eine Gewichtsabnahme von nur 10 kg das Sterblichkeitsrisiko um 35 Prozent, der Blutdruck sinkt um 15/10 mm Hg, der HbA1c-Wert wird um 1 Prozent, und die Triglyceride werden um ca. 35 Prozent reduziert. Gleichzeitig steigt das HDL um ca. 15 Prozent, die Blutgerinnung verbessert sich um 20 Prozent, die Leistungsfähigkeit wird um 10 Prozent gesteigert, und nicht zuletzt verbessert sich die Lebensqualität. Tipps zu Ernährung und Verhalten s. S. 221.

Bluthochdruck (Hypertonie)

Der Blutdruck ist die Kraft, mit der das Herz das Blut gegen die Arterienwände drückt. Er ist von verschiedenen Faktoren abhängig: Zum einen vom Herzen selber, nämlich von der Kraft des Herzens beim Zusammenzuziehen, vom Schlagvolumen (ml Blut pro Herzschlag) und der Herzfrequenz; zum anderen vom Widerstand, den die Arterien dem durchfließenden Blut leisten, sowie deren Elastizität. Auch die Fließeigenschaft (Viskosität) des Blutes hat Einfluss auf den Blutdruck. Schließlich spielen noch Alter, Geschlecht, Gewicht, Tageszeit, körperliche und seelische Belastung oder Trainingszustand bei der Höhe des Blutdrucks eine Rolle. Krankheiten wie Diabetes oder Übergewicht haben ebenfalls Einfluss auf den Blutdruck. Die Koordination dieser Faktoren geht vom Kreislaufzentrum des Hirnstamms aus und wird weitgehend vom vegetativen Nervensystem gesteuert.

Man unterscheidet 2 Formen der Hypertonie: die primäre (essenzielle) und die sekundäre. Die sekundäre Hypertonie ist die Folge einer bekannten Grunderkrankung, z. B. der Nieren oder der Schilddrüse. Die primäre Hypertonie, unter der 95 Prozent aller Hypertoniker leiden, ist eine Wohlstandskrankheit, bei der die eigentliche Ursache unbekannt ist. Man geht davon aus, dass dabei ererbte Veranlagung, Übergewicht, Ernährung, psychische Belastung oder Bewegungsarmut eine Rolle spielen. Etwa 15 Millionen Menschen in Deutschland sind betroffen, viele davon wissen es nicht einmal. Bei den meisten Menschen wird der hohe Blutdruck nur durch Zufall entdeckt, denn Hypertonie verursacht zunächst keine Beschwerden, führt aber auf Dauer zu schweren gesundheitlichen Schäden: Durch Überbelastung verdickt sich der Herzmuskel (Hypertrophie), woraus später eine Herzmuskelschwäche resultiert. Die Blutgefäße, die das Herz versorgen, werden überlastet, was letztendlich zu einer Verengung bis zum

Infarkt führen kann. Auch Sehnerven, Gehirn und andere Körperregionen sind vom Bluthochdruck betroffen, dadurch können Sehschwäche und Minderung der Leistungsfähigkeit anderer Organe auftreten.

Um diese Folgekrankheiten gering zu halten, ist es wichtig, die Hypertonie so früh wie möglich durch regelmäßige Kontrollen des Blutdrucks zu erkennen und zu behandeln. Kopfschmerzen, Schwindel, Sehstörungen, Atemnot, Müdigkeit oder Leistungsminderung können Hinweise auf eine Hypertonie sein, denen Sie nachgehen und die Sie nicht ignorieren sollten.

Gemessen wird der Blutdruck am Oberarm mit Hilfe einer Gummimanschette. Oberster Normwert des Blutdrucks in Ruhe ist 140/90 mm Hg für Erwachsene. Ab 160/95 mm Hg oder darüber spricht man von hohem Blutdruck (Hypertonie). Dazwischen liegt die so genannte Grenzwerthypertonie.

Therapie

Da der Blutdruck entscheidend durch Lebensstil wie Sport oder Rauchen und Ernährung beeinflusst wird, ist die Änderung der Gewohnheiten erstes Therapieziel bei der primären Hypertonie. Wenn das allein nicht ausreicht, werden auch Medikamente eingesetzt. Es gibt so viele verschiedene Arzneimittel mit unterschiedlichen Wirkstoffen, die jeweils individuell dosiert werden müssen, dass wir hier nicht darauf eingehen werden können.

Dennoch geben wir an dieser Stelle Hinweise für unterstützende Therapien mit Heilpflanzen, deren Anwendung und Dosierung mit dem Arzt abgesprochen werden müssen. Als blutdrucksenkendes Mittel haben sich Extrakte aus Weißdornblättern und -blüten (Crataegus oxyacantha) bewährt. Auch Johanniskraut oder Baldrian haben eine leicht blutdrucksenkende Wirkung, während Knoblauchextrakt und Ginkopräparate die Fließeigenschaft des Blutes verbessern. Ginseng war zwischenzeitlich bei der Blutdrucktherapie etwas in Verruf geraten, neuere Studien haben jedoch inzwischen seine Wirksamkeit bestätigt.

Bürstenmassagen, Wassertreten oder Kneipp'sche Armbäder, Sauna sowie Akupunktur sind ergänzende Maßnahmen, bei denen sich die Blutgefäße erweitern und auf diese Weise der Blutdruck sinken kann.

Manchmal hilft es, die eigene Lebenssituation zu überdenken und Stresssituationen zu erkennen und diese, wenn möglich, zu meiden. Für den Stressabbau gibt es Möglichkeiten wie autogenes Training, Yoga, Tai-Chi und andere Entspannungsübungen.

Wichtig jedoch ist: Jeder Verdacht auf Bluthochdruck sollte ärztlich abgeklärt und nicht selbst therapiert werden.

Tipps zur Ernährung s. S. 221.

Das metabolische Syndrom

Von einem metabolischen Syndrom spricht man, wenn ein Mensch gleichzeitig übergewichtig ist, hohen Blutdruck sowie Blutzucker- und Fettstoffwechselstörungen hat. Schon jeder einzelne Risikofaktor erhöht die Gefahr für Herz-Kreislauf-Erkrankungen, treten sie gemeinsam auf, sprechen Mediziner sogar von einem «tödlichen Quartett». Hierbei handelt es sich um eine reine Wohlstandskrankheit, die in Zukunft zumindest in der westlichen Welt die häufigste Todesursache sein wird. Während und kurz nach dem Krieg waren Diabetes II und das metabolische Syndrom so gut wie unbekannt: viel körperliche Arbeit und gleichzeitig knappe Lebensmittelversorgung ließen weder Übergewicht noch Zucker- oder Fettstoffwechselstörungen entstehen.

Ernährung und Verhalten zur Prävention von Diabetes Typ II, Fettstoffwechselstörungen, Übergewicht und Bluthochdruck
Sport

Es gibt kaum eine Krankheit, vor der Sie davonlaufen können, außer dem metabolischen Syndrom. Sie können allen Risikofaktoren wie Übergewicht, Bluthochdruck, Insulinresistenz und Fettstoffwechselstörungen entkommen, wenn Sie sich ausreichend bewegen, wie zahlreiche Studien immer wieder bestätigen. Ganz besonders Frauen profitieren von der Bewegung. Bereits ein Training von zweieinhalb Stunden in der Woche lässt das Risiko für Herz-Kreislauf-Erkrankungen um 25 Prozent und für Diabetes um 90 Prozent sinken. Umgekehrt erhöht fehlende Bewegung das Risiko um 70 Prozent. Sehr gut sind Sportarten geeignet, die die Ausdauer trainieren, weil sie den heilsamsten Einfluss auf den Stoffwechsel haben. Dazu gehören z. B. Wandern, Walking, Radfahren, Schwimmen, Inlineskaten oder Langlauf. Mannschaftssport kann besonders motivierend sein, weil die Gruppe Sie braucht und Sie nicht «kneifen» können. Es gibt heutzutage in fast allen Städten sowohl für Anfänger als auch für Fortgeschrittene so genannte Lauftreffs. Sportvereine, der Landessportbund oder Selbsthilfegruppen (Herzsportgruppen) bieten Lehrgänge für Neueinsteiger.

Welche Sportart Sie für sich wählen, ist gleich; die Hauptsache ist, dass Sie Spaß daran haben und regelmäßig, am besten täglich 30 Minuten, trainieren. Diese halbe Stunde können Sie auch aufteilen, indem Sie dreimal täglich 10 Minuten körperlich aktiv sind. Auch den Garten umgraben oder Schnee schippen können Sie auf Ihrem Aktivitätskonto verbuchen. Schon kleine Verhaltensänderungen im Alltag zeigen Wirkung, z. B. Treppensteigen anstatt den Aufzug zu benutzen und zu Fuß gehen oder Rad fahren, anstatt mit dem Auto zu fahren. Gleichgültig wie alt Sie sind oder ob Sie vorher noch nie Sport getrieben haben: Es ist nie zu spät, damit zu beginnen. Allerdings sollten Sie vorher mit Ihrem Arzt sprechen, der Ihnen sagen wird, wie sehr Sie sich belasten dürfen.

Ganz wichtig: Auch wenn Sie Diabetiker sind und mit Medikamenten zur Senkung des Blutzuckers behandelt werden oder Insulin spritzen, können und sollen Sie Sport treiben. Sie müssen aber den Blutzuckerspiegel genau beobachten, um der Gefahr einer Unterzuckerung vorzubeugen. Sprechen Sie mit Ihrem Arzt, wie Sie die Dosis anpassen können.

Für alle Sportarten gilt: Tragen Sie lockere Kleidung, die Sie nicht einengt und saugfähig ist, damit der Schweiß absorbiert werden kann. Gerade beim Laufsport brauchen Sie passende Schuhe. Ihr Fuß braucht Halt in speziellen Schuhen, damit Sie sicher und geschützt gehen, wandern oder laufen können.

Was bewirkt Sport im Stoffwechsel?

Jede körperliche Bewegung verbraucht Energie (s. S. 35), die aus Glukose gewonnen wird. Das hat zur Folge, dass der Blutzuckerspiegel sinkt. Die Bauchspeicheldrüse registriert dieses und reduziert daraufhin die Produktion von Insulin. Geschieht dies regelmäßig, werden die Zellen wieder empfindlicher (sensitiver) gegenüber Insulin: Die Insulinresistenz sinkt und damit die Gefahr für Diabetes II und Folgeerkrankungen.

Auch Fett wird als Energielieferant verbraucht. Dadurch sinken die Konzentrationen von Triglyceriden und dem schlechten LDL-Cholesterin im Blut, während gleichzeitig die Leber die Bildung des guten HDL steigert. Auf diese Weise wird das Verhältnis HDL/LDL verbessert.

Regelmäßiger Sport bewirkt eine zwar langsame, aber stetige Gewichtsabnahme mit Verbesserung des Fettverteilungsmusters: Der Bauch schwindet und mit ihm die Gefahr, die durch die aktiven Fettzellen besteht.

Durch körperliche Aktivität werden Organe, allen voran das Herz, besser durchblutet, also mit Sauerstoff versorgt, und die Herzleistung steigt. Zugleich verbessert körperliche Bewegung die Stimmung und vermindert über die Bildung von Endorphinen die Schmerzempfindung, normalisiert den Blutdruck und macht die Arterien elastischer. Auch das Gehirn wird besser durchblutet. Bewegung ist, so haben Forschungen gezeigt, das beste Mittel, Alterungsprozesse im Gehirn zu stoppen.

Ernährung

Sie können dem Diabetes nicht nur davonlaufen, Sie können ihn mit all seinen Begleiterscheinungen auch «abfuttern». Selbst wenn bei Ihnen schon Veranderungen im Stoffwechsel festgestellt worden sind, können Sie durch eine gezielte Ernährung weitere Schäden vermeiden.

Verbesserung der Glukosetoleranz

Um hohe Blutzuckerspiegel möglichst zu vermeiden, sollten Sie hauptsächlich Kohlenhydrate verwenden, die im Darm nur schwer aufgespalten werden können oder verlangsamende Begleitsubstanzen haben. Ideale langsame Kohlenhydrate sind in Vollkornprodukten, Müsli, Leinsamen, Sprossen oder Hülsenfrüchten verpackt (s. S. 38). Auch Gemüse und Obst, besonders wenn sie roh oder nur kurz gegart sind, bewirken eine langsame Resorption. Ballaststoffe wirken wie Barrieren und verlangsamen den Prozess noch einmal wie z. B. Weizenkleie, die besonders wirksam im Hinblick auf den Blutzuckerspiegel ist. Weniger bekannt, aber nicht minder gut sind Chuffas-Nüssli (Erdmandelflocken) oder Apfelpektinflocken.

Allerdings nützt es wenig, wenn Sie nur einmal am Tag, etwa morgens im Müsli, diese langsamen Kohlenhydrate essen. Kombinieren Sie sie idealerweise mit jeder Mahlzeit: Ersetzen Sie Weißbrot durch Vollkornbrot, ergänzen Sie Salate mit Sprossen, essen Sie täglich Gemüse, und probieren Sie ungeschälten Reis. Vergessen Sie nicht die Hülsenfrüchte wie Bohnen oder Linsen, die sich zu schmackhaften Gerichten verarbeiten lassen.

Zucker, zuckerhaltige Speisen und Getränke oder Weißmehlprodukte werden schnell vom Körper aufgenommen, sie lassen also den Blutzuckerspiegel sprunghaft steigen. Das bedeutet nun nicht, dass Sie auf so genannte Diabetikerprodukte mit künstlichem Süßstoff zurückgreifen müssen, wenn Sie einmal etwas Süßes knabbern möchten. *Ein* Keks oder *ein* weißes Brötchen hin und wieder verzehrt, bringen Genuss und keine Probleme; die beginnen erst, wenn Sie sich vorwiegend davon ernähren. Achten Sie aber auf den Zuckergehalt von Softdrinks, der ist in der Regel beträchtlich. Mineralwasser gemischt mit etwas Apfelsaft ist eine bessere Alternative.

Eine interessante Entdeckung wurde erst kürzlich gemacht: Zimt senkt sowohl den Blutzuckerspiegel bei Typ-II-Diabetikern als auch Triglyceride und LDL-Cholesterin. Verantwortlich dafür soll eine Substanz sein, die ähnlich wie Insulin wirkt. Zimt hat noch weitere, gute Eigenschaften: Er hilft bei Übelkeit, Erbrechen, Blähungen, leichtem Durchfall und Erkältungen, besitzt eine stärkende und stimulierende Wirkung und schützt vor Infektionen mit Bakterien (antimikrobiell) sowie Pilzen (antifungizid). Hierzulande ist Zimt nur als Weihnachtsgewürz bekannt, seine Verwendungsmöglichkeiten sind jedoch viel weitreichender. In Indien und China ist Zimt Bestandteil von verschiedenen Gewürzmischungen, die häufig zu Currys und anderen Gerichten verwendet werden. Versuchen Sie einmal, den Geschmack Ihrer Speisen mit Zimt zu verändern; auch für Kaffee oder Tee ist er ein idealer Begleiter.

Normalisierung des Fettstoffwechsels

Sie sollten täglich nicht mehr als etwa 60 g Fett zu sich nehmen, einschließlich aller versteckten Fette z. B. in Wurst oder Käse. Aber nicht nur die Menge ist entscheidend, auch die Qualität der Fette muss stimmen (s. S. 40). Fettreiche Wurst- und Fleischsorten sollten Sie möglichst von Ihrem Speiseplan streichen. Die Fettsäuren, die in diesen so genannten Schlachtfetten enthalten sind, erhöhen das LDL und lassen gleichzeitig das HDL sinken. Das Gleiche gilt für fettreiche Zubereitungen, wie Pommes frites, frittierte und panierte Fisch- und Fleischgerichte oder Chips. Auch die so genannten Plattenfette aus Palm- oder Kokosfett mit ihren gesättigten Fettsäuren, die gerne zum scharfen Anbraten von Steaks verwendet werden, erhöhen den Cholesterinspiegel, obwohl sie wie alle pflanzlichen Lebensmittel selbst kein Cholesterin enthalten. Ebenso sollten Sie Transfettsäuren meiden, denn sie erhöhen sowohl den Gesamt- als auch den LDL-Cholesterinspiegel. Zwar kommen sie in der Natur so gut wie gar nicht vor, entstehen aber bei der Härtung von Fetten und sind besonders in qualitativ minderwertiger Margarine, Backfetten und Produkten, die daraus hergestellt sind, sowie Fastfood enthalten.

Beachten Sie auch in Restaurants und Kantinen den Fettgehalt der Gerichte, und verzichten Sie auf die meist fettreichen Soßen. Bevorzugen Sie magere gedünstete oder gegrillte Speisen.

Nicht nur Fette haben Einfluss auf den Blutfettspiegel, auch mit Hilfe der Ballaststoffe kann man den Cholesterinspiegel im Blut senken (s. S. 38). Am besten wirken Haferkleie bzw. Haferflocken, Gerstenkleie, Pektin, Bohnen und Guarkernmehl.

Obwohl der Cholesteringehalt der Nahrung selbst keine so starke Wirkung auf den Blutspiegel hat wie lange Zeit vermutet, sollten Sie dennoch cholesterinreiche Lebensmittel meiden oder nur selten essen. Das sind besonders Innereien wie Leber und Nieren, Eier, fettes Fleisch oder fettreiche Milchprodukte. Für die Praxis bedeutet das: 2 bis 3 Eier in der Woche können Sie unbedenklich, Innereien aber besser nur einmal im Monat essen.

Die Höhe des Trigyceridspiegels ist nicht nur abhängig von der Gesamtfettmenge und ihrer Qualität, auch Alkohol und Süßigkeiten lassen die Triglyceride in die Höhe schnellen: Seien Sie daher sparsam damit.

Normalisierung des Gewichts

Die Kombination von Sport mit einer fettbewussten Ernährung ist die beste und erfolgreichste Methode zum Abnehmen. Wenn Sie kohlenhydrat- und eiweißreiche Lebensmittel zusammenstellen, haben Sie noch einen zusätzlichen «Spareffekt» (s. S. 37).

Normalisierung des Blutdrucks

Gewichtsabnahme und Sport sind die wirkungsvollsten Schritte, den Blutdruck langfristig zu normalisieren. Da auch der Wasserhaushalt bei der Blutdruckregulation eine Rolle spielt, sollten Sie wenig Salz verwenden. Achten Sie auch auf versteckte Salze, z. B. in Wurstwaren, Fertiggerichten, Gemüsekonserven und Fastfood. Würzen Sie stattdessen mit Kräutern und Gewürzen wie Pfeffer, Paprika oder Curry. Viele von ihnen haben neben ihrem guten Geschmack auch bioaktive Wirkungen wie z. B. Knoblauch: Er verbessert die Fließeigenschaften des Blutes und wirkt blutdrucksenkend. Gleichzeitig sollten Sie Lebensmittel bevorzugen, die viel Kalium enthalten. Kalium fördert die Wasserausscheidung und kann damit entscheidend zur Blutdrucksenkung beitragen. Reichlich Kalium enthalten fast alle Gemüsesorten, besonders Kartoffeln, Fenchel, Spinat, Hülsenfrüchte, Pilze; Obst wie Bananen, schwarze Johannisbeeren, Kiwi, Dörrobst sowie Nüsse und Samen. Um den Kaliumgehalt voll ausnutzen zu können, sollten Sie das Kochwasser der Gemüse mitverwenden. Auch kaliumreiche Mineralwässer sind zu empfehlen.

Normalisierung des Homocysteinspiegels

Folsäure reduziert zusammen mit den Vitaminen B_6 und B_{12} den Homocysteinspiegel (s. S. 48). Fragen Sie Ihren Arzt nach einer medikamentösen Therapie.

Weitere Tipps

- Auch sekundäre Pflanzenstoffe (s. S. 56) können zur Senkung des Cholesterinspiegels beitragen. Dazu gehören Saponine, die hauptsächlich in Hülsenfrüchten vorkommen, Phytosterine aus kaltgepressten Pflanzenölen, Tocotrienole aus den Randschichten der Gersten-, Hafer- und Roggenkörner sowie Alliin aus Zwiebelgewächsen und Knoblauch. Antioxidantien wie die Vitamine C, E und ß-Carotin sowie das Spurenelement Selen verhindern, dass das LDL oxidiert und damit erst richtig gefährlich wird. Trotz zahlreicher Studien kann man jedoch noch keine genaue Empfehlung zur Dosis geben. Wenn Sie 5-mal pro Tag Obst, Gemüse und Salat essen, sind Sie gut versorgt.

- Auch Kaffee kann das Risiko für Diabetes II senken, wie kürzlich eine schweizerische Studie ergeben hat. Welche Stoffe im Kaffee diesen Schutzeffekt entwickeln, ist bis jetzt noch nicht bekannt.
- Bis zu maximal 2 Gläser Rotwein am Tag bieten ebenfalls einen gewissen Schutz vor Herz-Kreislauf-Erkrankungen. Verantwortlich dafür sind die im Rotwein enthaltenen Polyphenole.
- Die traditionelle Ernährung, wie sie rund um das Mittelmeer üblich ist, bietet einen hervorragenden Schutz vor koronaren Herzerkrankungen (s. S. 61).

Krebserkrankungen

Krebs ist die Krankheit, vor der die meisten Menschen Angst haben. Sie verbinden damit ein Todesurteil, obwohl mehr Männer und Frauen an Herz-Kreislauf-Erkrankungen sterben (s. S. 193). Doch natürlich ist auch Krebs eine bedrohliche Krankheit, die immer stärker um sich greift – allein im Jahr 2000 bekamen weltweit 5,3 Millionen Männer und 4,7 Millionen Frauen einen bösartigen Tumor; 6,2 Millionen Menschen starben daran. Nach Schätzungen der Weltgesundheitsorganisation (WHO) werden im Jahr 2020 etwa 15 Millionen Menschen neu an Krebs erkrankt sein, das bedeutet eine Zunahme um 50 Prozent gegenüber heute. In Deutschland werden jährlich ca. 330 000 Neuerkrankungen befürchtet.

Für Frauen ist Brustkrebs (Mammakarzinom) die häufigste Krebserkrankung. In Deutschland erkranken daran jährlich etwa 46 000 Frauen. Statistisch wird jede 10. Frau im ihrem Leben davon betroffen. Obwohl aber die Erkrankungsrate in den letzten Jahrzehnten gestiegen ist, sank im gleichen Zeitraum die Zahl derer, die daran verstorben sind. Das ist ein sicherer und hoffnungsvoller Hinweis darauf, dass sowohl die Früherkennung als auch die Behandlungsmethoden große Fortschritte gemacht haben.

Ursachen

Bis heute sind zahlreiche Substanzen und Verbindungen bekannt, die Krebs auslösen können (Kanzerogene) oder dafür mitverantwortlich sind (Prokanzerogene). Dazu gehören z. B. polyzyklische Kohlenwasserstoffe (z. B. Benzo(a)pyren), Asbest- und Silikonstaub oder radioaktive Strahlung. Auch Schimmelpilzgifte wie Aflatoxine verursachen Krebs. Ebenso können Infektionen, z. B. mit Helicobacter pylori (Magen), Papillomaviren (Gebärmutterhals) oder Hepatitis-C-Virus (Leber) die Krebsentwicklung in den entsprechenden Organen begünstigen. Auch wenn innerhalb einer Familie häufiger Krebs, wie z. B. in Brust, Gebärmutter, Eierstöcken oder Darm aufgetreten ist, kann das Risiko für enge Verwandte erhöht sein.

Obwohl noch nicht alle Auslöser und Prozesse der Krebsentstehung bekannt sind, ist sich die Forschung sicher, dass nicht nur eine *einzige* Ursache Krebs verursacht. Vielmehr müssen mehrere Faktoren zusammenkommen und eine gewisse Empfänglichkeit (Disposition) des Menschen bestehen. Ausnahmen davon können allerdings starke berufliche Schadstoffbelastung oder schädliche Strahlung sein.

Auch das Lebensalter spielt eine Rolle bei der Entstehung von Krebs. Mit zunehmendem Alter steigt die Zahl der Zellen, die entarten können (s. u.). Krebs wird daher bereits als Alterskrankheit bezeichnet. Von den etwa 170 000 Männern und 180 000 Frauen, die 1998 nach Schätzungen des Robert-Koch-Instituts in Deutschland an einer Krebskrankheit litten, waren nur 30 Prozent jünger als 60 Jahre alt.

Krebs ist keine Krankheit, die spontan ausbricht wie etwa Fieber als Reaktion auf eine Infektion durch Bakterien oder Viren. Zwar wehrt sich der Körper ebenso gegen Substanzen, die Krebs erzeugen können, dies geschieht aber von uns unbemerkt. Täglich sind wir solchen Substanzen ausgesetzt, die Zellen bzw. das Erbgut schädigen können. Solange der Reparaturmechanismus des Organismus intakt ist, werden diese Schäden beseitigt. Irgendwann, wenn diese Wiederherstellungskräfte nachlassen (z. B. im Alter), Dosis oder Menge der schädlichen Substanzen überhand nimmt oder der Körper aus anderen Gründen geschwächt ist, funktioniert der Mechanismus (s. u.) nicht mehr, und die veränderten Zellen können sich ungehindert vermehren. Dieser Vorgang kann Jahre oder sogar Jahrzehnte dauern. Daher kann man weder den Zeitpunkt exakt feststellen, wann der Reparaturmechanismus aussetzt, noch genau bestimmen, welche schädigende(n) Substanz(en) für Krebs verantwortlich ist (sind). Erst durch langfristige Beobachtungen sowie Auswertungen von Statistiken zu Krankheits- und Todesursachen oder geographischen Krankheitshäufungen (Epidemiologie) hat man bestimmte Ursachen der Krebsentstehung zuordnen können:

Faktoren, die bei der Krebsentstehung eine Rolle spielen

Risikofaktor	Geschätzter Anteil	Gefährdete Organe
Rauchen	30–40%	Lunge, Bronchien, gesamter Verdauungstrakt (von Mundhöhle bis Darm), Brust, Genitalien, Niere, Blut
Ernährung	35%	Gesamter Verdauungstrakt (von Mundhöhle bis Darm), Brust, Prostata
Infektionen, Sexualverhalten/ Hygiene	5–10%	Leber, Gebärmutterhals, lymphatisches System, Blut, Magen
Alkohol	3–5%	Mundhöhle, Rachen, Speiseröhre, Kehlkopf, Leber, Pankreas
Erbliche Faktoren	5%	Brust, Darm, Eierstöcke, Schilddrüse
Berufliche Exposition	4%	Lunge, Harnblase, lymphatisches System
Unbekannt	4%	Alle Organe
Strahlung	3%	Haut (UV-Strahlung), Blut, Brust, Schilddrüse, Lunge, Knochen, Darm, Speiseröhre, Magen, Leber, Blase, Prostata, Gehirn
Umweltverschmutzung (Luft)	2%	Lunge

Immer wieder werden wir mit Schreckensmeldungen in den Medien konfrontiert, in denen von neuen, krebserregenden Substanzen berichtet wird. Für den Laien ist es oft sehr schwer, zwischen objektiver Berichterstattung und Panikmache zu unterscheiden. Die Angst vor Krebs wird zum Teil so sehr geschürt, dass sich dadurch eine Psychose (Karzinophobie) entwickeln kann. In der Tat darf man Krebs und die Risiken, daran zu erkranken, nicht unterschätzen. Gleichwohl sollte man nicht außer Acht lassen, dass zumindest rein rechnerisch 60 bis 80 Prozent aller Krebserkrankungen durch Veränderung von so genannten Lebensstilfaktoren wie Ernährung, Rauchen und Trinken vermieden werden können (s. u.).

Früherkennung

Neben der Prävention (Vorbeugung, s. u.) ist die frühzeitige Diagnose wichtig, denn je eher ein Tumor erkannt wird, desto besser sind die Heilungschancen. Das gilt ganz besonders bei Brustkrebs, der bei rechtzeitiger Diagnose gut therapierbar ist. Die Wahrscheinlichkeit, eine Brustkrebserkrankung zu überleben, beträgt heute etwa 73 Prozent, daher sollten Sie regelmäßige ärztliche Untersuchungen zur Früherkennung wahrnehmen. Weil Brustkrebs keinerlei Beschwerden verursacht, sollte es darüber hinaus allen Frauen zur Gewohnheit werden, jeden Monat ihre Brust selbst zu untersuchen. Am besten eignet sich dafür der Zeitraum zwischen dem 7. und 10. Tag nach Beginn der Regelblutung, denn zu diesem Zeitpunkt ist das Brustgewebe besonders weich.

Selbstuntersuchung der Brust:
Schauen Sie Ihre Brüste zunächst mit herabhängenden, dann mit erhobenen Armen an und achten Sie auf Veränderungen. Tasten Sie mit der rechten Hand die äußeren und unteren Bereiche Ihrer linken Brust ab und umgekehrt. Tasten Sie dann die Innenseiten ab. Drücken Sie den Bereich hinter dem Warzenhof vorsichtig zusammen. Tasten Sie erst Ihre Achselhöhlen innen zum Brustkorb bei hängendem Arm ab und danach den Halsansatz über dem Schlüsselbein. Wenn Ihnen einseitig Dellen, Verhärtungen, Verwölbungen, Gewebewiderstände, Hautveränderungen oder Sekretabsonderungen auffallen, gehen Sie zum Arzt.
Wichtig: Regelmäßige Selbstuntersuchungen ersetzen nicht die Früherkennungsuntersuchungen beim Gynäkologen.

Frauen sollten besonders gewissenhaft jede Art der Vorsorgeuntersuchung wahrnehmen, wenn in ihrer Familie, z. B. bei Mutter oder Schwester, Brustkrebs aufgetreten ist. Das Risiko, selbst Brustkrebs zu bekommen, steigt in solchen Fällen um das 3- bis 4-fache. Auch jenseits der Menopause bleiben Vorsorgeuntersuchungen wichtig. Das gilt ganz besonders für Frauen, die keine Kinder geboren und gestillt haben. Eine späte Menopause, ein früher Beginn der Regelblutung oder die langfristige Einnahme von Hormonen gegen Wechseljahresbeschwerden können ebenfalls mit einem Risiko verbunden sein, das durch regelmäßige Vorsorgeuntersuchungen reduziert werden kann.

Auch Darmkrebs lässt sich durch frühzeitige Untersuchungen leicht erkennen und heilen. Mit Hilfe von Teststäbchen wird verborgenes (okkultes) Blut im Stuhl festgestellt, das aber nicht in jedem Fall eine Krebserkrankung bedeuten muss. Zuverlässiger ist eine Darmspiegelung, die heute durch moderne Untersuchungsmethoden kaum noch schmerzhaft ist und ab dem 50. Lebensjahr von den Krankenkassen bezahlt wird.

Die Früherkennung von Gebärmutterhalskrebs wird vom Frauenarzt mit Hilfe eines Abstrichs durchgeführt, in dem Zellen auf Veränderungen untersucht werden.

Eine Vorsorgeuntersuchung auf Hautkrebs wird besonders Menschen mit vielen Leberflecken empfohlen. Dringend notwendig wird die Begutachtung von einem Hautarzt, wenn sich Leberflecken in Form, Größe und Farbe verändert haben.

Grundsätzlich sollten Sie bei jeder unerklärlichen Veränderung Ihres Körpers einen Arzt aufsuchen. Dazu können Schwäche, Schmerzen, Abgeschlagenheit, schlechte Wundheilung, unbegründete Gewichtsveränderungen oder Appetitlosigkeit gehören.

Diagnose

Bei Verdacht auf eine Krebserkrankung werden abhängig von den Beschwerden und der Lokalisation verschiedene Untersuchungsmethoden angewendet wie Labortests des Blutes, Untersuchungen von Gewebeproben, Röntgenkontrollen, Computertomographie, Kernspintomographie (auch Magnetresonanztomographie, MRT) oder andere bildgebende Verfahren (z. B. Szintigraphie).

Therapie

Sollte sich der Verdacht bestätigen, wird eine individuelle Therapie erstellt, die sich nach der Art des Tumors, seiner Lokalisation, des Zelltyps, dem Stadium der Krankheit und dem Gesamtzustand des Patienten richtet. Das können Operationen, Chemo-, Strahlen- oder Hormontherapien sein sowie Kombinationen verschiedener Verfahren miteinander oder nacheinander. Für viele Patienten bedeutet der Gedanke, sich der Schulmedizin mit ihren aggressiven Therapien förmlich ausliefern zu müssen, Angst und Schrecken, und sie suchen Hilfe in der so genannten Alternativmedizin. Hier gibt es sehr gute Therapien, aber auch Scharlatanerie, und man muss sorgfältig abwägen, ob man den Versprechungen Glauben schenken mag. Es wäre leichtsinnig, die Fortschritte, die die Schulmedizin erreicht hat, zu ignorieren und diese erfolgreichen Therapien nicht in Anspruch zu nehmen. Viel besser ist es, naturheilkundliche Behandlungen als zusätzliche (adjuvante) oder ergänzende (komplementäre) Therapien zur konventionellen Behandlung zu nutzen. Sie helfen, die oftmals schweren, unangenehmen Nebenwirkungen z. B. durch Chemotherapie oder Bestrahlung zu lindern und tragen damit zur Verbesserung der Lebensqualität bei. Inzwischen gibt es zahlreiche Onkologen, die Schulmedizin und Naturheilkunde miteinander verbinden. Adressen, die über anerkannte naturheilkundliche Methoden informieren, finden Sie im Anhang.

Was ist Krebs?

Krebs ist der Name für eine Krankheit, die es im eigentlichen Sinne gar nicht gibt, vielmehr handelt es sich hier um einen Sammelbegriff für mehr als hundert Formen bösartiger Tumore, die sich nach Herkunft oder Zelltyp voneinander unterscheiden. Sie können sich in allen Organen und Geweben entwickeln und Wachstumsgeschwindigkeit, Struktur, Beschaffenheit oder Gefährlichkeit ist bei jedem anders. Auch die Symptome einer Krebserkrankung sind, je nachdem, um was für einen Tumor es sich handelt, ganz verschieden. Aus diesem Grunde sind auch die Therapien von einer Krebserkrankung zur anderen unterschiedlich.

Streng genommen ist der Tumor nicht die Krankheit selber, sondern seine Auswirkung. Krebs ist eine Erkrankung der Gene (s. u.), die ihre Steuerfunktion verloren haben, sodass kranke Zellen unkontrolliert wachsen und sich teilen, wodurch schließlich ein Tumor entsteht. Dieser verdrängt gesunde Zellen und wächst in benachbartes Gewebe hinein, was bei gesunden Geweben oder gutartigen Tumoren niemals geschieht. Dadurch können die befallenen Gewebe oder Organe ihre Aufgabe im Stoffwechsel nur noch schlecht oder gar nicht mehr wahrnehmen. Entartete Krebszellen können sogar mit dem Blut- oder Lymphstrom wandern und in anderen, weiter entfernten Geweben als Tochtergeschwülste (Metastasen) wuchern.

Krebs ist keine neue Erkrankung. Bereits im Altertum sind bösartige Tumore aufgetreten und detailliert beschrieben worden. Die ersten Beobachtungen stammen aus der Pharaonenzeit 5000–3000 v. Christus. Auch aus Indien, Peru und China sind frühe Berichte bekannt. Hippokrates gab vermutlich der Erkrankung ihren Namen: Die Blutgefäße, die einen Tumor versorgen, ähneln nach seiner Beobachtung den Scheren eines Krebses, griechisch «Karkinos». Anderen Berichten zufolge stammt das Wort von der unregelmäßigen, runden Form des Tumors, die an einen Taschenkrebs erinnert. Allerdings wussten die Ärzte damals und in den folgenden Jahrtausenden noch nichts über seine Entstehung. Erst im 18. Jahrhundert entdeckte Percival Pott im Ruß krebserregende Stoffe, die bei Schornsteinfegern Hoden- und Peniskrebs sowie Tumore in der Leistengegend verursacht hatten – die gleichen Stoffe, die auch heute noch als krebserregend bekannt sind und z. B. beim Rauchen entstehen.

Erst der Arzt und Gelehrte Rudolf Virchow hat um die Jahrhundertwende schließlich entdeckt, dass es sich bei Krebs um Zellen handelt, die durch bestimmte Einflüsse unkontrolliert wachsen.

Wie entsteht Krebs?

Ein ausgewachsener Mensch besteht aus etwa 100 000 Milliarden (10^{14}) Zellen, von denen jede in ihrem Zellkern die gleiche Erbinformation (das Genom) trägt, wie jene erste Zelle, aus der er ursprünglich entstanden ist. Diese Zellen teilen sich bis ins hohe Alter hinein und verjüngen sich auf diese Weise. Damit eine Zelle sich überhaupt teilen kann, muss sie zunächst einmal wachsen. Dafür benötigt sie Eiweiß, Fette und Zucker. Dann muss sie das Genom, also alle Chromosomen, originalgetreu kopieren, sodass diese kurzfristig doppelt vorhanden sind. Damit ist eine Mutterzelle entstanden, die sich in zwei identische Tochterzellen teilt, die beide die gleiche genetische Information besitzen.

Die Lebensdauer der einzelnen Zellen ist unterschiedlich, je nachdem, zu welchem Gewebe oder Organ sie gehören. Zellen des Nervensystems, zu dem auch das Gehirn gehört, können z. B. nahezu lebenslang existieren. Darmzellen haben nur eine Lebensdauer von einigen Tagen, während rote Blutkörperchen eine Lebenszeit von etwa 100 bis 120 Tagen haben. Das bedeutet, dass jede Sekunde in unserem Körper etwa 3 Millionen rote Blutzellen neu gebildet werden müssen, bei einem vorhergegangenen Blutverlust sind es sogar noch mehr. Insgesamt sterben in jeder Minute etwa 50 Millionen Körperzellen ab, die wieder ersetzt werden müssen.

Das Signal, sich zu teilen und verbrauchte zu ersetzen, bekommen die Zellen durch Impulse ihrer Nachbarzellen, die durch Wachstumsfaktoren (Hormone, Zytokine) übermittelt werden. Diese können die Zellteilung sowohl stimulieren als auch hemmen, wenn kein Bedarf an neuen Zellen besteht. Überwacht wird die Zellteilung von über 100 Genen. Wenn irgendetwas im Ablauf nicht richtig funktioniert und eine nicht identische Tochterzelle entsteht, können diese Gene die Zelle entweder reparieren oder zu einem «programmierten Selbstmord» zwingen. Das passiert täglich tausendfach und ist ein normaler Vorgang. Erst wenn schwerwiegende Veränderungen (Mutationen) an den Genen auftreten, versagt der Reparaturmechanismus, und das Gleichgewicht bei den Zellteilungen gerät durcheinander: Die Zellen können sich nun ungehemmt vermehren. Bis heute sind bei weitem noch nicht alle Substanzen oder Faktoren bekannt (s. S. 238), die diese Gendefekte auslösen können. Wahrscheinlich ist, dass im Laufe eines Menschenlebens viele Einflussfaktoren zusammenkommen müssen, um Zellen überhaupt dauerhaft zu schädigen. Auch das Lebensalter selbst spielt eine Rolle: Die Zellen verlieren ihre Fähigkeit zur Reparatur, und die Folge ist, dass mit zunehmendem Alter mehr Menschen an Krebs erkranken.

Ernährung und Verhalten zur Prävention von Krebserkrankungen

Ein gesunde, ausgewogene Ernährung (s. S. 61) ist der beste Schutz vor Krebs. Der *Europäische Kodex zur Krebsbekämpfung* fasst die wichtigsten Verhaltens- und Ernährungsregeln zusammen:

- Essen Sie 5-mal pro Tag Obst, Gemüse und Salate. Sie sind die wichtigsten Lieferanten für Vitamine, Mineralstoffe und sekundären Pflanzenstoffe (s. S. 56), die gerade bei der Vermeidung von Krebs eine große Rolle spielen. Neue Ergebnisse der EPIC-Studie (European Prospective Investigation into Cancer and Nutrition) mit 519.978 Menschen aus 10 europäischen Ländern bestätigen die Bedeutung von Obst und Gemüse bei der Krebsprävention. Lebensmittel, die Phytoöstrogene enthalten wie Soja, Leinsamen oder Hülsenfrüchte können durch ihre antiöstrogene Wirkung vor Brustkrebs schützen. Essen Sie vor allem abwechslungsreich: Damit bekommen Sie auf der einen Seite die ganze Palette der schützenden Inhaltsstoffe, auf der anderen Seite reduzieren Sie die Konzentration möglicher Pestizide, Düngemittel und anderer, unerwünschter Substanzen.

- Essen Sie weniger Fette – aber die richtigen. Um sich vor Krebs zu schützen, sollten Sie Schlachtfette möglichst meiden, stattdessen die Fette mit gesunden Fettsäuren, wie sie in Fisch und hochwertigen Pflanzenölen vorkommen, bevorzugen (s. S. 40). Vor Brustkrebs schützen besonders die einfach ungesättigten Fettsäuren in Oliven- und Rapsöl. Bei der Zubereitung sollten Sie darauf achten, dass das Fett nicht zu hoch erhitzt wird, denn dadurch können sich krebserregende Stoffe, z. B. Peroxide, bilden.

- Vermeiden Sie Übergewicht oder bauen Sie es ab. Übergewicht (s. S. 214) bedeutet, dass der Körper mehr Fettzellen als normal besitzt. Diese bilden z. B. Östrogene, die, wenn sie eine bestimmte Konzentration übersteigen, an der Entstehung von Brustkrebs maßgeblich beteiligt sind. Auch die Insulinresistenz (s. S. 208), die bei oder durch Übergewicht entsteht, spielt bei der Entwicklung von Tumoren eine Rolle. In Europa sind 11 Prozent aller Dickdarmtumore, 9 Prozent der Brustkrebserkrankungen, 39 Prozent des Endometrium-, 37 Prozent des Speiseröhren-, 25 Prozent des Nieren- und 24 Prozent des Gallenblasenkrebses auf Übergewicht und Adipositas zurückzuführen. Das Risiko, an einer Krebserkrankung zu sterben, liegt bei Frauen mit starker Adipositas (BMI > 40) im Vergleich zu Normalgewichtigen um 62 Prozent höher (Männer 52 Prozent).

- Essen Sie mehr Getreide und ballaststoffreiche Lebensmittel. Ballaststoffe (s. S. 38) spielen auch bei der Krebsprävention, vor allem bei Darmkrebs, eine große Rolle: Sie verkürzen die Passagezeit von «Abfallstoffen» durch den Darm, dienen der Darmflora als Nahrung und optimieren den pH-Wert des Darminhaltes. Die o. g. EPIC-Studie zeigt, dass der tägliche Verzehr von 34 g Faserstoffen das Risiko für Darmkrebs um 40 Prozent senkt. Bauen Sie Faserstoffe in Form von Müsli und Vollkornbrot, Hülsenfrüchten, Nüssen, Leinsamen und Gemüse, am besten roh verzehrt, in Ihren Speiseplan ein.

- Verwenden Sie Kräuter und Gewürze anstelle von Salz. Abgesehen von den neuen Geschmackserlebnissen liefern Kräuter und Gewürze sekundäre Pflanzenstoffe, die ihrerseits krebshemmende Wirkung haben.
- Trinken Sie wenig oder gar keinen Alkohol.
- Hören Sie auf zu rauchen. Je früher (s. S. 242), desto besser. Aber selbst wenn Sie erst im mittleren Lebensalter aufhören, können Sie Ihr Krebsrisiko deutlich senken.
- Vermeiden Sie übermäßige Sonnenbestrahlung. Bei jedem Sonnenbrand wird die Haut nicht nur oberflächlich schmerzhaft gerötet, sondern die Strahlen dringen auch unter die Haut und schädigen des Erbgut der Zellen. Die «gesunde» Bräune ist eigentlich nichts weiter als eine Schutzreaktion der Haut, die sich und die darunter liegenden Zellen damit vor den schädigen Strahlen der Sonne schützt.

Verantwortlich dafür sind Melanozyten (Melan = schwarz), die sich braun färben. Wie ein Schutzschild verhindern sie, dass das Sonnenlicht bzw. die UV-Strahlung bis zu den Zellen vordringen kann. Der braun gebrannte Körper zeigt nicht etwa gute Erholung und besondere Fitness, sondern signalisiert, dass die Haut unter größtem Stress steht und vor weiterer Sonnenbestrahlung geschützt werden muss.

Anscheinend vergisst die Haut auch frühere Sonnenbrände nicht. Die Schäden, die bei einem Sonnenbrand entstehen, sind niemals mehr rückgängig zu machen. Daher müssen besonders Kinder ausreichend vor Sonne geschützt werden!

Heute weiß man, dass starke Sonneneinstrahlung der größte Risikofaktor für das Melanom ist – die schlimmste Form des Hautkrebses. Jährlich nehmen die Hautkrebserkrankungen in Deutschland um 7 Prozent zu. Besonders gefährdet sind Menschen mit rötlichen oder blonden Haaren, Sommersprossen und zahlreichen Muttermalen. Bis zum Alter von 40 Jahren erkranken Frauen doppelt so oft wie Männer an Hautkrebs, danach sind die Männer häufiger betroffen. Bei Frauen entstehen Melanome hauptsächlich an den Beinen, bei Männern eher am Rumpf.

- Vermeiden Sie krebserregende Stoffe.

Substanz	entstanden durch	vermeiden durch
Nitrat/Nitrit	Stickstoffdüngung, bes. in Spinat, Rote Bete, Wurzelgemüse, in Pökelsalz	Gemüse und Salat der Saison entsprechend kaufen und wenig aus dem Gewächshaus verwenden. Vitamin C schützt vor der Bildung von Nitrosamin aus Nitrit
Nitrosamine	Nitrit-Pökelsalz, Braten u. Grillen gepökelter Fleisch- und Wurstwaren, Zigarettenrauch	gepökelte Fleisch- und Wurstwaren nicht scharf braten, grillen oder mit Käse überbacken
Benzo[a]pyren und verwandte Substanzen	Grillen über Holzkohle, scharfes (An)braten, Zigarettenrauch	
veränderte Eiweißstoffe (Pyrolyse-Produkte)	Hohes Erhitzen von eiweißreichen Lebensmitteln, ganz besonders von rotem Fleisch	Fleisch, besonders rotes, nicht scharf braten
veränderte Fettstoffe (Peroxide)	Erhitzen von Ölen mit hochungesättigten Fettsäuren (z. B. Distelöl), Hocherhitzen von Bratfett, zu häufiges Erhitzen von Frittierfett	Fette nicht hoch erhitzen und nicht oft verwenden (z. B. Frittierfett)
Mykotoxine (z. B. Aflatoxine)	Schimmelpilze (besonders bei Nüssen!)	Lebensmittel nicht lange aufbewahren und für ausreichende Kühlung sorgen, Verschimmeltes wegwerfen

Wenn Sie beruflich mit krebserregenden Stoffen umgehen müssen, befolgen Sie genau die Gebrauchsanweisung und Sicherheitsbestimmungen! Immer wieder geraten Produkte, die wir im täglichen Leben verwenden, in Verdacht, krebserregende Substanzen zu enthalten. Das können z. B. Deodorants, Haarfärbemittel oder Farben und Lacke sein. Entscheiden Sie genau, was Sie verwenden und ob bestimmte Präparate wie Haarfärbemittel im Dauergebrauch nötig sind.

- Treiben Sie Sport. Immer wieder begegnen Sie diesem dringenden Ratschlag. Das soll Sie nicht langweilen, sondern im Gegenteil immer wieder daran erinnern, wie wichtig körperliche Aktivität ist, auch bei der Prävention von Krebs: Das Risiko, an Brust-, Endometrium- und Darmkrebs zu erkranken, sinkt bei regelmäßiger Bewegung! Daher: Je mehr, desto besser!

Teil 4:
Riskante Lebensstilfaktoren

Rauchen

Obwohl jeder weiß, dass Rauchen schädlich ist, scheint dieses Wissen keine abschreckende Wirkung zu haben: *stündlich* sterben weltweit 560 Menschen durch Rauchen, im Jahr 2000 waren es insgesamt rund 5 Millionen Raucher. Allein in Deutschland sterben *täglich* etwa 340 Menschen an den Folgen des Rauchens. Die WHO schätzt, dass sich ohne gesundheitliche Aufklärung und strikte Gegenmaßnahmen bis zum Jahr 2020 die Zahl der Todesfälle durch Rauchen auf jährlich 8,4 Millionen erhöhen wird. Nach Erhebungen des Bundesgesundheitsministeriums rauchen in Deutschland 39 Prozent der Männer und 31 Prozent der Frauen, Tendenz bei Letzteren steigend. Von 1990 bis 1998 stieg der Prozentsatz der rauchenden Frauen im Alter zwischen 30 und 40 Jahren von 34 auf 44 Prozent, in der Altersgruppe zwischen 40 und 50 Jahren verdoppelte sich die Zahl der Raucherinnen sogar fast von 14 auf 27 Prozent (Angaben Robert-Koch-Institut). Besonders besorgniserregend ist die Tatsache, dass immer mehr *jüngere* Mädchen und Frauen rauchen. Das Einstiegsalter liegt bei etwa 14 Jahren, und schon mehr als 19 Prozent der 15-jährigen Mädchen rauchen regelmäßig. Bei den 18- bis 24-Jährigen sind es bereits 44 Prozent.

Dieser Trend ist weltweit zu beobachten, sodass die WHO vor einer «Epidemie tabakbezogener Krankheiten bei Frauen» warnt.

Warum rauchen Frauen?

Studien zum Rauchverhalten haben gezeigt, dass Männer und Frauen aus unterschiedlichen Gründen rauchen: Männer geben an, dass sie das Rauchen mit Freude und angenehmen Situationen verbinden und versuchen, mit der Zigarette positive Erinnerungen wieder heraufzubeschwören, Frauen hingegen brauchen die Zigarette, um mit Stress, Konflikten und Ängsten fertig zu werden und um depressive Verstimmungen oder Ärger besser zu verarbeiten. Außerdem benutzen viele Frauen Zigaretten als Appetitzügler und kontrollieren damit ihr Gewicht – ein Grund übrigens, warum viele Frauen nach dem Rauchstopp wieder rückfällig werden. Junge Mädchen benutzen die Zigarette außerdem, um Unsicherheit zu kompensieren und sich als Raucherin eine Identität zu geben. Auf der einen Seite können sie sich mit Hilfe der Zigarette gegen Autoritäten wie Eltern oder Lehrer auflehnen und damit Freiheit und Unabhängigkeit demonstrieren, auf der anderen Seite soll das Rauchen ihnen helfen, Freundschaften zu schließen und soziale Kontakte zu knüpfen.

Was macht Rauchen so gefährlich?

Nikotin ist ein starkes Gift, das nach dem Inhalieren bereits innerhalb von Sekunden das Gehirn erreicht. Die Nikotinmenge einer Zigarette würde beim Verschlucken zu schweren Vergiftungen führen und wäre für ein Kleinkind tödlich. Aber nicht nur das Nikotin allein, sondern gleich ein ganzer Cocktail von unterschiedlichen Substanzen ist für die krank machende Wirkung verantwortlich: Beim Rauchen einer Zigarette entstehen etwa 2 Liter Rauch mit ca. 3000 verschiedenen Substanzen und Verbindungen wie Ammoniak, Blausäure, Stickoxiden, Benzol, Blei, Zink, Cadmium u. v. a. Davon sind etwa 40 bis 60 Substanzen krebserregend wie z. B. polyzyklische Kohlenwasserstoffverbindungen (z. B. Benzo[a]pyren), Nitrosamine, aromatische Amine oder Hydrazin. Diese Stoffe sind selbst höchst aggressiv oder bilden so genannte freie Radikale, die Zellen oder Erbgut attackieren. Ihre Wirkung ist dosisabhängig: Je länger und je öfter man raucht, umso schlimmer die Wirkung. Frauen sind davon besonders betroffen, denn ebenso wie auf Medikamente reagiert der weibliche Körper hier viel empfindlicher als der männliche. Frauen, die 15 oder mehr Zigaretten am Tag rauchen, sterben im Vergleich zu Nichtraucherinnen etwa 9 Jahre früher. Raucherinnen sind deshalb so besonders gefährdet, weil ihre Lungen kleiner als die der Männer sind und ihr Lungenvolumen daher geringer ist. Sie inhalieren somit tiefer, wodurch der Rauch und mit ihm die Schadstoffe viel weiter und intensiver in die Lungen eindringen. Hinzu kommt, dass die weiblichen Bronchien enger und die Atemwege empfindlicher auf die Schadstoffe reagieren als die der Männer. Außerdem schädigen die im Rauch enthaltenen Giftstoffe die Zellen stärker, wofür die Östrogene verantwortlich gemacht werden. Studien haben erst kürzlich gezeigt, dass Krebszellen in der Lunge mehr Östrogenrezeptoren besitzen als gesunde Lungenzellen. Auch auf die im Rauch enthaltenen Gefäßgifte wie Kohlenmonoxid reagieren Frauen empfindlicher als Männer. Verantwortlich dafür sind vermutlich ebenfalls Wechselwirkungen mit den weiblichen Hormonen.

Organe, die nicht mit den Atemwegen direkt in Verbindung stehen, können auch durch Rauchen geschädigt werden, denn die giftigen Substanzen verlassen die Atemwege über die Blutbahn und werden so durch den Körper transportiert. Andere werden mit dem Speichel heruntergeschluckt und wandern in Magen und Darm.

«Das Rauchen tötet mehr Menschen als Verkehrsunfälle, AIDS, Alkohol, illegale Drogen, Mord und Selbstmord zusammen. Es ist die häufigste und wissenschaftlich am deutlichsten belegte Einzelursache für den Krebstod.» (Bundesverfassungsgericht 1997).

Passivrauchen

Raucher inhalieren nur ein Viertel des Rauchs, der Rest verglimmt an der Zigarettenspitze als Nebenstromrauch und belastet die Umwelt. Im englischen und amerikanischen Sprachgebrauch wird Passivrauchen daher auch als «environmental smoking» bezeichnet, also wörtlich übersetzt: «Umwelt-Rauchen».

In diesem Nebenstromrauch ist die Konzentration der krebserregenden Substanzen bis zu 130-mal stärker als im Hauptstromrauch. Für Passivraucher ist das eine große Belastung, denn dadurch verdoppelt sich das Risiko für Herzerkrankungen, und die Gefahr für Lungenkrebs steigt um 30 bis 40 Prozent. Passivrauchen erhöht auch die Gefahr für Brustkrebs: Frauen, die täglich 2 Stunden in verqualmter Luft verbringen müssen, erkranken nach 25 Jahren ebenso oft wie Frauen, die täglich selbst eine Schachtel Zigaretten rauchen.

Ganz besonders schlimm trifft es mitrauchende Kinder: 30 Prozent der Krebserkrankungen von Kindern sind auf passives Zigarettenrauchen zurückzuführen. Auch leiden sie häufiger unter Infektionen und Erkrankungen der Atemwege (Asthma, (Pseudo-)Krupp oder Bronchitis), des Herz-Kreislauf-Systems oder an Mittelohrentzündung. Bei bereits asthmatischen Kindern verschlimmert sich die Krankheit erheblich.

Kinder reagieren darum so empfindlich auf Passivrauchen, weil ihre Lungen und Atemwege noch nicht voll entwickelt und die Luftwege enger sind, sodass sie leicht verstopfen. Kleinkinder machen darüber hinaus viel mehr Atemzüge und inhalieren so mehr Rauch. Außerdem ist das Immunsystem der Atemwege noch nicht so gut entwickelt wie bei einem Erwachsenen. Bereits nach kurzer Zeit sinkt bei passiv mitrauchenden Kindern der Vitamin-C-Spiegel im Blut. Man sollte also wenigstens darauf achten, dass die Kinder von rauchenden Vätern und /oder Müttern reichlich mit frischem Obst und Gemüse versorgt werden.

Welche Krankheiten können durch das Rauchen entstehen?

Krebs

Während die Rate der Lungenkrebserkrankungen bei Männern seit 1990 nahezu konstant geblieben ist, steigt sie bei Frauen jährlich um etwa 3,5 Prozent. Bereits heute ist bei Frauen Lungenkrebs die häufigste Todes*ursache,* während die häufigste Krebs*art* Brustkrebs ist, der ebenfalls bei Raucherinnen häufiger auftritt: Wenn eine Frau 30 Jahre lang geraucht hat, ist ihr Risiko, an Brustkrebs zu erkranken, 60 Prozent höher als bei einer Nichtraucherin. Mädchen, die schon kurz nach der ersten Regelblutung mit dem Rauchen beginnen, sind besonders gefährdet. Der Grund: In jungen Jahren entwickelt sich das Brustgewebe noch sehr stark. Das ist mit einer hohen Zellteilungsrate verbunden und daher für krebserregende Stoffe besonders empfindlich (s. S. 235).

Auch Tumorerkrankungen an anderen Organen, wie z. B. am Gebärmutterhals, Magen, Dickdarm, Bauchspeicheldrüse oder Blase können durch Rauchen verursacht werden.

Herz-Kreislauf-Erkrankungen

Das Risiko für einen Herzinfarkt ist bei Raucherinnen gegenüber Nichtraucherinnen um 250 Prozent höher (Männer 140 Prozent). Schon täglich eine bis 4 Zigaretten verdoppeln das Herzinfarktrisiko. Frauen, die rauchen, sollten andere Verhütungsmittel als die Pille nehmen, denn beides zusammen lässt das Risiko für Thrombosen oder

Herzinfarkt noch einmal steigen. Übergewicht oder Bluthochdruck in Kombination mit der Pille und Rauchen sind besonders gefährlich.

Andere Wirkungen des Rauchens

Neben erhöhter Infektanfälligkeit, Asthma oder Bronchitis ist die Chronisch Obstruktive Lungenerkrankung (COPD) (obstruktiv = verstopft) zu 90 Prozent Folge des Rauchens. Diese Mischerkrankung aus chronisch obstruktiver Bronchitis und Lungenemphysem gilt immer noch als «Männerkrankheit» und wird bei Frauen leicht übersehen.

Durch Wechselwirkungen mit den Geschlechtshormonen beginnt das Klimakterium bei rauchenden Frauen früher, und die Gefahr, an Osteoporose zu erkranken, ist erhöht.

Nicht zuletzt wirkt sich Rauchen ungünstig auf die Haut – und damit auf die Schönheit aus. Raucherinnen bekommen eher faltige Haut, sie ist blass und trocken. Der Grund: Wie alle anderen Organe leidet die Haut durch Rauchen an Sauerstoffmangel, worauf Frauenhaut empfindlich reagiert. Raucherinnen haben ein dreifaches Risiko, vorzeitig Falten zu bekommen (Männer zweifach).

Rauchen und Schwangerschaft

Obwohl die meisten Frauen um die Gefahren für sich und das Kind wissen, rauchen erschreckend viele Schwangere: In der Altersgruppe um 25 Jahre raucht fast jede 2. Frau in der Frühphase der Schwangerschaft. Damit fügt sie ihrem Kind großen Schaden zu, denn bestimmte Substanzen, die die Mutter mit dem Rauch inhaliert, gelangen mit ihrem Blut in den Blutstrom des Ungeborenen. Die wachsenden Zellen, Gewebe und Organe des Kindes sind besonders empfindlich gegenüber diesen Schadstoffen, und die Entgiftungsfunktion der Leber ist noch nicht entwickelt. Außerdem bekommt das Ungeborene zu wenig Sauerstoff, der zur gesunden Entwicklung dringend nötig ist. Die Folgen: Die Neugeborenen sind bei Geburt kleiner, Früh- und Fehlgeburten sind häufiger, die Gefahr von Missbildungen wie z. B. Lippen- und Gaumenspalten steigt, und die Gehirnentwicklung ist beeinträchtigt. Außerdem bekommen die Kinder häufiger Infektionen oder Allergien, und die Gefahr für einen «plötzlichen Kindstod» steigt.

Durch Rauchen verringert sich außerdem die Chance, überhaupt schwanger zu werden, um 40 Prozent.

Aufhören zu rauchen – lohnt sich das überhaupt?

Ein Rauchstopp lohnt in jedem Fall, selbst wenn die Raucherkarriere schon sehr lange dauert. Schon nach kurzer Zeit verringern sich Krankheitsrisiken, bis sie nach einigen Jahren fast ganz denen von Nichtrauchern gleichen. Frauen sind im Vorteil: Ihre Lungen erholen

Was passiert wenn ich aufhöre zu rauchen?

Nach ...

... 20 Minuten	Blutdruck und Puls beginnen sich zu normalisieren
... 8 Stunden	Sauerstoffgehalt der roten Blutkörperchen normalisiert sich
... 24 Stunden	Risiko, einen Herzinfarkt zu erleiden, verringert sich
... 2 Tagen	Geruchs- und Geschmackssinn verbessern sich deutlich
... 1 Monat	Das Immunsystem erholt sich, Infektionsgefahr sinkt
... 3 Monaten	Lungenfunktion ist um 30 % verbessert
... 9 Monaten	Raucherhusten und Verschleimung der Atemwege verschwinden
... 1 Jahr	Risiko für koronare Herzerkrankung ist halbiert
... 2 Jahren	Risiko für Infarkt und Lungenkrebs sind deutlich gesunken
... 5 Jahren	Risiko für einen Schlaganfall ist wie bei einem Nichtraucher
... 10 Jahren	Lungenkrebsrisiko ist gleich groß wie bei einem Nichtraucher
... 15 Jahren	Risiko, einen Infarkt zu bekommen, ist wie bei einem Nichtraucher

sich innerhalb eines Jahres nach dem Rauchstopp doppelt so schnell wie die der Männer.

Wie kann ich mit dem Rauchen aufhören?

Selbst wenn der Entschluss einmal gefasst ist, ist es schwer, ihn in die Tat umzusetzen: Der Körper verlangt nach der Droge Nikotin, das ein ähnlich starkes Suchtpotenzial wie Heroin besitzt. Auf den Entzug reagiert der Körper mit Nervosität, Gereiztheit, Angst, Konzentrationsschwäche oder Schlafstörungen. Hilfe können Nikotinersatzstoffe geben, wodurch die Entzugserscheinungen gemildert werden. Es gibt Pflaster, Nasenspray, Kaugummi, Lutschtabletten usw. Diese Therapie hat eine Erfolgsrate von 30 bis 40 Prozent. Ohne Nikotin hilft das verschreibungspflichtige Medikament Zyban bei der Entwöhnung. Der Wirkstoff Amfebutamon (oder Buprion) ist als Antidepressivum bekannt und verhindert ebenfalls die Entzugssymptome beim Rauchstopp. Allerdings muss ein Arzt über die Einnahme des Medikamentes entscheiden, denn es gibt bestimmte Krankheiten, bei denen Zyban nicht angewendet werden darf.

Am besten lässt man sich professionell helfen und beraten, z. B. mit einer Verhaltenstherapie (Adressen im Anhang), Akupunktur oder Hypnose.

Rauchstopp und Gewichtszunahme

Viele Ex-Raucherinnen greifen wieder zur Zigarette, wenn sie merken, dass sie an Gewicht zugenommen haben. Das ist die gefährlichste Form der Gewichtskontrolle! Zwar sinkt, wenn Nikotin durch den Rauchstopp entfällt, der Energiebedarf etwas, sodass eine leichte Gewichtszunahme die Folge sein kann. Aber dieses Bisschen an Gewichtszunahme steht in keinem Verhältnis zu den gesundheitlichen Verbesserungen (s. o.), die mit dem Rauchstopp verbunden sind. Nikotinersatztherapien können dabei helfen, das Gewicht zu halten, aber auch ein vernünftiges Essverhalten: anstelle der Zigarette keine Schokolade, sondern lieber ein Stück Obst essen oder ein Glas Wasser trinken. Auch körperliche Bewegung, die ohne Zigarette immer leichter fallen wird, hilft, das Gewicht unter Kontrolle zu halten. Allerdings setzen strenge Diät und Rauchstopp zusammen ein hohes Maß an Selbstdisziplin und

Beherrschung voraus. Da ist es besser, sich zunächst um die Rauchentwöhnung zu kümmern und die Gewichtskontrolle auf später verschieben. Besseres Aussehen und frischere Haut machen ein paar Kilo wett! Innerhalb kurzer Zeit wird sich das Gewicht ohnehin wieder eingependelt haben.

Ernährungstipps für Raucherinnen

Durch Rauchen bilden sich vermehrt freie Radikale, die durch ihr aggressives Verhalten im Stoffwechsel das Risiko für Krebs und Herz-Kreislauf-Erkrankungen erhöhen. Dadurch steigt der Bedarf an Vitaminen und Radikalfängern aus Obst und Gemüse (s. S. 56). Viele Untersuchungen haben aber gezeigt, dass sich gerade Raucher schlecht ernähren: In der Regel essen sie mehr ungesunde Fette, weniger Ballaststoffe und trinken vor allem mehr Alkohol. Schon ohne Rauchen erhöht diese Art der Mangelernährung die Gefahr, Krebs oder Herz-Kreislauf-Erkrankung zu bekommen, zusammen mit dem Rauchen werden die Auswirkungen noch verschlimmert. Halten Sie sich daher an die Regeln für eine gesunde Ernährung (s. S. 61).

Nahrungsergänzungsmittel, wie Raucher-Vitamine sind keine Alternative zu einer gesunden Ernährung, im Gegenteil: Raucher werden dringend davor gewarnt, Tabletten mit ß-Carotin einzunehmen. Verschiedene Studien zeigten, dass ß-Carotin bei Rauchern die Lungenkrebsrate noch erhöhte. Natürliches ß-Carotin aus Nahrungsmitteln kann man jedoch unbedenklich zu sich nehmen. Auch «Extra-Dosen» von Vitamin C schützen den Raucher nicht. Die einhellige Meinung aller Forscher ist, dass einzig und allein das Aufhören mit dem Rauchen vor Folgekrankheiten schützt.

Alkohol

Alkohol ist das am häufigsten konsumierte Genussmittel und zur Förderung von Geselligkeit und Stimmung hoch angesehen: Man geht ein «Bierchen» trinken, genießt einen Wein zum Essen und morgens darf es auch schon mal ein «Gläschen» Sekt sein. Sogar ein Schwips oder leichte Trunkenheit sind sozial akzeptiert. Dabei gehört Alkohol zusammen mit Nikotin zu jenen Suchtgiften, die zwar legal sind, deren Konsum aber häufiger zum Tode führt als der Gebrauch illegaler Drogen. In Deutschland sterben jährlich etwa 40 000 Alkoholkranke; 2,5 Millionen Menschen sind alkoholabhängig, davon sind etwa 530 000 Frauen. Die Dunkelziffer ist jedoch groß, da Frauen ihre Sucht lange Zeit selbst vor ihrer Familie verheimlichen können. Im Gegensatz zu Männern, die ihre Abhängigkeit eher öffentlich ausleben und andere Menschen oder ihre Lebensumstände dafür verantwortlich machen, schämen sich Frauen und geben sich selbst die Schuld für ihre Abhängigkeit.

Alkoholismus entsteht bei Frauen durch ähnliche Umstände wie Medikamentenabhängigkeit: Alkohol dient als «Helfer» in schwierigen Situationen wie etwa Überforderung durch Beruf und Familie. Er soll dazu beitragen, gelassener zu werden und leistungsfähig zu bleiben.

Was macht Alkohol so gefährlich?

Geringe Alkoholmengen (Äthanol) werden bereits in Mund, Speiseröhre und Magen resorbiert. Kohlendioxid, das aus der Kohlensäure von sprudelnden Alkoholika wie Bier oder Sekt entsteht, verstärkt die Aufnahme noch. Der größte Teil des Alkohols (70 bis 80 Prozent) wird aus dem Dünndarm aufgenommen und mit dem Blutstrom zur Leber transportiert, die mit Hilfe des Enzyms Alkoholdehydrogenase nach und nach den Alkohol zu dem Zellgift Acetaldehyd abbaut. Dieses ist verantwortlich für Herzklopfen, Atembeschwerden oder Übelkeit, die nach reichlichem Alkoholgenuss auftreten, sowie für die Zellschäden bei chronischem Alkoholmissbrauch. Der Alkohol selbst wirkt dosisabhängig sowohl auf das Zentralnervensystem als auch auf innere Organe verheerend. Schwindel, Sehstörungen und verlangsamte Reaktionen mit Sprachstörungen sind erste Anzeichen für eine Überdosis. Chronischer Alkoholmissbrauch führt zu gravierenden Veränderungen verschiedener Stoffwechselvorgänge, sodass die Folgen von Fettstoffwechselstörungen bis hin zu Diabetes reichen können. Außerdem bilden sich vermehrt freie Sauerstoffradikale, die zu Zellschädigungen führen; der Säure-Basen-Haushalt des Organismus wird gestört, und durch Harnsäureüberschuss wird die Entstehung von Gicht gefördert. Auch Organschäden, z. B. Magenschleimhautentzündung, Magen- und Darmgeschwüre, Leberzirrhose oder Bauchspeicheldrüsenentzündungen können die Folge sein. Da die Abbauprodukte des Alkohols starke Zellgifte sind, können auch Krebserkrankungen an Speiseröhre, Kehlkopf, Bauchspeicheldrüse, Magen, Darm und Brust entstehen. Regelmäßiger Alkoholkonsum führt außerdem zu einem Anstieg des systolischen und diastolischen Blutdrucks und ist neben Übergewicht die zweitwichtigste Ursache für die primäre Hypertonie (s. S. 219).

Neben den körperlichen Schäden, die chronischer Alkoholmissbrauch nach sich zieht, sind die gesellschaftlichen Folgen wie Verhaltensänderung, Verlust des Arbeitsplatzes und soziale Isolation schwerwiegend und können immer weiter in den Teufelskreis der Abhängigkeit führen.

Frauen reagieren auf die Wirkungen von Alkohol wesentlich empfindlicher als Männer. Eine Ursache ist ihre in der Regel geringere Körpergröße und der niedrigere Wassergehalt ihres Körpers. Dadurch ist die relative Konzentration des Alkohols höher. Außerdem wird bei Männern ein größerer Anteil des Alkohols bereits im Magen verstoffwechselt, der damit der Resorption entgeht (Männer 20 Prozent, Frauen 10 Prozent). Schließlich ist die Abbaurate des Alkohols in der weiblichen Leber um 15 Prozent langsamer als beim Mann.

Ernährung und Verhalten bei Alkoholkonsum

Für Frauen bedeutet bereits ein regelmäßiger Konsum von 20 g Alkohol am Tag eine Gefahr für die Gesundheit (Männer 40 g). Eine Frau, die täglich 40 g reinen Alkohol zu sich nimmt, gilt schon als stark suchtgefährdet. Zum Vergleich: 1/4 l Bier oder 0,1 l Wein enthalten bereits 10 g Alkohol.

Zwar gibt es ernst zu nehmende Erkenntnisse, dass ein moderater Alkoholgenuss von täglich maximal 1 bis 2 Gläser Rotwein vor Erkrankungen am Herz-Kreislauf-System schützen soll, dennoch sehen Wissenschaftler dieses nicht als Freibrief, Alkohol als Medikament zu empfehlen. Die Folgeschäden selbst dieses geringen Alkoholkonsums sind größer als der Nutzen.

Wenn Sie gerne hin und wieder ein Glas Wein oder Bier trinken, sollten Sie zum Ausgleich 1 bis 2 Gläser Wasser zu sich nehmen. Alkoholische Getränke sind keine Durstlöscher, sondern sie entziehen dem Körper Wasser, weil die Nierenfunktion angeregt wird. Trinken Sie außerdem nicht täglich Alkohol, sondern gönnen Sie sich und Ihrem Körper Erholungspausen. Selbst alkoholbedingte Blutwerte wie erhöhte Triglyceride, Gamma-GT (Gamma-Glutamyl-Transferase) oder MCV (mittleres korpuskuläres Volumen der Erythrozyten) regulieren sich durch Alkoholabstinenz wieder. Die Weltgesundheitsorganisation (WHO) empfiehlt ein bis 3 alkoholfreie Tage in der Woche.

Während Schwangerschaft und Stillzeit sollten Sie überhaupt keinen Alkohol trinken, denn Alkohol durchdringt die Plazentaschranke und fügt dem Ungeborenen schwerste Schäden (Alkoholembryopathie) in Form von Entwicklungsverzögerungen und Wachstumsstörungen zu. Auch in die Muttermilch geht der Alkohol über, was ebenfalls zu Störungen in der gesunden Entwicklung des Babys führt.

Wenn Sie feststellen, dass Ihnen der Verzicht auf Alkohol schwer fällt, Ihre Gedanken dauernd darum kreisen, Sie beim Konsum von Alkohol ein schlechtes Gewissen bekommen und heimlich trinken, lassen Sie sich helfen. Sprechen Sie mit Ihrem Partner oder Ihrer Familie, Ihrem Arzt, oder wenden Sie sich an eine der im Anhang angegebenen Adressen: Je früher, desto besser!

ANHANG

Register

Adressen

Wenn Sie sich weiter informieren möchten, spezielle Fragen haben oder sich beraten lassen möchten: Hier bekommen Sie Adressen von Organisationen, die Ihnen weiterhelfen oder Sie weiterleiten können.

Anonyme Alkoholiker Interessensgemeinschaft e. V.
Postfach 460227
80910 München
Tel.: 089/3 16 95 00
Fax: 089/3 16 51 00
E-Mail: info@anonyme-alkoholiker.de
www.anonyme-alkoholiker.de

Arbeitsgemeinschaft der Verbraucherverbände e. V.
Von der Arbeitsgemeinschaft erhalten Sie Informationen zur Ernährungsberatung sowie die Adressen der Verbraucherzentralen in Ihrem Bundesland.
Heilsbachstraße 20
53123 Bonn
Tel.: 0228/64 89-0
Fax: 0221/64 42 58
E-Mail: mail@agv.de
www.agv.de

Arbeitskreis Frauengesundheit in Medizin, Psychotherapie und Gesellschaft e. V. AKF
Knochenhauerstr. 20–25
28195 Bremen
Tel.: 0421/4 34 93 40
Fax: 0421/1 60 49 60
E-Mail: buero@akf-info.de
www.akf-info.de

Arbeitskreis Raucherentwöhnung
Herrenbergerstraße 23
72070 Tübingen
Tel.: 07071/2 98 73 46
Fax: 07071/20 41 41
E-Mail: albatra@med.uni-tuebingen.de
www.medizin.uni-tuebingen.de.ukpp/akr/index.html

Blaues Kreuz in Deutschland e. V.
Freiligrathstr. 27
42289 Wuppertal
Tel.: 0202/6 20 03 0
Fax: 0202/6 20 03 81
E-Mail: bkd@blaues-kreuz.de
www.blaues-kreuz.de

Bundesselbsthilfeverband für Osteoporose e. V.
Kirchfeldstr. 149
40215 Düsseldorf
Tel.: 0211/31 91 65
Fax: 0211/33 22 02 oder
E-Mail: info@bfo-aktuell.de
www.bfo-aktuell.de

Bundeszentrale für gesundheitliche Aufklärung (BzgA)
Ostmerheimer Str. 220
51109 Köln
Tel.: 0221/89 92-0
Fax: 0221/89 92-3 00
E-Mail: poststelle@bzga.de
www.bzga.de
be-Essstörungen:
www.bzga-essstoerungen.de

Deutsche AIDS-Hilfe e. V.
Dieffenbachstr. 33
10967 Berlin
Tel.: 030/69 00 87-0
Fax: 030/69 00 87-42
E-Mail: dah@aidshilfe.de
www.aidshilfe.de

Deutsche Diabetes-Gesellschaft
Bürkle-de-la-Camp-Platz 1
44789 Bochum
Tel.: 0234/9 78 89-0
Fax: 0234/9 78 89-21
E-Mail: info@ddg.de
www.deutsche-diabetes-gesellschaft.de

Deutsche Gesellschaft für Ernährung (DGE)
Godesberger Allee 18
53175 Bonn
Tel.: 0228/37 76-6 00
Fax: 0228/3 77 68 00
www.dge.de

Deutsche Gesellschaft für Familienplanung, Sexualpädagogik und Sexualberatung e. V. «Pro Familia»
Stresemannallee 3
60596 Frankfurt-Main
Tel.: 069/63 90 02
Fax: 069/63 98 52
E-Mail: info@profamilia.de
www.profamilia.de

Deutsche Krebsgesellschaft e. V.
Steinlestraße 6
60596 Frankfurt am Main
Tel.: 069/63 00 96-0
Fax: 069/63 00 96-66
www.deutsche-krebsgesellschaft.de

Deutsche Krebshilfe e. V.

Postfach 1467,
53004 Bonn
Tel.: 0228/7 29 90-0
Fax: 0228/7 29 90-11
E-Mail:
deutsche@krebshilfe.de
www.krebshilfe.de

Deutsche Menopause Gesellschaft e. V.

Martinistraße 52
20246 Hamburg
www.menopause-
gesellschaft.de

Deutsche Reizdarm-Selbsthilfe e. V.

Mörikeweg 2
31303 Burgdorf
Tel.: 05136/89 61 06
Fax: 05136/87 36 62
E-Mail: reizdarm@aol.com
www.reizdarmselbsthilfe.de

Deutsche Schmerzliga e. V.

Adenauerallee 18
61440 Oberursel
Tel.: 0700/3 75 37 53 75
werktags von 9.00 bis
12.00 Uhr
Fax: 0700/37 53 75 38
E-Mail: info@schmerzliga.de
www.schmerzliga.de

Deutsches Institut für Ernährungsforschung

Arthur-Scheunert-Allee
114–116
14558 Nuthetal (vormals
Bergholz-Rehbrücke)
Tel.: 033200/88-0
Fax: 033200/8 84 44
www.dife.de

Deutsches Müttergenesungswerk Elly-Heuss-Knapp-Stiftung

Bergstraße 63
10115 Berlin
Tel. Geschäftsstelle:
030/33 00 29-0
Fax: 030/33 00 29-20
E-Mail: info@muetter
genesungswerk.de
www.muettergenesungs
werk.de

Endometriose-Vereinigung Deutschland e. V.

Bernhard-Göring-Str. 152
04277 Leipzig
Tel. und Fax: 0341/3 06 53 04
E-Mail: info@endometriose-
vereinigung.de
www.endometriose-
vereinigung.de

**Feministisches Frauen-
gesundheitszentrum**
Bamberger Str. 51
10777 Berlin
Tel.: 030/2 13 95 97
Fax: 030/2 14 19 27
E-Mail: ffgzberlin@snafu.de
www.ffgz.de

**Geschäftsstelle des
Bundesverbandes Frauen-
selbsthilfe
nach Krebs e. V.**
68159 Mannheim
Tel.: 0621/2 44 34
Fax: 0621/15 48 77
E-Mail: kontakt@frauen
selbsthilfe.de
www.frauenselbsthilfe.de

**Gesellschaft für Biolo-
gische Krebsabwehr
Hauptgeschäftsstelle**
Hauptstraße 44
69117 Heidelberg
Tel.: 06221/13802-0
Fax: 06221/1 38 02-20
E-mail: information@
biokrebs.de
www.biokrebs.de

**ISG – Informationszentrum
für Sexualität und Gesund-
heit e. V.**
Universitätsklinikum
Freiburg
Hugstetter Straße 55
79106 Freiburg
Infoline: 0180/5 55 84 84
E-Mail: info@isg-info.org
www.isg-info.de

Migräne Liga e. V.
Westerwaldstr. 1
65462 Ginsheim
Tel.: 06144/22 11
Fax: 06144/3 19 08
E-Mail: info@migraeneliga-
deutschland.de
www.migraeneliga-
deutschland.de

**Österreichische Diabetes-
Gesellschaft**
Heinrich-Collin-Straße 30
A-1140 Wien
E-Mail: Michael.Roden@
wgkk.sozvers.at
www.oedg.org

**Österreichische Gesell-
schaft für Ernährung –
Austrian Nutrition Society**
1030 Wien, Zaunergasse 1–3
Tel: 0043(1) 7 14 71 93 oder
0043 (1) 7 12 21 21-22
Fax: 0043 (1) 7 18 61 46
E-Mail: info@oege.at
www.oege.at

**Schweizerische Diabetes-
Gesellschaft**
Rütistraße 3 A
CH-5400 Baden
Tel.: 0041 (56) 2 00 17 90
Fax: 0041 (56) 2 00 17 95
E-Mail: sekretariat@diabetes
gesellschaft.ch
www.diabetesgesellschaft.ch

**Schweizerische Vereini-
gung für Ernährung**
Effingerstraße 2
Postfach 8333
CH-3001 Bern
Tel.: 0041 (31) 3 85 00 00
Fax: 0041 (31) 3 85 00 05
E-Mail: info@sge-ssn.ch
www.sge-ssn.ch

**VDD
Verband der Diät-
assistenten e. V.**
Postfach 105112
40042 Düsseldorf
Tel.: 0211/16 21 75
Fax.: 0211/35 73 89
E-Mail: vdd-duesseldorf@
t-online.de
www.vdd.de

**VDOE
Verband der Diplom
Ökotrophologen e. V.**
Reuterstraße 161
53113 Bonn
Tel.: 0228/2 89 22-0,
Fax: 0228/2 89 22-77
E-Mail: vdoe@vdoe.de
www.vdoe.de

**Verbraucherzentrale
Bundesverband e. V.**
Hier erhalten Sie die Tele-
fonnummer und Adresse Ih-
rer nächstgelegenen Ver-
braucherzentrale, oder Sie
schauen in Ihrem örtlichen
Telefonbuch unter dem
Stichwort «Verbraucherzen-
trale» nach.
Markgrafenstraße 66
10969 Berlin
Tel.: 030/2 58 00-0
Fax: 030/2 58 00-5 18
E-Mail: info@vzbv.de
www.vzbv.de

Weiterführende Literatur

Bischof-Köhler, Doris: Von Natur aus anders. Die Psychologie der Geschlechtsunterschiede, Stuttgart 2002

Bundesministerium für Familie, Senioren, Frauen und Jugend (Hrsg.): Bericht zur gesundheitlichen Situation von Frauen in Deutschland. Eine Bestandsaufnahme unter Berücksichtigung der unterschiedlichen Entwicklung in West- und Ostdeutschland, Stuttgart, 3. Auflage 2002

Deutsche Gesellschaft für Ernährung, Österreichische Gesellschaft für Ernährung, Schweizerische Gesellschaft für Ernährungsforschung, Schweizerische Vereinigung für Ernährung (Hrsg.): Referenzwerte für die Nährstoffzufuhr, Frankfurt, 2000

Feministisches Frauengesundheitszentrum e. V., Berlin (Hrsg.): Clio, die Zeitschrift für Frauengesundheit (verschiedene Schwerpunktthemen)

Hurrelmann, Klaus und Petra Kolip (Hrsg.): Geschlecht, Gesundheit und Krankheit. Männer und Frauen im Vergleich, Bern, 2002

Legato, Marianne: Evas Rippe. Die Entdeckung der weiblichen Medizin, Köln, 2002

Northrup, Christiane: Frauenkörper, Frauenweisheiten. Wie Frauen ihre ursprüngliche Fähigkeit zur Selbstheilung wiederentdecken können, München, 7. Auflage 2002

Cooper, Deborah: Frauengesundheit. So nehmen Sie Ihr Wohlbefinden selbst in die Hand, München 2001

Gros, Rainer: Gynäkologie für Frauen, Stuttgart 2001

Nissim, Rina: Naturheilkunde in der Gynäkologie, Berlin 1998

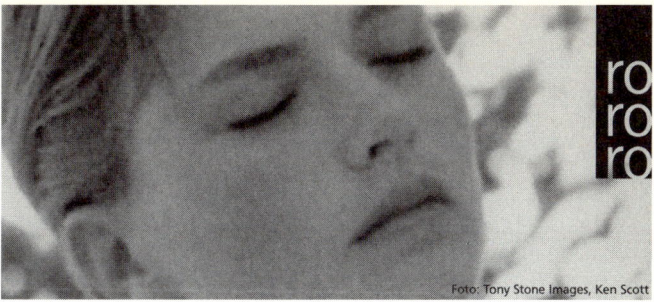

Foto: Tony Stone Images, Ken Scott

Lebenshilfe bei rororo

Stress, Depression, seelische Problemzonen – und die Kunst, sie zu überwinden

Wayne W. Dyer
Der wunde Punkt
Die Kunst, nicht unglücklich zu sein. Zwölf Schritte zur Überwindung unserer seelischen Problemzonen
3-499-17384-0

Eugene T. Gendlin
Focusing
Selbsthilfe bei der Lösung persönlicher Probleme
3-499-60521-X

Edward M. Hallowell/ John Ratey
Zwanghaft zerstreut oder Die Unfähigkeit, aufmerksam zu sein
3-499-60773-5

Frederic F. Flach
Depression als Lebenschance
Seelische Krisen und wie man sie nutzt
3-499-61111-2

Reinhard Tausch
Hilfen bei Streß und Belastung

Was wir für unsere Gesundheit tun können
3-499-60124-9

Laura Epstein Rosen/ Xavier F. Amador
Wenn der Mensch, den du liebst, depressiv ist
Wie man Angehörigen oder Freunden hilft

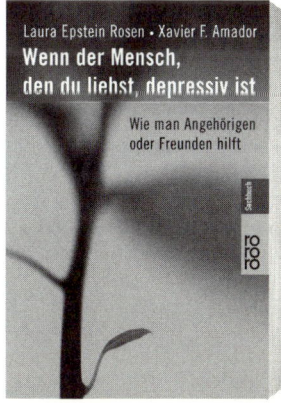

3-499-61331-X

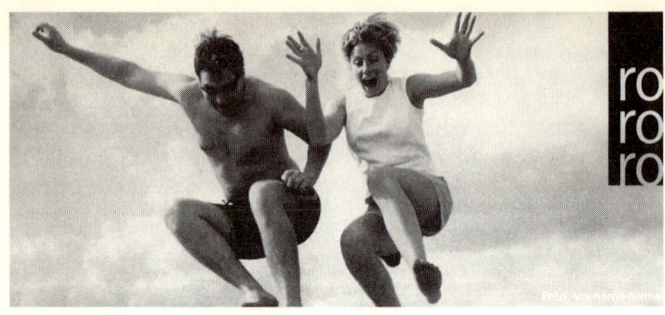

Liebe und Partnerschaft bei rororo

Warum wir aufeinander fliegen – und wie wir dabei Bruchlandungen vermeiden

Eric Berne
**Spielarten und Spielregeln
der Liebe**
*Psychologische Analyse der
Partnerbeziehung*
3-499-16848-0

Hassebrauck/Küpper
Warum wir aufeinander fliegen
Die Gesetze der Partnerwahl
3-499-61347-6

Lauster, Peter
Die Liebe *Psychologie eines
Phänomens* 3-499-17677-7

Andrea Micus
**Wenn Liebe Frauen
krank macht**
*Geheime Mechanismen in der
Partnerschaft und wie man sie
erkennt* 3-499-61443-X

Till Raether
Der kleine Beziehungsberater
3-499-61342-5

Wolfgang Schmidbauer
Die Angst vor Nähe
3-499-60430-2

Wolfgang Schmidbauer
Die heimliche Liebe
*Ausrutscher, Seitensprung,
Doppelleben.* 3-499-61129-5

Katja Doubek
**Das Geheimnis
glücklicher Paare**
Wie die große Liebe lange hält

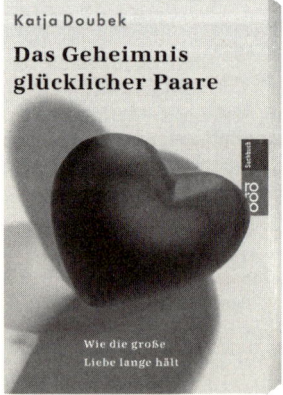

3-499-60949-5

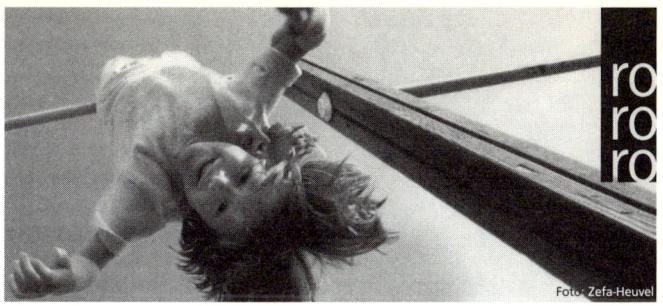

Foto: Zefa-Heuvel

rororo sachbuch

Wie viel Erziehung braucht der Mensch?
Von Notständen und neuen Wegen

Jesper Juul
Das kompetente Kind
Auf dem Weg zu einer
Wertgrundlage für die ganze
Familie 3-499-61485-5

Jesper Juul
Grenzen, Nähe, Respekt
Wie Eltern und Kinder sich finden
3-499-60751-4

Joachim Braun
Jungen in der Pubertät
Wie Söhne erwachsen werden
3-499-61107-3

Judith Rich Harris
Ist Erziehung sinnlos?
Warum Kinder so werden, wie
sie sind 3-499-61469-3

Tim Rohrmann
Echte Kerle
Jungen und ihre Helden
3-499-60947-9

Herrad Schenk
Wieviel Mutter braucht der
Mensch? *Der Mythos von der*
guten Mutter 3-499-60376-4

Dieter Schnack/
Rainer Neutzling
Kleine Helden in Not
Jungen auf der Suche nach
Männlichkeit 3-499-60906-1

Petra Gerster/Chr. Nürnberger
Der Erziehungsnotstand
Wie wir die Zukunft unserer
Kinder retten

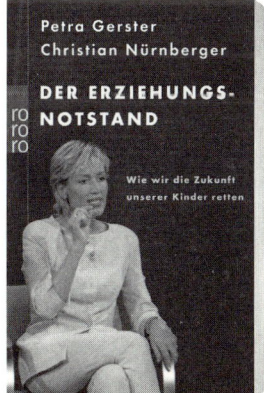

3-499-61480-4

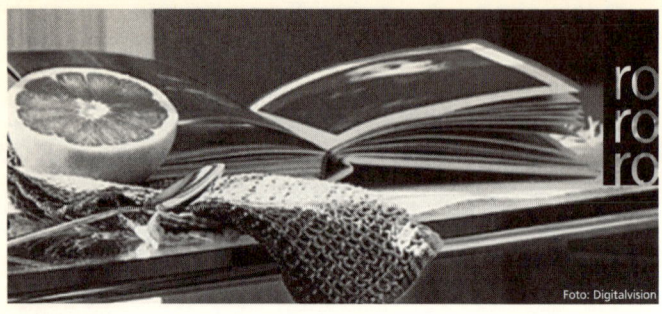

Feng Shui gegen das Gerümpel des Alltags –
Der Bestseller von Karen Kingston

Wie man ausmistet
Den Papierkram beherrschen
Gerümpelfrei bleiben

Feng Shui ist die chinesische Kunst, Häuser so zu bauen und Räume so einzurichten, dass Menschen sich darin wohl fühlen und ihr Energieniveau behalten oder sogar stärken. Nun werden wir vielleicht nicht gleich unser Haus umbauen oder unsere Wohnung völlig umgestalten wollen, aber Gerümpel haben wir alle. Wie wir uns davon befreien und so unsere gestaute Energie und damit unser ganzes Leben in Schwung bringen, erklärt die international bekannte Feng-Shui-Expertin Karen Kingston in ihrem ungemein praktischen Ratgeber.

«Ein großartiges Buch, das schon lange überfällig war. Ich habe es innerhalb einer Woche gleich zweimal gelesen, und es hat mir das Leben auf erfreuliche Art und Weise leichter gemacht.»
Louise L. Hay

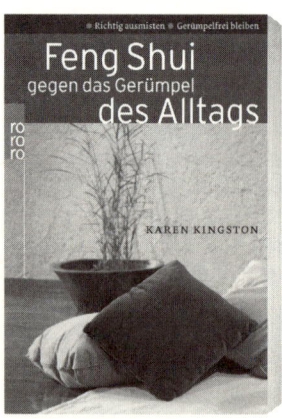

3-499-61399-9